国医大师张志远临证70年经验录系列

国医大师张志远

医论医话

张志远 编著

U0206734

中国健康传媒集团

中国医药科技出版社

内容提要

本书分为习医散论、读《伤寒论》余录、经方时方论、流派学说、杏林杂谈、治病方法心传 6 部分，涉及方论 600 余条，是国医大师张志远教授上承家传师授、下积 70 年临证、教学及科研实践经验中医论医话之精华，字字珠玑。可供中医临床者参考使用。

图书在版编目（CIP）数据

国医大师张志远医论医话 / 张志远编著 . — 北京：中国医药科技出版社，2017.7（2024.9重印）

（国医大师张志远临证 70 年经验录系列）

ISBN 978-7-5067-9331-5

Ⅰ . ①国… Ⅱ . ①张… Ⅲ . ①中医临床—经验—中国—现代

Ⅳ . ① R249.7

中国版本图书馆 CIP 数据核字（2017）第 118784 号

美术编辑 陈君杞
版式设计 也 在

出版 **中国健康传媒集团** | 中国医药科技出版社
地址 北京市海淀区文慧园北路甲 22 号
邮编 100082
电话 发行：010 – 62227427 邮购：010 – 62236938
网址 www.cmstp.com
规格 710 × 1000mm $\frac{1}{16}$
印张 15 $\frac{3}{4}$
字数 240 千字
版次 2017 年 7 月第 1 版
印次 2024 年 9 月第 6 次印刷
印刷 大厂回族自治县彩虹印刷有限公司
经销 全国各地新华书店
书号 ISBN 978-7-5067-9331-5
定价 **32.00 元**

卷首语

老朽数十年来除教学、科研，主要从事临床，承中国医药科技出版社相邀，将个人实践与其他施治经验予以小结，提供医林参考，失误之处希不吝匡正！

岁在乙未蒲甘老人

张志远 盥手叩胸

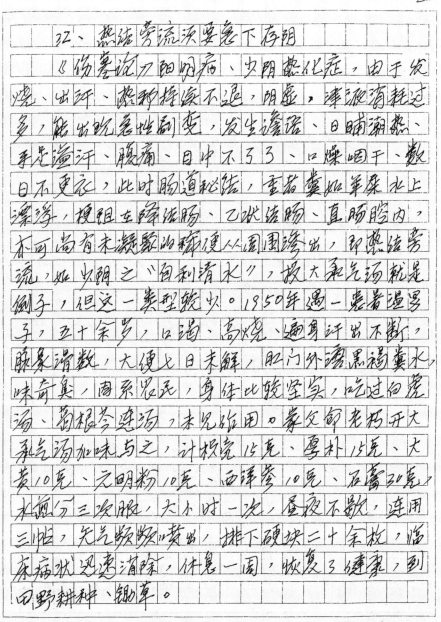

32、热结旁流须要急下存阴

《伤寒论》阳明病、少阴热化症，由于发烧、出汗、热邪稽留不退，阴虚，津液消耗过多，能出现恶性剧变，发生谵语、日晡潮热、手足濈汗、腹痛、目中不了了、口燥咽干、数日不更衣，此时肠道秘结，重者粪如羊屎水上漂浮，梗阻在降结肠、乙状结肠、直肠腔内，不可尚有未凝聚的稀便从周围跨出，即热结旁流，如少阴之"自利清水"，投大承气汤就是例子，但这一类型较少。1950年遇一患者温某子，五十余岁，口渴、高烧、遍身汗出不断，脉象滑数，大便七日未解，肛门外溢黑褐粪水，味奇臭，雨笑农民，身体比较坚实，吃过白虎汤、葛根芩连汤，未见应用。蒙父命老朽开大承气汤加味与之，计枳壳15克、厚朴15克、大黄10克、元明粉10克、西洋参10克、石膏30克，水煎分三次服，六小时一次，昼夜不歇，连用三帖，矢气频频噗出，排下硬块二十余枚，临床病状迅速消除，休息一周，恢复了健康，到田野耕种、锄草。

张志远手稿一——热结旁流须要急下存阴

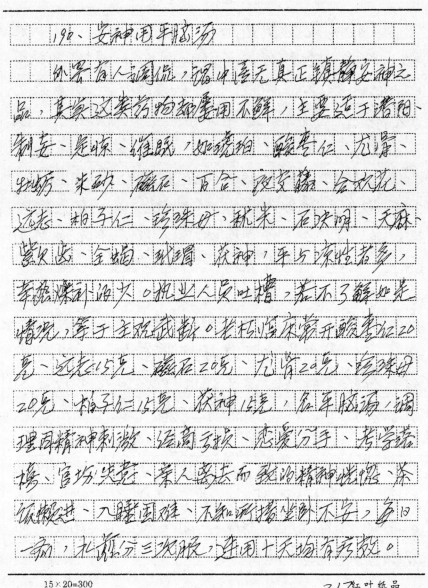

张志远手稿二——安神用平脑汤

191、胃病仍须消导

老朽调理胃病，脘中痞满，消化不良，纳呆、厌食、稍吃即饱，大便排出食物残渣，以速眸促进运化兼消导为主，常挑平胃散（苍术、厚朴、陈皮、甘草、生姜、大枣）加砂仁、谷芽、山楂、神曲、麦芽、鸡内金、炒莱菔子、石菖蒲、槟榔、小重熟大黄。砂仁、石菖蒲芳化通窍中，大黄酒蒸清利上中二焦，推动促苏发挥作用，术列入处方提高疗效。余临床数十年，除给予上述诸品，还遵业师之教茶加干姜黄连二味，辛开苦降激发肠胃功能，令药力增速，拟组成一首简易者环北平汤，有炒山楂10克、炒神曲10克、干姜6克、黄连6克、槟榔10克、砂仁6克、炒谷芽15克、每日一剂，水煎分三次服，转佳率居百分之九十。

15×20=300　　　　　　　　　　218 红叶纸品

张志远手稿三——胃病仍须消导

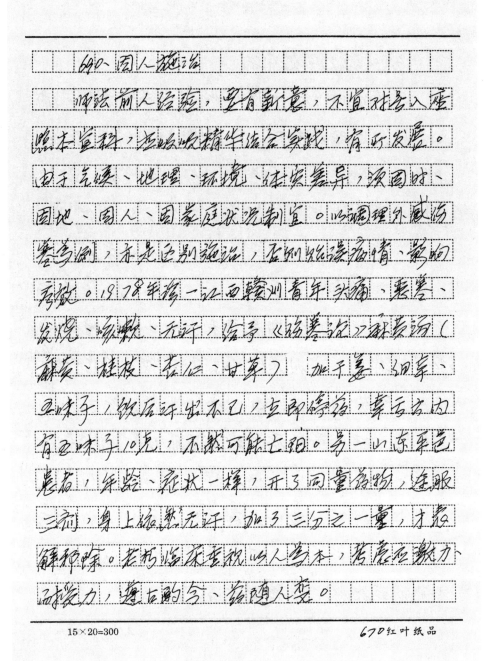

69、因人施治

师法前人治疗，要有新意，不宜对号入座照本宣科，汲取精华结合实践，有所发展。由于气候、地理、环境、体质差异，须因时、因地、因人、因家庭状况制宜。以调理外感治暑为例，亦是区别施治，各州处染病情、药的度数。1978年治一江西赣州青年头痛、恶寒、发烧、咳嗽、无汗，给予《伤寒论》麻黄汤（麻黄、桂枝、杏仁、甘草）加干姜、细辛、五味子，饮后汗出不已，立即停药，幸后方内有五味子10克，不然可能亡阳。另一山东枣庄患者，年龄、症状一样，开了同量药物，连服三剂，身上依然无汗，加了三分之一量，才获解除。老朽临床重视以人为本，若患在敏力和受力，遣方的多、寡随人变。

15×20=300   670红叶纸品

张志远手稿四——因人施治

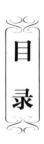

目　录

习医散论

读《伤寒论》余录

经方时方论

流派学说

杏林杂谈

治病方法心传

习医散论

❖ 业医十个准则

清代赵濂受聘在扬州施济药局应诊，求治者户限为穿，曾提出执业者要达到 10 个准则，即"医精、学博、识卓、心虚、业专、言显、药活、方纯、治巧、效捷"。很有启发性，可奉为座右铭。

❖ 业医须知

学习岐黄专业，应重视几个方面，一是灵活辨证，通权达变，不拘守僵化模式，巧于师法刘、张、李、朱、叶、薛、吴、王诸家学说，予以升华；二是掌握 300 种以上药物，取精用宏，抓住主治方向，了解副作用，有毒之品切勿滥开；三是处方严格配伍，主次分明，不投点缀药，防止浪费、增加患者负担，君臣佐使十二味之内为宜，应吸取经方派特点，不超过 8 种，张锡纯先生和家父亦主张局限十味圈子。从前人所留医案观察，经方、时方系统所遣，均不太多，杂方派诸贤则广络原野，喜用药海战术，有的动辄二三十味，攻邪目的看不出水净沙明，属一大特点。清末才子吴华年翰林病危，聘一徐水老人救援，只予四味药，有人参 30g、诃黎勒 20g、罂粟壳 10g、猪苓 20g，水煎分 3 次服，6 小时 1 次，连用 4 天，其腹泻虚脱现象即得到纠正，挽回了生命垂亡，很是值得效法。

❖ 研医要有真才实学

谚语云：乡村有灵芝草，城市有野菊花。含义是小地方有人才，名城大都也存在不学无术没有作为的人，老朽业医过程中，接触许多城乡朋友，一是埋头苦干、知识渊博、专业技术精良，因淡泊名利洁身自守，别祝为顽石；另类腹笥空荡、奔走钻营、喜仰人鼻息，则飞黄腾达地位显赫。实际毫不足怪，是社会的自然现象，并非造物者缺乏公平正义，使贤良怀才难展，应当庆贺这一宇宙"大神"的荣誉安排，百年后作出评价会放光彩。同学兄徐仞千就站在披褐怀玉的行列。他从事岐黄工作数十年，欣赏先贤黄元御学说，然非贵阳贱阴派，对温补疗法情有独钟，谓人参、干姜、附子、乌头扶危救脱，关键时刻拨乱反正能见奇功，似雄鸡报晓"一叫千门万户开"，昂贵的冬虫夏草只起粉饰作用，乃官僚、大商的文明棍，等于城市的野菊花。

❖ 学医药戒骄苦练

传投岐黄学术、经验，中医带徒是一种较好的形式，随着师门生活日常接触，言传身教，育人、技艺双丰收。目前已被学校培养替代，几近绝迹。老朽因家父开家指导学习，拜师较晚，不属带徒类型，而是成年叩门问业。社会统计，医家所收学生，真正接班走向成功之路者不超过十分之二三，大都为无所建树人，甚至半途而废，主动放弃，于此可见成才之难。中医前途堪忧，不是后继无人，而是后继乏术。才华优秀的必须具备16字，即"自感腹空，虚心好学，见人呼师，无有骄躁"。牢记知识无涯，一生获得者只沧海之一粟，老话应当重拾"人外有人，天外有天"，将渺小钩沉出来。家父曾制有降火汤，由黄连3g、大黄3g、山栀子3g、石膏10g组成，专医自满、骄傲、目空一切之人。此是阴火、邪气上升，要予以清热、解毒、泻下，苏醒头脑，每日1剂，水煎服之，很起作用。

❖ 业医要功底深厚不尚空谈

老朽之业师治学十分严谨，常指出中医发展要重点培养具有真才实学、科学知识丰富的思想家、研究家、临床家，不宜提倡理论空谈，言之无物，泥古不化的浮躁之风。老朽遵照这一明示不断自我检查，三省吾身，而今已步入残烛之年，仍以此作为鞭策。老人曾评价时方派前辈叶天士、马培之诊疗认真、善摩善敲，表现稳妥。即如"果子药"虽然能"延误病机"，但亦起了不小作用，与吃糕点不同，以山药、扁豆为例，调治脾虚便溏、泻下，既固肠又利尿，属药中上品。若看不到类似情形，是有目无珠，倘若任意贬低先贤，等于缺乏道德规范，和具备深邃思想、精研临床的大家们相比，则距离遥远了。"果子"二字，谓食物、易服、不痛不痒无医疗功能者，实际乃一种讹论，米面也是药，每日不进，则生命堪忧了。

❖ 理论与经验相结合

民国初楚贵章精研《内经》《难经》《伤寒论》《金匮要略》四部经典，临床大都开古方，对《伤寒论》《金匮要略》二书药物的应用，为当时之冠。他指出医外感项背强直，宜投葛根、天花粉二味；吐血开艾叶、侧柏叶，用生者；出汗与否，不禁桂枝；大汗回阳投附子，不需要大量干姜，因其刺激汗源加剧亡阳；龙骨、牡蛎中病即止，否则影响大便排出；甘草反甘遂、半夏反乌头，在东汉无此论说，并非事实；茯苓利水之力很小，须量大方显；《金匮要略》所言"下利谵语，有燥屎"，是热结旁流，《伤寒论》"下利清水"为火邪下注，虽用大承气汤，与此不同；紫参治腹泻，俗名拳参，又称红蚤休，和七叶一枝花为两种，切勿混淆；胸中闷满忌开白芍，避免收敛障碍气机升降，与柴胡合用则可抵消这一弊端。读书、经验结合，值得学习。

❖ 实践验证理论

友人南通朱良春为章次公入室弟子，健谈、直爽，久于临床，经验丰富，有独到见解。在西安开会时与老朽攀谈，认为发展中医事业，要依靠实践，避免空头理论，通过不断总结才能发扬光大，与老朽抱有同感。四川任应秋学兄主张中医药大学设置各家学说，增广见闻，老朽曾表示支持，然这门课由谁来讲授，则众言纷纭，为了防止空谈，能使说者有物，最好请医院专家轮流承担，因学校教研室成员不可能具备历代各家先贤的实际经验，只有照本宣科，其结果必然是纸上谈兵，失去意义。任何学术脱离实践，都是空中楼阁、海市蜃光。

❖ 舌脉富诊断参考价值

若干临床医家常于舌脉诊断上总结经验，如：感寒脉紧，伤风脉缓，热病脉数，中暑脉虚，寒湿沉缓，痰食浮滑，细数阴亏，洪大阳旺，疼痛多弦，病危脉变屋漏、雀啄、按之如死。胃酸多舌润暗红；溃疡舌见圆形缺损；肝硬化红绛光剥，肝功大变，易发昏迷；癌症出现糜苔、溃疡，表示危笃。老朽认为，这些经验有一定参考价值，临床还要结合其他体征进行分析，然后处方遣药，比较全面。切脉是通过触觉来了解搏动深度、强度、速度、节律、形态、空间的变化，有人怀疑其属于望风捕影，在桡骨动脉一条血管上故弄玄虚，想抹杀此诊法，则纯属无知妄作，违反科学的。

❖ 诊疗三原则

中医诊疗原则上分三方面，一为辨病施治，如外感有伤寒、中风，投麻黄汤、桂枝汤；二为辨证施治，如寒与热、表与里、实与虚，分别给予附子、干姜、黄芩、石膏、荆芥、防风、阿胶、酸枣仁、大黄、甘遂、人参、胶饴；三为辨新陈施治，如新病急治、陈证缓治、新陈合疗，如冠状动脉硬化性心脏病，出现血压骤然上升，先降血压后医供血不足，也可二者联治，用夏枯草、黄芩、丹参、川芎、黄芪、当归、银杏叶、山楂。应根据轻重、客观需要，灵活掌握，切忌守株待兔、趋向僵化、死抱成规。

❖ 临床重视辨证施治

老朽之父的同门魏寿平言，《伤寒论》太阳、少阳、阳明病都属热证，若误行汗、吐、下和杂疗，能由阳转阴形成阴寒之疾，此时应随着情况变化所出现的症状而辨证施治，从实际情况看，皆要投予阳性的温热药物，如附子、桂枝、干姜、乌头、葱白等，虽有其他症状，宜延后处理，这是临床准绳，"万不可忽"。并说三阳病由于汗、吐、下和杂疗，导致阴虚、津液大伤，亦可转化为阳热过盛，火上浇油，提前发生阳明症状、燥邪内聚，高热、肠道干结，应迅速授予大剂石膏、大黄、元明粉，即白虎汤及大承气汤，切莫按一二日太阳、三四日少阳、五六日阳明这种僵化的方法计算。语重心长，经验十分宝贵。

❖ 辨证切记寻找主症

学习前人经验应结合临床，俗称抓窍门，即掌握主症，能起易、快、好、省作用。如风寒感冒，若见身上出汗，其他头痛、流涕、脉浮、恶寒、怕风都是次要症状，就可投《伤寒论》桂枝汤，切勿纠缠伤寒或中风，被病名框住。汗少以桂枝为君，汗多以白芍为君，体虚增大枣，呕恶加生姜之量，便会治愈。

否则执死方以疗人，或在文字上打圈子，不知找窍门，则等于陷入罗网难以自拔了。

❖ 症证分开

中国汉字又名方块字，写法很多，分正写、俗写、土写（地方字）、简写多种形体；读音不同，有一字二音、三音，而且南北不一，按传统之言，应以闽南音为正鹄，现已打破局限。因此在整理古籍、老人手稿时，须注意这些方面，切勿以眼前之标准衡量前人所写著述。至于出版印刷问世，则应用现今字体和读音，留传后代，中医习写的症、证二字最好分开。

❖ 临床五步处方三要

中医临床，要掌握辨证准确、施治恰当、精选处方、告知预后、提出禁忌，谓之五步进行曲，最关键的就是选方。方中包括择药、配伍、投量三要点，若开《伤寒论》四逆汤，注意取黑色生附子（乌头的子根），驱寒为主用原干姜（不加炮制），烟雾辣味以水漂过，谓之淡干姜，阳虚增加附子，寒多重用干姜，平常比例，二者各占一半，甘草益气、矫味、解毒、和中，可居所需定量。老朽之业师指示，如救急手内无附子，也能用乌头回阳，但毒性较大，必须先煮45分钟，再同他药汇合一起，才可口服，不然易于中毒。侧子、漏篮子之功薄弱，毒性虽小，不能代替附子。

❖ 中医诊断不能西化

四诊望、闻、问、切能同视、触、叩、听合用，不宜作出统一规定，两个体系各异，难以归为一体，强行混合，中医辨证就会被僵化，走向废医存药。近代人物余云岫都曾做过试探，以失败告终。老朽主张中医要现代化，起码应了解一些人体生理、病理、检验常识，但不能为西医学所代替。中西医结合是一大看点，若将从医者归属于中医，最少须掌握岐黄技术不低至百分之七十，否则即是西化严重，不只中医学受到削弱，天长日久，传统的民族遗产，也就随着时间消失了。这门学科，不一定被外来医药文化淹没，最怕的是内部自残，走向自我毁灭。

❖ 辨证施治不泥现代病名

《挑竿记》载有一翟姓医家调治 50 岁男子身体浮肿，从头面至足部皮下肌肉按之成坑，乏力、疼痛，医院检查已排除风湿、贫血、营养不良和肾炎、心力衰竭、肝硬化腹水，定为原因不明型湿性水肿，未提及处理方法，嘱其转上级医疗机构复诊。翟氏精通《金匮要略》，从中拟出一首汤剂，计黄芪 200g、白术 30g、茯苓 30g、桂枝 10g、汉防己 20g、泽泻 15g、生姜 10 片，水煎分 3 次服，连用 10 天，病情递减，肿消大半，吃了 20 剂，基本痊愈，追踪观察，未再复发。通过此案，可以进一步获知，中医辨证论治是一门特色，不宜囿于西医学病名，也不应局限在无法施用的框架内，只有遵照四诊八纲，才能正确遣药而起沉疴。只有走传统的道路才能解决问题。

❖ 辨证施治是灵魂

近年来医疗导向，引领投予中药扩张脑血管，抗血栓形成，增加血流量，促进新陈代谢，清除自由基，改善供血不足，调理半身不遂，川芎居首位，丹参第二，黄芪、葛根虽兼降血压，却列第三。跑龙套者则为当归、赤芍、地龙、三七参。老朽经验此项药理作用，宜作为重要参考，临床时仍应辨证施治，绝对不可被其框住，自寻束缚，甘当俘虏，唯化验论能影响中医的诊断、组方。1990 年遇一偏瘫患者，曾以上述药物授之，连服多剂，功力不显，乃另开续断、杜仲、人参、熟地黄、山茱萸，因腰膝酸软无力，采取温补肝肾法，15 天便见小效，将量减半，仍每日 1 剂，凡 2 个月已会持杖逐步行走，所以坚持传统特色技术治疗，是神圣的救死扶伤，背离了这个法门，即等于无有思想指导，盲人夜行了。

❖ 临床应药随证转

《春江闲话》载：上海涵芬楼张元济患外感恶寒有汗，医家投时方桑叶、银花、连翘、荆芥、防风无效，聘客居申门的汪莲石接手，按伤寒中风调理，给予桂枝汤（桂枝、白芍、甘草、生姜、大枣），3 剂转愈，又发生烦躁咳嗽，众同道均谓桂枝性热、白芍酸收，影响外邪宣散，未得到清解，病入肺中。众口一辞，指言方误。张氏坚持仍延莲石翁续诊，继用小青龙加石膏汤化裁，开石膏 30g、干姜 6g、细辛 6g、五味子 9g，寒热、散敛配伍，每日 1 剂，共饮 4

天，病情大减，逐渐获瘳。书此可资借鉴：一中风实际伤风；二营卫调和表证解除，出现咳嗽与桂枝汤无关；三风邪入肺，由皮毛内侵，乃正常现象，咳嗽属于必然；四以小方治疗烦咳余恙，巧妙耐人寻味，黄庭写经，已到好处。

❖ 病症转化治亦随变

中医诊断，注意标与本、急与缓、主与兼，一般先治本、急、主症，后治标、缓、兼症，若病情改变，亦可标、缓、兼转化为先，本、急、主居次要地位，应依据重点再分先后，不然迁延难愈，危及患者。如《伤寒论》麻杏石甘汤调理对象关键为哮喘，失去治疗时机，出现气虚、呼吸衰竭，就应以补益人体为主，平息哮喘第二，改投人参、蛤蚧、坎炁、紫河车了。这叫方随病变、药随证变。《五庆庐笔记》指出，无论何因、何病、何证，均以目前表现为施治准则，勿再追寻其风、寒、暑、湿、燥、火，纠缠原始起源了，极有道理。

❖ 舌苔论治分三型

《金匮要略》指出患者腹满，按之痛为实，舌苔黄的可攻下。老朽临床将其分为 3 种：若黄厚而腻，用黄芩、黄连、石菖蒲、藿香、滑石、佩兰、苍术、厚朴，按湿热论治；干黄无津、口渴，用石膏、麦冬、石斛、知母、芦根、瓜蒌、地栗、海蜇，按热伤阴液处理；焦黄上生芒刺，直抵上腭，用寒水石、大黄、元明粉，属于阳明入腑、热结旁流，主要表现腹胀、高烧、压之疼痛、便秘不下，当以通利肠道为主。岐黄前辈大瓢先生说，凡见黄苔要给予二黄（黄连、大黄）一白（石膏），清热不离连、膏，泻下燥屎必须大黄。然大黄退烧并不限于攻坚，有无表证均可授之，退热用量宜小，配伍他药；如开肠结则加入元明粉，须在 10g 以上，方显功效。

❖ 寒病热化早期切勿苦寒伤正

伤寒研究家将《伤寒论》少阴病分寒化、热化两种，是根据处方推断，实际杂证亦有寒化与热化之分，非少阴独门专利。陈绍泽《论医志》提出，凡寒病热化早期乃阳气回苏、健康开始恢复的表现，不应大投苦寒芩、连、膏、栀药物，伤正助邪，起迎头痛击摧残作用，只宜在补益基础上给予小量清淡甘凉之品，顺水推舟，才为巧治。黄连阿胶汤是清补、寒温兼用剂，如无白芍、阿胶、鸡子黄相辅，也不能妄开，否则等于落井下石，杀害降兵。此说很有道理，体现了辨证论治的两重性，且以军事观点指导临床，更富实践意义，真知灼见发前人所未发，堪称探骊得珠。

❖ 三阴病不存在寒化证

《论医志》认为《伤寒论》太阴、少阴、厥阴，本身皆是纯阴之病，不存在什么寒化证，若扣上寒化帽子，则三阴就不属寒病篇了。因文内含有错简，后世又主观强注，乃产生此种认识，现在应当纠正，防止一误再误。三阴病应投温热，将寒凉药物杂入其中，不伦不类，令人费解。时方、杂方医家对宝书持怀疑态度，不敢过江招亲，不为无因，绝非空穴来风。这一问题值得深入探讨，挂于墙上以待翌日，并非良策。

❖ 传统和中法

老朽临床调理外感、内伤、杂证，师法《伤寒论》处方内加生姜、大枣，防止恶心、呕吐，且健脾和胃，保护中气。大气不足心悸乏力，或缓急、解毒，则加甘草；若胸腹闷满，食欲不振，则一律不取。同时对服药困难闻味即吐，加入半夏、陈皮，降冲下逆，改善口感，谓之传统和中法，乃家授秘诀。

❖ 处方要掌握技巧二字

老朽之业师耕读山人曾教导说，学习任何专业，都应掌握术与巧两个字，如研究前辈治外感发热的处方，常以柴胡、黄芩、银花、连翘、荆芥、防风组合，谓之技术；在何种情况下应用，投量多少，怎样配伍，则谓之技巧。举经方为例，调理伤寒无汗开麻黄汤，其中就含有许多学问，冬日麻黄、桂枝量多，春天量少；体质较强者量多，虚弱人量少；恶寒重者量多，反之量少；呼吸不畅、喘促咳嗽，杏仁多用；气虚、厌恶药味增加甘草，这些均属术中技巧，缺乏以上知识，则系盲目临床，即非"高手"。现代人们重视了术，忽略了"巧"。巧包括手段、方法、追求目的，是科学运用的精华，关系到效果成败。

❖ 遣药组方要重视相反相成

调理疾病，应注意正邪交争、情况不断变化，正虚邪实病易发展，正胜邪衰则羞退；邪居优势伤正，邪弱正复则良。治疗时尚要掌握祛邪能以伤正，补虚亦会恋邪，因此要抓住火候，做到恰如其分。为此《五庆庐笔记》主张打破既往模式，采取攻补、守伐双规疗法，先贤已开其端，如六味地黄丸内有三泻、承气汤有甘草、泻心汤有人参，不仅如此，还应提倡大黄与附子、桂枝与黄连、干姜与石膏、白术与枳壳、白芍与吴茱萸、麻黄与泽泻、生地黄与乌头、细辛与黄芪、甘遂与大枣、麦冬与半夏、牡蛎与商陆、蜀漆与天花粉共同组方，《千金方》就是领军文献，后人仍可再拾牙慧，若杯弓蛇影疑虑重重，则限制了发展，该说值得探讨。

❖ 中病即止不可过量

近年来所见流行性感冒，大多以发热为重点，与细菌、病毒感染有关，临床医家很少投予《伤寒论》麻黄、桂枝二汤，都开清热解毒广谱抗菌药，如银花、连翘、青蒿、黄芩、贯众、重楼、大青叶、板蓝根，就疗效而言，功效比较明显。然应中病即止，不宜过服，否则发生身体乏力、食欲减退、腹痛便溏。因此老朽给予这些药物口服三四剂后，加入人参、红景天补中益气，提升免疫、抵抗、修复三力，防止证却人伤、江水西流。寒凉品和温热相同，均有多用为害的例子，不可等闲视之。

❖ 处方小巧与大作各有春秋

张简斋为近代名医，常投小量杂方，突出"廉"字，就诊者门庭若市。曹颖甫亦有大众化特点，然喜开经方、量大。以调治痰饮之头目眩晕为例，前者给予天麻、茯苓、菊花、天南星，曹氏则用《伤寒论》苓桂术甘汤加半夏、生姜，每剂白术 20g、茯苓 30g，因而人们传说，饮张氏之药当时见效，易于复发；后者处方则长期稳定。但也要看到简斋翁所疗还有不少官场人物，小恙大养、无病呻吟，故以此应对，乃其巧妙处，明哲保身须常念在心，颖甫大师却无如是观念。

❖ 提倡投药少而精

局外人认为经方药少、量大，实际不然，虽《伤寒论》所收之方基本符合这一说法，但《千金方》尚有数十味者，叶桂翁为时方派，其处方限于 7 种左右，因此不应一概而论。如按君臣佐使要求，8味药之内最合标准。先贤王孟英已超过10味，被认为药海战术。经验证明，若不吻合病情，再多也不理想，反致不良后果。以一挡十乃破敌灵魂，乌合之众兵败沙场。少而精的传统治法，宜坚持下去。或云《金匮要略》的风引汤、侯氏黑散、薯蓣丸、鳖甲煎丸、大黄䗪虫丸均为复方，但属于成品，口服量少。

❖ 药少量大也是医疗风格

医家范文虎临证处方量大药少为其特长，疗寒湿入络腰酸背痛，脉沉而紧，投白术30g、茯苓30g、薏苡仁30g、桂枝9g、车前子9g，每日1剂，水煎分2次服。不遣附子温里助阳，亦不开独活祛风胜湿，够得上独具慧眼，五味小品单刀直入，纯粹依靠量多，否则杯水车薪，救治无力。老朽常将白术、茯苓、薏苡仁用到七八十克，很少发现不良现象，但所见疗效节节升高。因此对无毒的药物，在抗药、耐药性逐日增加的情况下，要考虑加重剂量，以免功亏一篑。近人范中林诊一手足麻木、风湿腰痛，不能转侧，面青、唇乌、舌苔白滑，给予桂枝15g、附子60g（先煎90分钟）、甘草10g、生姜30g、大枣30g，煎好分2次服，4剂即下床行走，也是典型案例。

❖ 信奉先贤不泥古

老朽赴西安参加孙思邈学术讨论会，同道米伯让告诉，其师黄竹斋对《伤寒论》学习甚笃，将个人所有倾囊刻印流传，属忠诚信奉者。临床大都取书中方进行化裁，保持层次分明不变原貌，并不完全对应条文，照葫芦画瓢，善于灵活运用，有吸收新知精神，如外感风寒，投麻黄汤，常加防风、荆芥，高热开白虎汤加黄芩、犀角，充分说明厚古不泥，随着历史发展也不薄今，值得效法。

❖ 化古为新促进发展

清末时方派医家卢芝田，开始以科甲步入仕途。"官至迎旨到门前，泪别高堂赴海南，三年回归桑梓日，耕读不离白云间"，此后履行了诺言，执刀圭为乡里服务。他认为古方系统能继承但缺乏发展，时方医家既继承前人遗产又有所创造，即推陈出新，促进了学术的更新换代，体现了理论与实践不断总结提高，以新续旧，古方亦是由社会进化而来，需要不断充实和发展，乃历史的变化规律。忽视了这一点，就封闭了岐黄事业，《伤寒论》的出世仅代表一个方面，并非中医全貌，观点明朗、恳切，应认真探讨。

❖ 以今用古不应以古概今

老朽之同道夏雪峰，攻读岐黄数十年，知识博大精深，善于分析论证，为杏林才子。曾跟老朽讲，仲景先师调治咳嗽，投干姜、细辛、五味子，其次为紫菀、白前、泽漆、款冬花，无论外感或内伤均喜用之，属通用药。目前则须在辨证的基础上授予，始称对应。由于历史限制，彼时尚可，处于今日要上天秤重新考量。如阳明腑实、便秘燥结，开大黄、元明粉，责无旁贷；但阴虚液亏却摧残人体，雪上加霜，只有增入油润、壮水行舟之麻子仁、生地黄、当归、麦冬、瓜蒌仁、玄参、海蜇、牛奶，方能彻底解决，因此应古今结合，适应时代要求。从长远看，继承好传统医术，宜作如是观。

❖ 研究传统文献要纠残补缺

人怕出名猪怕壮，往往一得到功名利禄就等于船至码头车到站，到达终点。其中原因，一是自己感觉封顶，失去继续奋斗精神；二是亲朋吹嘘、奉承，头脑膨胀，忘乎所以，被"糖衣炮弹"打垮；三是送往迎来，杂务缠身，夺去福、寿与天伦之乐，无时间读书、学习、从事研究，人家提高，出名者反而堕落了。最后一条，是致命的。老朽遵业师教诲，不露锋芒，免登悬崖，甘当草木葛天氏之民，安贫乐道，心静泰然。蒲石陈杂，同老朽长伴。抱拙一生从事医术活动，探源经典时间较多，写过《伤寒论评议》，由于编次、手抄、翻刻，错、漏、衍、讹严重存在，如太阳提纲"头项强痛而恶寒"，就不能包括温病"发热而渴不恶寒"，否则这个提纲无代表性，怀疑书内还有下文，或非太阳病，因此要分析、研究，补残、纠缺，才可完善，回归正本。哲人名言："死诵古书，先贤流泪"，应注意真伪识别。

❖ 中医言气约分四类

中医言气，概念很广，主要分为四类，一是机体生理组织，如正气、真气、元气、中气、卫气、脏腑之气；二是病邪，如风、寒、暑、湿、燥、火六气，逆气，梅核气；三是吸收食物精华，如水谷之气；四指病变过程，如温病气分阶段。人身之气以养为主，外来邪气着重驱除，这是处理原则。老朽临床，对"正气存内，邪不可干"的论断有自己见解，如微恙小疾宜于应用，若甲级传染病、广泛流行的细菌、病毒所致者，还要主动预防，绝不能依靠自己元气来抗御邪气侵袭，否则酿成大祸。因人体抗邪能力、防御机制是有限度的，并非铜墙铁壁可挡住一切，血肉之躯易于摧垮。

❖ 调气施治多种病症

行气疗法，是调畅人体气机、消除障碍，利用疏泄、走窜流动药物来开郁降逆、通阻导滞、调和脾胃、清利肝胆、下推肠道，对胸满、胁痛、腹胀、嗳气、呕恶、泛酸、大便不爽都有作用，常选者如香附、郁金、柴胡、川芎、青皮、佛手、木香、乌药、香橼、枳壳、沉香、甘松、檀香、荔枝核、九香虫、石菖蒲、丁香、高良姜、小茴香、绿萼梅、麝香、腊梅花。宜于胃炎、十二指肠炎、胆囊炎、胰腺炎、盆腔炎、乳腺小叶增生、附睾炎、前列腺炎、精索静脉曲张、肠系膜淋巴结炎。老朽配方辨证施治，普遍见效。因芳香燥烈耗气，以散为主，不可久服。

❖ 中医临床四大特色

中医临床，有四大特色，一是因人、因时、因地制宜；二是病和证有机结合；三是随着不同发展阶段，应用不同治法；四是根据标与本、缓与急、主与兼，组织单方、复方、日饮或按时服。鉴于这些情况，老朽调理夏季热即暑温证，因自然界变化季节、气候关系，一般不投青蒿，恐汗多体力不支，甚至虚脱，只开浮萍、板蓝根、白毛夏枯草。冬天严寒，每疗风湿性关节炎、肌肉痛，用附子、乌头、天雄，量都比较大，能超过春秋施治用药的三分之一。经验证明，天人合一的观念，既是准则，也属灵魂。

❖ 瘀血证的表现与用药

临床诊断瘀血证，除跌打损伤而致者外，要从表现上观察，如局部疼痛，时间长，有锥刺感；胸、腹、四肢有红肿之块，日久不消；皮肤发暗、变黑、粗糙呈甲错状；面部唇、舌、眼圈、两颊青紫，有瘀点、斑块；脉弦或涩而不畅，似刀刮竹。《医林改错》所列症状，亦可参考。在妇女来说，主要是月经延后、量少、闭经、慢性盆腔炎、子宫内膜增生、子宫肌瘤、子宫肌腺症、乳腺小叶增生。老朽依据病情，分别给予活血散瘀、化瘀、逐瘀法，常用药物为三七参、血竭、川芎、当归、穿山甲、刘寄奴、赤芍、牡丹皮、桃仁、红花、三棱、莪术、桂枝、大黄、水蛭、虻虫、丹参、乳香、没药、郁金、益母草、鸡血藤、牛膝、延胡索、苏木、王不留行、鬼箭羽、蟅虫、凌霄花、马鞭草、月季花。治骨伤科之瘀血，血竭、三七参唱主角。

❖ 活血化瘀的作用机制

活血化瘀是一种较为复杂的疗法，能改善微血循环，调理内脏平滑肌功能，促进病变组织软化、缩小、吸收，对脑垂体、肾上腺皮质、自主神经影响，纠正内分泌紊乱，调节神经系统方面疾患，如心脑血管病、月经失调、子宫外孕、炎块、肿瘤、疼痛、跌打损伤、癫痫、精神分裂、低热、色素沉着、肌肉增生、结核、久治不愈的慢性炎症。常投药物有丹参、桃仁、红花、赤芍、血竭、三七参、三棱、莪术、刘寄奴、川芎、当归、桂枝、水蛭、虻虫、大黄、蟅虫、穿山甲、乳香、没药、益母草、郁金、鸡血藤、五灵脂、凌霄花、延胡索、牛膝、苏木、王不留行、鬼箭羽。外伤、骨科，不要离开血竭、三七参、穿山甲、藏红花、乳香、没药。

❖ 湿邪的危害与处理

湿邪为六淫之一，涉水淋雨，冒雾远行，居处低洼，水上作业，环境缺乏干燥可成外湿；或内在脾失健运，津液不得散布，小便短少，痰饮停积，体中水分代谢障碍，都易引起内湿。虚弱贪凉能从寒化，气盛过服辛温刺激性药物则随热化。湿能伤阳，影响人体气机升降，可发生咳嗽、哮喘、水肿、泻下、胸腹胀满、肌肉关节疼痛，感觉沉重，懒于活动。分别以渗湿、燥化、利水、宣散、助阳调治，可投麻黄、白术、桂枝、泽泻、猪苓、附子、茯苓、苍术、干姜、半夏、陈皮、石韦、葶苈子、薏苡仁、车前子、汉防己、椒目、独活、桑白皮、黄芪、楮实子。有热加滑石、海金沙、黄柏、赤小豆，化浊加芳香品佩兰、藿香、石菖蒲、罗勒、甘松、细辛。

❖ 调理肝气冲胃分三步

肝气冲胃可致胁胀、脘痛、腹满、灼心、泛酸、嘈杂、噫气、消化不良，常见于胃炎、十二指肠炎和溃疡症，调理要走三步，一芳香祛浊，助力运化；二祛湿、制酸，疏通停滞；三疏肝理气，解除对胃的影响，掌握行则散结、瘀积可消。先贤魏玉璜一贯煎（沙参、麦冬、当归、生地黄、枸杞子、川楝子）虽属良方，却偏于滋养胃阴，缺乏香燥流动之品，只适宜久病兼有津液内伤者。就实践而言，公认疏肝和胃能立竿见影之剂，仍为舒肝丸。此药由厚朴 200g、川芎 200g、香附 200g、白豆蔻 200g、枳壳 200g、沉香 200g、甘草 100g、白芍 200g、柴胡 200g、陈皮 200g、砂仁 200g、木香 200g、牡丹皮 200g、延胡索 200g、片姜黄 60g 组成，碾末，水泛成丸，每次 6~10g，日服 2~3 次。为了宽胸、降火、消炎，老朽又加入黄连 200g。

❖ 湿温双向治疗

传说清末翰林蔡子民，在北京执教时，身染湿温，医院诊为肠伤寒，调理 1 周不见起色，校方荐举一乡村中医接诊，指出湿邪稽留较久，蕴热蒙蔽三焦，祛湿则热扬，清热助阴湿即弥漫难除，乃师法薛雪双向治疗，以凉药泻火、燥剂退湿，渗利合用，辛开香化，舒展气机，避柔遣刚，着重"湿"字，令热变"孤"，投予苍术 6g、藿香 6g、石菖蒲 6g、黄芩 6g、黄连 6g、滑石 10g、茯苓 10g、白豆蔻 10g、薏苡仁 15g、青蒿 10g、西洋参 6g，每日 1 剂，水煎分 3 次服，5 天便愈。其中青蒿有 4 项作用，能启表降温退热、开窍利浊、逐血内伏火，是一味良品。

❖ 妇产病重养血调冲任

老朽之同道胡孟陶，以刀圭鸣世 60 年，积有丰富经验，临床喜投成方。对老朽讲，调理妇产科应以养血为主，杂证亦与冲任有关，乃内分泌失调所致，在给予四物汤的基础上宜加入他药。如肝气横逆影响月经，能发生时间改变，先后无定期，宜加柴胡、香附、益母草；停而不来，加郁金、三棱、桃仁、红花；闭经日久可加肉桂温通、䗪虫活络、大黄破血，都有功效。若删去归、芎、地、芍滋阴补血，效果即大为减弱。此说虽旧瓶装新酒，却信而有征。

❖ 外感风寒应速治

中医对外感风寒比较重视，曾有专著《伤寒论》。致病之邪不完全停在经络，周身皆可潜藏，非局限于一隅。前贤徐灵胎说："风寒留于经络，无从发泄，往往变为痛肿，上发为颐，中为肺痈、肝痈、痞积，下为肠痈、便毒，外则散为斑疹，留于关节则为痿痹拘挛，注于足胫则为刖足（截肢）"，要及时调理，阻其发展，以免转化成威胁生命之病。《伤寒论》所论麻黄汤、桂枝汤所治的变证、坏证，就是一面镜子，应防患于未然。老朽治疗风寒初病，习用麻黄汤（麻黄、桂枝、杏仁、甘草）加紫苏、生姜、绿葱叶，一般3剂汗出得愈，能阻止发展，绝不会演变为他证，这是速战立决除掉后患的措施，可供临床借鉴观察。

❖ 逆流挽舟内外同治

外感寒邪兼有痢疾，前人用逆流挽舟表里合治，已开先河，上海丁甘仁承袭此法，但投药不同，他以荆芥、防风、薄荷、豆豉、生姜宣散发汗，调理肠胃则给予红茶、藿梗、神曲、山楂，使日夜泻下五六十次，赤白相杂，里急后重内证大减，同样生效。说明中医治疗特色，重点是据证遣药，而非按病处方，不能失去这一灵魂，或对号入座，临床疗绩就打折扣了。老朽在执业过程中，遵先师教导，牢记8个字，即"上不忘祖，下开新风"，仍为继承、发展。

❖ 治流行性热证分三段

老朽经验，流行性热病初起，表现风寒型，发热、恶寒、无汗，都宜发汗解表，投麻黄、桂枝、荆芥、防风、藿香、羌活、白芷、紫苏、香薷、葱白；口渴、出汗、体温不降，投白虎汤，突出石膏，按阳明调治；谵语、便秘、腹内胀满，以大黄、元明粉为主，开三承气汤，称三段式。风热型用辛凉，多与细菌、病毒感染有关，和普通感冒不同，宜投广谱抗生素，如银花、连翘、薄荷、浮萍、青蒿、黄芩、柴胡、大青叶、重楼、板蓝根、黄连；第二、三阶段，也用白虎、三承气汤。其中麻黄与荆芥、石膏与知母、大黄与元明粉，属重点药物，依据病情，可放胆授之。

❖ 癫痫治疗要注意三层次

癫痫病，以卒然昏倒、不省人事、口吐白沫、四肢抽搐、发出猪羊叫声、然后沉睡为主证，长短时间不一，非定时发作。调治棘手，断根很难。所遣药饵重点为胆南星、藏红花、胡椒、龙骨、天麻、明矾、侧柏叶、硼砂、天竺黄、半夏、郁金、防风、牡蛎、荆芥、白薇、青黛、独活、珍珠母、甘草、吴茱萸、玉竹、马宝、麝香、猴枣。可根据病情，抓住醒脑、止抽、阻其频发这 3 个层次选择用药。

❖ 胃失和降考虑四治

老朽临证治肝胆气逆、胃失和降，以《伤寒论》投药规律为依据，结合杂方派经验，凡胸闷、痞满、堵塞用杏仁、枇杷叶、半夏、干姜、黄连、枳壳、瓜蒌、砂仁、白豆蔻；痰饮积液加茯苓、大黄、甘遂、葶苈子；胁下胀痛、嗳气、大口呼吸则舒，加郁金、川芎、柴胡、乌药、香附、甘松、绿萼梅、代赭石、旋覆花；灼心、泛酸加山栀子、小茴香、浙贝母、乌贼骨、瓦楞子、吴茱萸。

❖ 运用四招治紫癜

紫癜分过敏性、血小板减少性两种，皮肤、黏膜下出血，小者如针头，大则呈片状，表现为血肿、瘀斑，口、鼻、阴道、肛门、肌肉、关节均可发生，以色紫而命名。中医根据所伴症状，分别称作发斑、热毒、葡萄疫，病程较久，多缠绵难愈。临床常投药物清热、养阴、凉血、固涩，利用四招，达到止血目的，预后颇好。虽然辨证分型，仍重视具有针对性之药品，如白芍、阿胶、牡丹皮、紫草、生地黄、黄芩、地榆、女贞子、三七参、何首乌、旱莲草、龟甲、麦冬、龙眼、白及、仙鹤草、龙骨、竹茹、山栀子、枸杞子、酸枣仁、玄参、白薇、荷叶、小蓟、茜草、蒲黄、槐米、白茅根、侧柏叶、花蕊石、灶心土、黄药子、大枣、花生衣、连翘、荔枝、西洋参、山茱萸、五味子、荠菜、败酱根。在辨证施治前提下，给予最佳。老朽处理本病，凡发病时间过长，则以补气益血为主，人参、黄芪、白术、熟地黄、当归、大枣、山药、白芍、甘草、仙鹤草、阿胶、黄明胶、三七参皆系肘后备用之物，配入相应药笼内易收良效。

❖ 串联诊录别具一格

医案古名诊籍，属病历记录，医生通过望闻问切将患者的外在表现、自觉症状、脉象反映，进行综合分析，作出判断，确定理法方药，写出辨证论治的档案资料。其记录有许多形式，一是先谈病因、病机；二是先谈证情；三是混合一起叙述，无先后之分。一般描述比较实际，很少显露才华故意为文。伤寒派巨星孙平村先生临床医案却独树一帜，把病、治、药一线贯珠，被称为"串联诊录"，十分罕见。如陈修园《伤寒论》衬注，别具特色。他在治疗外感伤风投桂枝汤案中写道，感冒出汗属中风，乃伤卫证，以桂枝温表，白芍固腠理，生姜散寒，甘草、大枣补中、养血、益气，保护汗源，开鬼门而收汗，则正气内存，不驱邪令其自退，开桂枝、白芍、甘草三味同量，生姜9片不可多用，15枚大枣和血调营，五药同进，疾患解除，健康即复。

❖ 肿瘤晚期扶正第一

人身之气，分正气和邪气，正气是体内自然之气，起推动四肢百骸的作用，分元气、中气、脏腑之气；邪气非人身应有之气，分内邪、外邪两种，都属有害之气，故谓之邪气，须逐诸体外。金元先贤张子和说，治病首先攻邪，邪去则人即安，纯系经验语。邪乃致病因子，刺激人体产生症候群，方称为病，如伤寒、痢疾、胸痹、肺痈、疝气、阳毒、脏躁、风水、柔痉、中暍。老朽临床发现，恶性肿瘤虽为邪气，进入晚期时，不宜专力攻邪，要以扶正气为主，提高人体抗病功能，抑制邪气发展，有人怀疑吃补药会助长邪气，事实证明反而压住了这一恶煞，延长了患者生存时间，甚至得愈，传统的习惯话叫"正胜邪退"。所以治疗肿瘤在绥靖过程中可壮大自己，增强威慑力量，配合服用人参、黄芪、红景天、菟丝子、仙灵脾、白术、冬虫夏草、西洋参、甘草等，邪气畏缩不战而消。

❖ 外感与阴虚发热之别

人身发热分外感与内伤，外邪感冒体温迅速上升，有明显的发热依据；内在发热五心烦热、面红耳赤，好似火烤样，体温并不上升，或不超过37.5℃，谓之低热，属阴虚发热。前者可开表发汗、清火解毒，投麻黄、柴胡、桑叶、银花、连翘、荆芥、黄芩、石膏、大青叶、板蓝根；后者不然，须在滋阴的基础上退热保本，要用生地黄、山茱萸、牡丹皮、女贞子、何首乌、银柴胡、胡黄连、龟甲、鳖甲。外感之热易治，内伤的发热比较难疗。

❖ 甘温除热宜于阳气烦劳

甘温除热疗法，只宜于精神、饮食、体力劳倦所伤，或大病健康未复，乃东垣翁提及的补中益气、升阳散火对象。此热均属低热，表现乏力、疲惫、头昏、纳差、口淡、便溏、无渴感，体温持续在 37~37.5℃ 之间，自觉身上灼热，没有慢性疾患与结核病史，乃阳气烦劳则张的现象，和阴虚发热不同。根据症状可扶正祛邪，给予提高适应原、增强免疫力、上升白细胞、兴奋肾上腺皮质功能的药物，即人参、黄芪、刺五加、红景天、党参、白术、甘草、山药、仙灵脾、当归、肉桂、灵芝菌、黄精、杜仲、紫河车、香菇、补骨脂。传统方为保元汤（人参、黄芪、肉桂、甘草、糯米）加柴胡 3g。

❖ 脑血管痉挛可致半身不遂

高血压持续日久易导致脑血管痉挛，突然头痛、呕吐、呈癫痫状抽搐，能失明、语涩、半身不遂，有时缓解，再次发作，最后转为偏瘫，抽搐即止。老朽常用菊花 15g、夏枯草 15g、茺蔚子 15g、姜半夏 9g、竹茹 15g、川芎 9g、黄芩 15g、钩藤 30g、珍珠母 30g、石决明 30g、牡蛎 30g、夜交藤 30g、怀牛膝 15g，每日 1 剂，水煎分 3 次服。经验证明，本证发作多次，脑血管便会阻塞，成为半身不遂中风后遗症，高龄患者调治比较困难。此方命名脑风汤。

❖ 癔病治法与遣药

癔病虽与脏躁相似，但不完全相同，常见于青、中年女性，有精神刺激因素，发作时意识错乱，无端悲伤、哭泣、吵闹、毁物，数小时辄止，甚者抽搐类似癫痫，双手乱抓、口中叫喊或憋气不语，然无小便失禁、口吐白沫、咬破唇舌的现象，治疗注意精神安慰、解除病因、避开烦恼，运用说服、启发、教育多种方式，让其大舒心扉，诉说衷肠。药物调理可投《金匮要略》甘麦大枣汤加味，计甘草 30g、浮小麦 90g、大枣（劈开）30 枚、郁金 15g、甘松 15g、茯苓 30g、黄连 9g、酸枣仁 30g、龙眼 30g、竹茹 60g，每日 1 剂，水煎分 3 次服。本证一般都属于小发作，大者则为歇斯底里，可出现犯罪行为。

❖ 精神分裂有静和狂

从文献记载看，癫狂属精神分裂症，癫是静止型，有忧郁、恐惧、多疑、四幻（听、视、想、觉）感，发音低沉、表情淡漠、喜静厌人、经常悲伤、认为有人暗害他，生活无兴趣，企图自杀，宜养血、镇惊、豁痰，投当归、酸枣仁、胆南星、石菖蒲、郁金、半夏、远志、枳壳、白芍、橘红、天竺黄、朱砂、琥珀、旋覆花、龙骨、牡蛎、茯神、木香、桂圆、紫石英；狂乃躁闹型，好动、失眠、话多、乱走、夸大、逾垣上屋、骂詈叫号、毁物伤人、气力异常、不认亲疏、大便干结，应降痰、泻火、攻下，纯实无虚，用黄芩、黄连、礞石、大黄、元明粉、甘遂、石膏、寒水石、山栀子、芫花，同道王大刀老人以《伤寒论》大承气汤为主，治愈多人，称疗疯子专家，其中大黄每剂开到120g、元明粉60g，照病情给量，未见闪失。

❖ 夏季亦有伤湿证

夏季常易中暑，也会伤湿，主要表现胸闷、恶心、腹胀、口内黏腻、不思饮食、大便稀薄、四肢酸楚，重者舌苔较厚、低热，身体沉而懒动。老朽用苍术9g、藿香15g、半夏9g、厚朴9g、白豆蔻9g、茯苓9g、扁豆9g、神曲9g，每日1剂，水煎分3次服，命名消暑祛湿汤，3~5天即愈。

❖ 治疗湿疹要防水

皮肤病湿疹，若干地区称作黄水疮，以起疹点、颗粒、片状、水疱为临床表现，破后糜烂、渗液、结痂，感觉奇痒，复发率高，顽固难愈。老朽家传一首处方，有苦参15g、夜交藤30g、蝉蜕15g、白蒺藜30g、凌霄花15g、地肤子30g、土茯苓60g，水煎分3次服，每日1剂，连用15~30天，坚持常用，疗效颇佳。

❖ 咽炎不痛按痰火施治

戈万军《风火传薪录》记有一淮北游侠郎中，执刀圭到各地为患者解除疾苦，善治精神分裂症，一女子因与公婆吵嘴，突然发生咽喉有异物阻塞，吐之不出，咽之不下，窒息若死亡，哭闹不休，精神失常，如此反复发作 10 余日，医院断为癔病，除给予镇静、安眠药，别无他法，该老医家接诊后，认为肝火痰气蕴结上焦，应行气、开郁、破积，投予柴胡 15g、枳壳 15g、半夏曲 15g、紫苏 15g、甘松 30g、桔梗 15g、胆南星 15g、枇杷叶 30g，每日 1 剂，水煎分 3 次服，方未更改，连用 10 天，竟霍然而愈。这一疗法堪称别开生面，可同清代沈尧封蠲饮六神汤媲美，值得学习研究、发掘钩沉。

❖ 肩臂痛不离搜风活血

肩臂疼痛为症状性疾患，先从颈根、肩胛部开始，逐渐扩散到手臂，呈间歇或持续性，有时十分剧烈，上肢不敢活动，原因难查，均称神经性。老朽常针刺曲池、肩髃，外施艾灸，再饮舒经活络汤，计独活 20g、丹参 20g、制乳香 10g、炒没药 10g、片姜黄 15g、羌活 15g、鬼箭羽 20g、大黄 2g，每日 1 剂，水煎分 3 次服，并用坎离砂醋拌热敷，7~15 天可以治愈，最好坚持不停防止复发。

❖ 处方慎重考虑药物用量

丁又浦前辈研习仲景先师学说多年，善取《伤寒论》《金匮要略》之方疗病，以用麻桂、姜附、膏知、术乌、硝黄驰名杏林，认为古今体质不同，现代人耐药性强，且非地道药材，力量薄弱，随着社会变化进展，应放开投量，方能做到扶正祛邪使患者得安。常以麻黄 15~30g 发汗利水，石膏 30~90g 清热泻火，附子 30~60g 回阳救逆，白术 30~90g 健运渗湿，乌头 20~60g 散寒止痛，大黄 20~45g 攻积破坚、施治躁狂。老朽曾见其对哮喘给予葶苈子、温经活血用桂枝已超过 50g，腹痛加白芍至 90g，个别病家被吓走，不敢服之，但饮者则称效如桴鼓，呼为丁大医仙。虽然该出手时就出手，还是慎重较好。老朽师法前辈经验，缩小投量，1956 年遇一发热 15 日的男子，服用柴胡、白虎汤，体温升到 40℃，即授予他提倡的以石膏 60g、黄芩 30g、大黄 20g，水煎分 3 次慢饮，通过引热下行釜底抽薪，便出黑屎甚多，2 剂即愈。

❖ 呃逆初起，当先降气

喉中呃呃连声，频频不止，谓之呃逆，宜药物调治，若重症、久病忽然出现，则预后不良，属死亡前兆。可投定呃汤，有半夏 9g、枇杷叶 30g、蜀椒 3g、木香 6g、丁香 3g、竹茹 30g，水煎分 3 次服，4 小时 1 次，连用不停。

❖ 双向调节尿闭症

急性尿闭，为尿潴留，小便突然不通，少腹中部隆起，膀胱充满膨胀，尿急不能排出，或仅点滴而下，阵发性收缩疼痛，呻吟难忍。老朽常开《伤寒论》麻黄细辛附子汤加味，计麻黄 9g、细辛 6g、附子 9g、椒目 6g、柴胡 3g、升麻 3g、车前子 9g、牛膝 6g、通草 6g、葱白 3 段、黄芪 15g，升上利下、温化水道、益气通阻，水煎分 4 次服，4 小时 1 次，连用不停，尿出即止，有一定疗效。

❖ 尿崩症上下两调

尿崩症常见于青年男子，口渴、大量排尿，饮水后即尿出，尿后又渴，一昼夜小便约 10~20 次，其量在 5000~15000ml，喝与尿相等。若不予饮水，能发生严重脱水现象。调治本病，要养阴生津和收敛固摄同时并举，谓之标本二疗。老朽临床，制有上下双补汤，由天花粉 10g、石斛 10g、麦冬 10g、生地黄 10g、玄参 10g、山药 10g、五味子 10g、山茱萸 15g、益智仁 10g、桑螵蛸 15g、金樱子 15g、龙骨 15g、牡蛎 15g、枸杞子 10g、菟丝子 15g，每日 1 剂，水煎分 3 次服，连用 10~20 天，功效甚佳。

❖ 产后恶露不绝勿盲目止血

妇女产后 5 天之内阴道流血，为恶露下行，乃正常现象，若超过此时且量大持续不停，排除分娩会阴裂伤需要手术，与子宫收缩不良、胎盘残留影响血管闭合有关，可以中药调治，传统疗法投生化汤（当归、川芎、桃仁、炮姜、甘草、黄酒）。老朽临床则补血益气兼活血化瘀双规处理。如单纯收敛止血等于筑堤挡水猛冲便溃，难见实效。用人参 9g、当归 6g、川芎 6g、熟地黄 6g、阿胶 6g、红花 6g、桃仁 6g、炮姜 3g、益母草 15g，每日 1 剂，水煎分 3 次服，一般 6 日即愈，名两理施救汤。

❖ 肝硬化腹水戒酒忌盐

肝硬化中医谓之单腹胀，并发症为腹水，食欲不振，恶心，腹内胀满，口臭，消瘦，疲劳，重者肚子凸起静脉怒张，脐突，阴囊肿大，下肢浮肿足膨如瓜。晚期吐血，神识昏迷，面赤气促，喉中痰鸣，转向死亡。老朽经验，酒精性肝硬化腹水治疗后较好，病毒所致者复发率高远景不良。常投《济生方》实脾饮：附子9g、干姜6g、白术30g、厚朴15g、木香9g、草豆蔻9g、大腹皮20g、木瓜9g、茯苓30g、大枣（劈开）15枚，加猪苓15g、泽泻15g、鳖甲30g、山楂15g、神曲9g、黄芪60g，每日1剂，水煎分3次服。胃、食管静脉曲张破裂吐血、便血加阿胶（烊化）、三七参9g兑入饮下，病况转轻改为2日1剂，水消停止。戒烟酒，避免烦恼，忌盐类、腌菜、酱油、咸物100天。

❖ 慢性前列腺炎行气活血

人体前列腺对酒精十分敏感，饮酒后能使灼热、疼痛炎症加重，排尿困难，淋漓而下，夜间被尿憋醒，发生尿潴留。药物调治要注意行气散滞、活血化瘀二者并行，其次为畅通小便，消炎、回缩增生肥大，可投鲜利汤，用丹参15g、当归6g、川芎6g、红花9g、乌药6g、三七参6g、制乳香6g、炒没药6g、鬼箭羽9g、刘寄奴9g、海金沙9g、土茯苓30g、鸭跖草30g，每日1剂，水煎分3次服，连用1个月，功效良好。《葵轩医话录》将本方改为水丸，每次9g，日食3次，疗效缓慢，也有同样作用。

❖ 猩红热要泻火解毒

烂红痧为猩红热，冬春发病，多见于小儿，高烧、头痛、恶心、咽喉红肿疼痛，第二三天出现皮疹，鲜红点，呈弥漫性，压之退色，先从颈、腋、腹股沟处发生，尔后遍及全身。具有两个识别特征，两颊潮红，口唇周围苍白；舌乳头肿大，无苔，舌质鲜红，形似猫舌、杨梅。老朽调治这一急性传染病，自始至终以清热泻火、解毒为主，重点药物投银花、连翘20~45g；次则大青叶、黄芩、板蓝根、七叶一枝花、石膏、浮萍。滋阴凉血给牡丹皮、玄参、生地黄、知母、麦冬，利咽用牛蒡子、射干、金果榄、金莲花、桔梗、金荞麦、山豆根、锦灯笼、马勃。并组成一方，名猩红汤，计银花45g、连翘20g、金莲花15g、金荞麦30g、浮萍15g、黄芩15g、黄连9g、板蓝根30g、青蒿15g，每日1剂，水煎分4次服，5小时1次，日夜连续不停，小儿将量减半，或根据实际情况定方，均可收效。

❖ 甲状腺肿大宜软散活消

甲状腺肿大，多见于女性，脖子增粗或颈前隆起，质柔软，随吞咽上下活动，亦可有结节，少数人形成腺瘤，压迫邻近器官，影响气管则呼吸困难，引起咳嗽、哮鸣。中医谓之"瘿"证，老朽以软坚、散结、活血、消聚为主，加海洋药物，投九号经验方，计黄药子 15g、牡蛎 30g、夏枯草 15g、浙贝母 12g、昆布 20g、海藻 15g、猫爪草 15g、玄参 15g、柴胡 15g、三棱 15g、橘叶 30g、莪术 15g、香附 9g、鳖甲 15g，每日 1 剂，水煎分 3 次服，连用 15 天。腺瘤须2~3 个月，收效较好。

❖ 黄褐斑、黑眼圈为瘀血

瘀血稽留人体，能产生许多表现，甚至持续怪异症状。妇女除月事失调常于颜面部位呈露云片样黄褐色素沉积，双眼周围圆形黑圈。这一现象虽属皮肤病，然潜在因素则为黑血凝聚。老朽处理该证，以活血领先，兼通络脉，投《伤寒论》桃核承气汤，并进行加减，计桂枝 15g、桃仁 9g、大黄 3g、红花 9g、三棱 9g、莪术 9g、牡丹皮 6g、赤芍 6g、川芎 9g、凌霄花 15g，每日 1 剂，水煎分 3 次服，连用 15~30 天，坚持服用，功效颇佳。对印堂脸、黑痣、雀斑、毛细血管瘤无效。

❖ 高血压头上有五症

高血压早期无明显症状，病程发展较慢，一般表现为头痛、头胀、头昏、头晕、头紧，谓之五症，其次则为耳鸣、心悸、目糊、失眠。若血压突然急剧升高，可发生恶心呕吐、严重头痛、抽搐、失语、嗜睡、不省人事，属于危象，要迅速救治。老朽调理本病，常攻补兼施，在降血压的前提下，大量益气，经验药物投黄芩、钩藤、杜仲、夏枯草、菊花、决明子、益母草、山楂、茺蔚子、天麻、槐米、青木香、桑寄生、桑椹子、汉防己、玄参、臭梧桐、仙灵脾、芹菜根、生麦芽，镇肝息风介类潜阳用龙骨、牡蛎、珍珠母、玳瑁、石决明、龟甲，引血下行用牛膝、代赭石、大黄。黄芪有三大功能，一扩张血管，二降血压，三扶正保本，加入此味，用量应在 30~90g，否则难见真效；利水排邪从尿中而出，是其又一作用。

❖ 中阴溜腑切勿攻下

《桂轩医案》收有清末苏州陆润庠调理户部侍郎中阴溜腑大便秘结，认为属阳化现象，切勿泻之，影响食欲腹内胀满难忍，可喝大量蜂蜜水或芝麻油濡通肠道，病家言慢不济急，乃服《伤寒论》大承气汤攻下，先干后溏患者心慌出汗、呼吸微弱，奄奄一息，他开人参 30g、熟附子 20g、干姜 15g、甘草 9g、白术 30g、茯苓 15g，立即急火煮煎，分 4 次口服，3 剂后转危变安。阴从阳化为否极泰来并非少见，《伤寒论》少阴热化用黄连阿胶汤就是例子，辨证论治可投寒凉药物，此案因初起阳化不应给予大黄、元明粉，归于误治。文魁陆氏已身入宦海，能继承其父开大量参、附挽回险局，说明岐黄功底深厚，未有放弃家世薪传，尚不愧为一位良匠。

❖ 头痛与久病入络

据万仙畴先生讲，清末状元张謇兴办实业时，经常头面两侧太阳穴隐隐作痛，久而不止，聘请名家多人，药后均无效验，由镇江老僧代延一民间郎中诊治，断为血瘀络脉阻塞不通，力主投《医林改错》温经活血法去除障碍，患者委其调理，遂用赤芍 9g、藏红花 9g、川芎 9g、桃仁 9g、当归 9g、苏木 9g、葱白 3 段、羌活 9g、白芷 9g、全蝎 9g、蜈蚣 2 条，每日 1 剂，水煎分 2 次服，连饮 10 天病情大减，改为 2 日 1 剂，竟然获愈。第一充分说明活血化瘀在临床上有普遍性，针对慢性疾患有无可替代的开发意义；次则叶氏久病入络学说，属经验之谈，空穴来风的论点已成非言，当头棒喝，事实胜于雄辩。

❖ 胃肠停饮见三症

同道马少康，经验丰富，喜投《金匮要略》方，凡胃肠停饮，须掌握呕恶、腹胀、小便不利三症，开茯苓泽泻汤：茯苓 30g、泽泻 15g、白术 10g、桂枝 10g、甘草 3g、生姜 15 片，每日 1 剂，水煎分 2 次服，宜于胃炎、胃下垂、消化不良、肠麻痹、下肢水肿、胃神经官能症，效果颇佳。他说人过七十应作遗言，留下纪念。老朽生平淡视名利，不计圭怨，虽欲见义勇为，三思后行，故称痴人。遵马兄意，书自挽诗一首，以志此事：耄耋仍然一布衾，从来未慕豪门深。鸿雁回归春水暖，痴子少发自鸣音。年谱要靠亲手写，荣辱簿上不呻吟。

肩负明月进天国，两袖清风抱白云。

❖ 中暑多汗先要救阴

道教《白云观杂记》载有薛雪老人为饲鹤亭尤怡之妻调治夏季中暑，口渴、汗多、大便数日未行，已现虚脱现象，与尤氏商，欲投竹叶石膏汤，在泾倾向用生脉散加附子，二家观点不同，存在差异，适徐洄溪到，乃居中斡旋，提出尚无亡阳症状，不宜加入附子，须要按伤阴论治，主张以薛见为基础重新组方，三人协议开人参 9g、麦冬 15g、粳米 30g、五味子 9g、麻仁 9g、牡蛎 15g、六一散 3g 冲，水煎分 3 次服，6 小时 1 次，日夜不停，吃了 4 剂，即转危为安。通过此案可以得知，先亡阴而后阳随阴脱，仍应护阴，附子时机还没成熟，否则引狼入室吉凶难料，灵胎大师经验十足可法。

❖ 小儿营养不良以促进饮食为主

老朽青年时期，家父为老朽补习古典文学、经史、传记，专心致志，排除干扰，静心读书，最怕嘈杂萦绕、亲友来敲月下门，夜半始合眼入睡，有时到鸡鸣三唱，东方既白。于此过程中，除阅览报纸、杂志，亦看了《世界名人杰作》《国际风云》等，开阔眼界，了解一些环球大事、历史知识、社会风情。抚今思昔，以一个郎中了却人生，乌鸦反哺，回报了父师的要求。老朽经历比较简单，然脑内思想十分复杂，由于嗜书如命，备受束缚，儒家色彩占统治地位，次则道学"养生"、佛教"航渡"、伊斯兰"清真"、耶稣"救世"，都有不少的影响。故同门兄徐彻千说，这叫"五教归一"，但孔、孟的修身学说处于第一。他告诉青岛崂山上清宫一道士，精通岐黄，手抄验方，有一首方可调治小儿营养不良，厌食，骨瘦如柴，若不属大肚癖、肠道寄生虫，皆有疗效，由炒山楂 200g、炒神曲 100g、鸡内金 50g、炒槟榔 50g、西洋参 20g、陈皮 20g、冰糖 100g，碾末，水泛为丸，每次 3~6g，日服 2~3 次，病况转好即停。

❖ 调理喘与咳嗽分道扬镳

老朽调理肺胀气冲咳嗽，常投《金匮要略》方，但施治不同。若哮喘严重，脉大，"目如脱状"，开越婢加半夏汤；脉浮，心下有水气，烦躁而喘，用小青龙加石膏汤。一个以喘为主，一个以烦躁、咳嗽为主，喘与咳嗽为分水岭。因有热邪，皆加石膏。麻黄之量，越婢超过小青龙一倍，从组方观察一目了然。仲景先师有一暗示，不谈热而言烦躁，便给予石膏，此乃隐笔法。老朽在运用时，据经方遣药规律，喘加杏仁、厚朴，咳嗽加紫菀、款冬花。二者定量，越婢加半夏汤麻黄12g、石膏30g、半夏9g、甘草3g、生姜9片、大枣（劈开）10枚；去生姜、大枣，减石膏大半，加桂枝6g、白芍6g、细辛6g、干姜6g、五味子9g，即小青龙加石膏汤。

❖ 医水邪发汗利尿

《金匮要略》医水邪发汗利尿，以麻黄、白术、茯苓、木防己、猪苓为主，祛痰饮除茯苓、白术，还有半夏、枳壳、泽泻、椒目、细辛、葶苈子、甘遂、大戟、芫花、瓜蒂、桔梗。老朽将上药合于一起，调治水邪上泛，痰饮潴留，患者胸闷、气短、心下悸、吐涎沫、哮喘、咳嗽、胁下支满、头晕目眩、背寒冷如掌大、不能仰卧、水走肠间沥沥有声。并从中录取组建一方，名痰饮化水汤，计半夏10g、茯苓30g、白术10g、麻黄6g、枳壳10g、葶苈子15g、桔梗10g、细辛6g、椒目3g，每日1剂，水煎分3次服，随着病情选择应用。防己分木、汉两种，功效相差无几，但通络止痛汉防己则处领先地位。

❖ 汗出未解不宜扶阳

文史前辈夏霖野，精通医学，曾说曾国藩助手张裕钊患伤寒病汗出未解，仍发热恶寒，经方派大家云集，皆云应投桂枝汤，照《伤寒论》施治规律，宜加附子，重用白芍敛汗，证在太阳不能再行开表，须外羔里治。其中有一安庆老医，谓出汗表邪未除，还须启腠再汗，恐患者亡阳可加附子，若给予桂枝汤，则是关门藏盗，虽加附子，亦无济于事，况且未到亡阳程度，岂非庸人自扰，烧未退又添热药等于火上浇油，诸公此议，老朽不敢从，依某之见试饮麻黄汤加味法，发生差错愿负全责，遂书麻黄9g、桂枝9g、杏仁9g、甘草6g，为了护正防汗后伤阳，加熟附子6g，水煎分2次服。当时尽管众舌如簧，却无良策皆拱手而退，群声指责"少学乏术"。孰料连服2剂汗出不多，热减，恶寒消失，竟转危为安，3剂未进，霍然痊愈。这个案例，具有学习意义，也值得深思。同道之间怎样相处，人际关系就属品德的试金石。张裕钊出身孝廉，擅长书法，自成一体，内圆外方，风格独具，所写《南宫碑》被称代表作。

❖ 寒温共疗汤值得试用

流行性热证，包括许多疾患，从历史看，均在伤寒与温病上进行博弈，二者虽然不一，却能异而同治。医家赵友樵以《伤寒论》所载药物调理，将重点放在症状表现方面。他说运用白虎汤、葛根芩连汤、承气汤加减，便可左右逢源得到解决。曾组建一首速效剂，称寒温共疗汤，只要玄府开启，稍见汗液，抓住体温升高、持续发热，即能投用，计葛根 10g、黄芩 15g、石膏 40g、黄连 10g、大黄 3g、元明粉 3g，开外清里，驱热逐邪，双向化解，患者转安。每天 1 剂，水煎分 2 次服，8 小时 1 次，日夜不辍。老朽赞成这一良策，简单易行，但脱离辨证等于无有灵魂，则不宜师法，作为杏林一枝独秀，出奇制胜，可以深入研究，肯定其新兴之路。

❖ 狐惑与湿热有关

《半笃草》指出《金匮要略》狐惑病，不一定皆为虫蚀或白塞病，从状如伤寒、默默欲眠、目不得闭、卧起不安研究，恐属热性疾患被误治形成，按湿与热调理口腔，外阴溃疡可解除，甘草泻心汤应当投用，将干姜减去，改为甘草 15g、黄芩 15g、人参 10g、黄连 15g、半夏 6g、大枣（劈开）10 枚，清化解毒放在首位。若再加入银花 20g、蒲公英 30g 以增强药力，更加稳妥。

❖ 阳明病调治四法

凡具有大学程度的知识阶层，认识汉字约六千左右，祝茂生医家能达到《康熙字典》的四分之一，超过一万字，称"祝字典"。他研究中医古籍善于精化专抓重点。曾对《伤寒论》阳明病进行高度概括，指出一因为燥热不能投汗、吐、利小便三法。二发热、出汗、脉洪滑、烦渴引饮，属经证，用白虎汤；入腑转日晡潮热、身热如蒸，用小承气汤，绕脐痛、大便秘结，用大承气汤。善后要补阴增液、壮水生津，考虑"虚羸、少气"，可给予竹叶石膏汤（半夏、石膏、竹叶、人参、麦冬、甘草、粳米）加生地黄、石斛。祝氏与老朽友谊较笃，了解其刀圭成就，对掌握学说核心，十分有益。

❖ 外感风寒变化治疗规律

流行性外感疾患，按着《伤寒论》调治规律，邪在表发汗则解，若汗后化燥病邪入里蒸蒸而热，已转为调胃承气汤（甘草、大黄、元明粉）证；肺郁气喘的麻杏石甘汤（麻黄、杏仁、石膏、甘草）证；火炽于内大渴、体温升高的白虎加人参汤（石膏、知母、甘草、人参、粳米）证；怕冷、营卫两虚的芍药甘草附子汤（白芍、甘草、附子）证；气液俱伤身痛、脉迟的桂枝新加汤（桂枝、白芍、甘草、人参、生姜、大枣）证；肾气动"欲作奔豚"的苓桂甘枣汤（茯苓、桂枝、甘草、大枣）证；心阳不足，悸动喜按的桂枝甘草汤（桂枝、甘草）证；气滞腹满的厚姜半甘人参汤（厚朴、生姜、半夏、甘草、人参）证；如能掌握类似变化规律，则易于运用仲景先师之方，为临床服务。

❖ 亡阳虚脱要加人参、龙骨、牡蛎

凡亡阳证，脉微沉取如无，神疲蜷卧，面色㿠白，汗出淋漓，四肢逆冷，按《伤寒论》处理，授通脉四逆汤。为了救阳，防止阴盛格阳发生呕吐、烦躁，加猪胆汁一个冲入。就临床而言，亦可放凉热药冷服，或加生地黄均起作用。老朽经验，授予此方，附子之量20~60g（先煎一个半小时），要超过干姜1倍，甘草少于干姜一半，才能突出急救回阳。身汗不止，加黄芪30~60g、五味子10~15g。若见虚脱，加人参10~15g、龙骨20~30g、牡蛎20~30g，助其复苏。

❖ 顽麻证须活血通络

同道孙星无对老朽讲，《金匮要略》记载血痹，因过劳汗出为微风吹伤，身体麻木不仁，失去敏感知觉，与风、寒、湿三痹的疼痛各异，主要是络脉郁阻血行不利，民间谓之顽麻证。投黄芪桂枝五物汤能促进气帅血流，恢复络脉通畅，强化营养。经验证明，第一必须量大，突出黄芪；其次还应加活血通瘀药物，否则功效不显。故老朽运用生黄芪60g、桂枝15g、白芍15g、生姜60g、大枣（劈开）15枚，又加丹参15g、红花15g、川芎15g、䗪虫10g，每日1剂，水煎分3次服，连饮1~2个月，都可获得理想的效果。

❖ 口苦咽干目眩杂病常见

《伤寒论》少阳病提纲口苦、咽干、目眩，虽为太阳、阳明之间半表半里的表现，但非少阳独有，在杂病内屡见不鲜，不能以柴胡汤类统一调理。这一疾患与阴虚内热有关，应用麦味地黄丸加黄连、天麻。老朽经验，将此方改成汤剂，可提高一倍疗效，须凸出熟地黄、麦冬、黄连、天麻的投量，否则作用不显。常规是熟地黄30g、山茱萸10g、山药10g、牡丹皮5g、茯苓5g、泽泻5g、麦冬15g、天麻15g、黄连10g，每日1剂，水煎分3次服，连用7~15天。1980年诊一妇女，三证均备，有6个月病史，即取上药授之，共30剂，已彻底治愈。

❖ 中暑分二型

《金匮要略》所载中暍，即夏季中暑，常因高温环境劳动过度皮肤、肌肉、血管扩张排汗过多引起，表现口渴、恶心、无力、头昏、脉象细数、血压下降、神识不清，甚至肌肉痉挛、呼吸衰竭、转向死亡。临床医疗，应分两个类型，一以身热体温升高、烦躁、渴欲饮水为主，投白虎加人参汤：石膏30~60g、知母15~20g、甘草6~10g、人参10~15g，加麦冬15~20g、五味子15~30g，退烧补充津液；第二导致亡阳，汗多恶寒、体温下降、面色苍白、瞳孔散大，显示虚脱，则开救逆汤：人参15~30g、黄芪30~60g、附子15~30g（先煎一个半小时）、龙骨30~60g、牡蛎30~60g，均水煎分4次服，5小时1次，日夜不停，连用3天，便可由危转安。

❖ 胸痹处方亦疗他病

《医林记事》中胸痹疼痛，呈堵塞感，与心痹冠心病供血不足各异，乃气滞、痰阻、食、血瘀四因所致，应开痹利塞畅通气机，采取降下疗法，症状便可解除。建议投《金匮要略》综合处方，计瓜蒌15g、薤白15g、枳壳15g、半夏10g、厚朴15g、桂枝10g、干姜10g、黄连10g、杏仁10g、陈皮15g、川椒5g，每日1剂，水煎分3次服，连用5~8天。老朽临床，常给予胃炎、食道炎、胸膜炎、心绞痛、胃扩张、原因不明性膈间痛，皆有疗效，但心脏供血不足之缺氧证，要加扩张血管药，川芎、黄芪、丹参、茵陈、三七参、苦丁茶、徐长卿、毛冬青、银杏叶、玉竹、红花、地龙、桑寄生、岗梅、仙茅、熟附子、银花、益智仁、万年青，都可入选，对促进血流量能起良好的作用。

❖ 温疟与桂枝

疟疾属传染疾患，一般是先恶寒、后发热，然后出汗，谓之三步疟阵，温疟亦不例外。《金匮要略》所载温疟"身无寒、但热"，是指怕冷现象较轻，一闪便过，不太明显。关节疼痛，为外邪刺激产生的症状，不归重点。白虎汤退热责无旁贷，投桂枝解除关节炎变功力极小，方证不符，不易取得成果。杨雪晨先生一针见血地说，似此情况，应去桂枝加柴胡、独活比较恰当，若缺乏分析盲目乱开，无法吻合。他的经验，最好用白虎汤增入蜀漆或者常山，即可药到病除，其他束之高阁，以不了了之。老朽也抱有同感，宜作如是观。

❖ 药加粳米作用

粳米入药，既往多指秋季所收晚稻，秉金凉之气能清邪，实际就是较好的一级大米，与清热关系不大，仲景先师处方，白虎汤、桂枝汤、白虎加人参汤、白虎加桂枝汤、竹叶石膏汤、附子粳米汤、猪肤汤、十枣汤、桃花汤、麦门冬汤均曾用之，属于药中食疗。目的有多向含义，一是保护胃气，避免药物刺激影响食欲；二是防止恶心、呕吐降低药效；三是提高人体营养比值，有利药物发挥；四是增强免疫、抵抗、修复三力，起补和保的作用；五是饮药之后邪去正伤，通过米谷调养恢复健康；六是降低因吸收药物带来的损害，使胃黏膜得到修复，总而言之"为了补"。1964年诊一妇女，自主神经功能紊乱，发生围绝经期综合征，饮药即吐，加镇呕降逆的半夏、代赭石、陈皮、生姜，均无效果，改换冰糖、蜂蜜、乌梅、山楂、少量大黄，依然如故，最后老朽在山穷水尽的情况下，搬出了粳米权作救命稻草，将米汤煮好，同药水合于一起，分5次口服，说来也怪，连吃6剂，均未吐出，病情随着解除，其和胃、降冲、矫味的功能，又不可忽。

❖ 柴氏应用古方

民国时代，柴门子前辈精研岐黄之道数十年，常投经方，左右逢源，特点是吸收大量时方药物，虽以经、时方派结合，却以《伤寒论》《金匮要略》为主，占门诊开处方的三分之二。指出苓桂术甘汤除医水饮留聚，尚有另外疗途。如胸内空空然，按之则舒，应补中益气、温通心阳，开白术 30g 为君，桂枝 15g 为臣，甘草 15g 为佐，茯苓 10g 为使，加黄芪 20g 升举大气下陷。水邪上凌，头昏、眩晕、脖子运转不灵，开茯苓 30g 为君，白术 15g 为臣，桂枝 10g 为佐，甘草 6g 为使，加葛根 15g 治项背强直，解除颈椎疾患、梅尼埃病、神经性共济失调。心慌、怔忡、恐惧、忐忑不安，开桂枝 30g 为君，甘草 10g 为臣，茯苓 10g 为佐，白术 6g 为使，加人参 10g 纠正，补气稳心。心律不齐，期前收缩，脉象间歇，形成结代，开甘草 20g 为君，桂枝 15g 为臣，茯苓 6g 为佐，白术 3g 为使，加麦冬 10g 生津保阴，恢复搏动功能。老朽实践，非完全统计，确有效果，堪称运用古方加药的楷模，也是学以致用的标兵。他还说过，无选择地盲用古方名方，都不属临床人才。

❖ 蜂蜜入药

蜂蜜又名石饴，性味甘平，补中益气、润燥滑肠、缓急止痛、和药解毒、丸剂赋形。外涂溃疡、手足皲裂、皮肤瘙痒、水火烫伤、中东地区阿拉伯人喜欢食之，谓能增强营养、改善体质，寿享高龄，延年晚衰。经方内赤丸、理中丸、麻子仁丸、大陷胸丸、甘遂半夏汤、大半夏汤、乌头桂枝汤、甘草粉蜜汤、大乌头煎、蜜煎导，均有本品。老朽临床，取其补中、缓急、益气，开建中汤减去胶饴，改为蜂蜜，可增强平补功力，提高养生保健价值。1960 年诊一教师，患神经衰弱，头昏、记忆下降、夜间易醒、噩梦不断、感觉疲劳、无有精神，对人生悲观，有厌世情绪。劝其每天吃蜂蜜 100ml，与馒头同食，连用勿停，能以纠正，起治疗作用。翌年后相遇，情况转变，症状消失，体重增加，思维、活动、工作，同前比较，判若两人。询诸近来状况，仍服用未辍，压缩为 1 日 50ml。

❖ 刘氏调心肝安神

时方派认为常接触经方医家，潜移默化，投药常仿照《伤寒论》大开姜、附、硝、黄，势如破竹，对柔性药物缺乏认识。虽然亦用生姜、大枣、粳米，不能掩盖刚劲之气，跳入清凉、滋润阵营。临床吸收不少新兴事物，思想观念仍局限于《伤寒论》《金匮要略》二书框架之中。老朽也有同感，这一类型亦有，是经、时方合流之外的岐黄人物，并非杂方派。民国时期，老朽曾拜访一刘姓耆宿，从事刀圭工作 50 年，处方遣药独立门庭，以方小、量大、易觅、价廉为特色，求治者络绎不绝。恰逢一心慌、惊恐患者来诊，指为虚损，要养血、壮阳、通脉、安神，不宜单纯强化君主之官，尚须补肝保护脏魂。给予当归 15g、茯神 10g、桂枝 15g、龙眼 10g、丹参 10g、甘草 15g、龙骨 15g、熟附子 30g。组方之巧，除重用当归、桂枝、龙骨、甘草四味，把炮制过的附子放在先锋位置，突出益阳，每日 1 剂，水煎分 2 次服，连饮 9 天，症消而愈。尽管被列入学派门墙以外，所遣之药，却值得效法。

❖ 四味解表药

对老中医理论、经验，在整理过程中易于走失精华，见不到他的笔墨生涯、庐山真面目，后人所写往往含有水分、个人观点，甚至鱼目混珠。最好不限文体，让老医家亲笔命书，反映真实面貌。以近代先贤为例，如张锡纯的著作，简明扼要；恽铁樵的随手即写；张山雷的雕珲丽句；曹颖甫的难夺一字；陆渊雷的剪浮直陈；陆士谔的行云流水，能使读者大开眼界，学得了"医文双茂"。民国时期流传石印一卷本，名《医诊》，不知著者，约一万字，文笔精炼、潇洒、脱俗，非一般所能比拟，堪称巧夺天工，读者爱不忍释，于岐黄领域，属一流佳作。其中载有调理风热或温病初起，提出先解除表邪，轻度发汗，投 4 味药，有桑叶 15g、浮萍 10g、青蒿 10g、薄荷 10g，水煎分 2 次服，连饮 2~4 剂，便可治愈。老朽以之用于临床，很见效果，录出供同道品鉴。

❖ 痰火开窍泄邪

痰火内结，胸闷烦躁，易发暴怒，稍睡即醒，小事争吵不休，舌苔黄厚，大便干燥，见于妇女较多，脉象往往弦劲，和精神分裂或围绝经期综合征不同，民间谓之"气郁""半疯子"。应清热豁痰、泻火开结，老朽借助沈尧封蠲饮六神汤方义，给予竹沥达痰丸加减，投黄连 10g、黄芩 10g、山栀子 15g、大黄 6g、半夏曲 10g、石菖蒲 10g、橘红 15g、胆南星 10g、竹茹 30g、沉香 3g、竹沥 60ml 冲，郁金 15g，每日 1 剂，水煎分 3 次服，10~20 天转愈，名十二味汤。添通窍药，杠杆放在开上，攻除焦点火邪，痰便失去依附，症状迅速瓦解。麝香因含雄性激素，影响妇女生育，切勿盲服，虽居开窍第一位，也不可轻用。

❖ 活血化瘀能医奇疾怪症

临床所见许多内、妇科慢性病、杂症，与气滞有关，尤以瘀血障碍占据首位。清代医家王清任临床经验丰富，曾着眼这些方面，将调理重点置于"瘀血"病变机制上，通过活血化瘀解决了不少问题，治愈棘手奇患，如督闷、夜啼、灯笼热、腹坠、不孕、天亮出汗、半身不遂、晚间阵发性体温上升，被誉为医界豪杰有进步思想的改革者。老朽根据他常开药物川芎、桃仁、红花、赤芍、当归、没药、五灵脂、延胡索、蒲黄、肉桂，开窍加麝香、通络加老葱，给予相应患友，皆有功力。妇女行经腹痛，盆腔炎输卵管阻塞、积水，卵巢不能按时排卵，运用其少腹逐瘀汤（当归、赤芍、蒲黄、五灵脂、延胡索、川芎、没药、肉桂、干姜、小茴香）连续口服，效果极佳，属应选第一方。民间送了绰号"催孕之神"。

❖ 吃元明粉死亡说

近年来有媒体不断报道，谓患者吃元明粉"呜呼哀哉"，社会上掀起涟漪，殊不知乃芒硝制品，能清热涤肠，很富临床作用，投予得当立竿见影，盲目滥开亦受其害，不只元明粉，他药也是如此，但致命一说值得商榷。误食人参发生差错、事故，为何不公诸舆论，提醒大众注意，蛮补之祸并不低于攻邪，矫枉过正，纠偏反而走偏。金元先贤张子和、清代王孟英曾言饮泻药遭谴责，鞭打诛伐，服大补死亡的却毫毛无损，还声称吃了人参尚未救活，是寿限到了，这一恶风，即习惯势力，应彻底匡正，除给中医立法，更要宣传药物知识，改变无知，减少随意雌黄，防止白衣天使工作消极、畏首畏尾，诊疗重病大症，谨小慎微，延误施治时间，完成不了救死扶伤，影响岐黄事业的发展。老朽非温补派、攻下专家，为了传统遗产、培养接棒人，故振臂进言，希望有关部门干预，扶偏去弊以正视听，使国家、民族幸福，使医药科技旭日东升。

❖ 执死方不易治活病

老朽业医数十年，遇到许多棘手之症，鉴于要避免医患纠纷，亦逐渐走向张景岳的道路，转为温补，虽然有所违心，但竹报平安。受到两位挚友影响，诊病防止主观，杜绝武断乡曲，一是注意处方温化，突出营养，以归脾汤（黄芪、白术、茯神、龙眼、酸枣仁、人参、木香、甘草、当归、远志、生姜、大枣）为轴心；二是掌握疏肝健运，投逍遥散加减，有功少过，且易获效，也不会扣上"果子药"帽子，能亲身受用，属爱惜羽毛明哲保全的上乘妙法。出于良知的问责，难以普度众生，仍奉辨证施治作导向，划分不同类型，放弃一揽子形而上学，今小龄已过九旬，感到学海无涯、孤舟垂钓、老马识途的举步维艰，还应按传统规律促其发展，单纯重视两张名方丢掉四诊、八纲的灵魂，则不会运用自如箭未虚发，恰到好处。

❖ 通补混用是良招

四物汤芎、归、地、芍，公认补血，方中川芎活血，非典型补血药，四君子汤有茯苓，亦非补气药，如从补中寓通讲，属于动品，非静药，若视二汤均补，则是缺乏研究。动品在内，能发挥互辅，提高处方功能，等于鞭炮加芯起催化作用，有利无弊，乃古圣先贤的施治特色，和后世不晓本意专开纯固、蛮补不同，《伤寒论》《金匮要略》《千金方》《外台秘要》，因动、静混合一起，被指为"杂"即其先河。此类组方，属物理性综合，含义较深，与化学的化合有别，疗病既有统一方向，也可自行投壶对准单个目标，如是配伍，不受基调限制。人们怀疑原始，实际是特殊给药方法，为实践的升华。老朽赞成这一模式，适应多种机制，能开辟广阔用途。

❖ 活血祛瘀可疗多种慢性疾患

中医调理气滞、血瘀，消除呼吸、消化、骨骼、肌肉、神经、内分泌障碍，投动力药，能通经活络、攻逐郁积，使人体气机流畅，炎块宣散、胀满内消、痰饮涤去、疼痛停止、肿瘤回缩、乳汁下行、月经按时来潮，临床症状减退，逐渐恢复健康，乃岐黄专业的特长。老朽所遣，一行气，用青皮、厚朴、枳壳、大腹皮、陈皮、木香、香附、沉香、乌药、佛手、香橼、甘松、薤白、荔枝核、川楝子、腊梅花、娑罗子、绿萼梅、玫瑰花；二祛瘀，用三棱、郁金、没药、莪术、川芎、红曲、乳香、红花、益母草、刘寄奴、马鞭草、丹参、桃仁、鸡血藤、月季花、延胡索、泽兰、蒲黄、五灵脂、苏木、牛膝、穿山甲、王不留行、水蛭、皂刺、虻虫、凌霄花、䗪虫、鼠妇、蛴螬、急性子、路路通、水红子、大黄、三七参、石打穿、干漆、阿魏、油菜籽。

❖ 肝病注意保养

肥胖易患脂肪肝，轻度或中度无不舒感觉暂不予治疗，转为重度血脂升高，则取药物调理。肝炎、肝硬化在稳定期，亦不宜滥饮药物，要戒烟、酒，忌发怒、劳累，避免精神刺激，增强营养，能防止病情发展、恶变。必要时可进行保肝，稳定肝功，促使肝细胞再生，提高修复能力，适当服用生地黄、当归、丹参、太子参、黄芪、人参、枸杞子、西洋参、甘草、灵芝菌、柴胡、白术、水飞蓟、虎杖、水牛角、连翘、茵陈蒿、大枣、红糖、胡桃仁、蜂蜜、胶饴（麦芽糖浆），吃鱼、虾、瘦肉，动物之血、肝脏，限制食盐的摄入。老朽从事肝炎、肝硬化临床数十年，发现经常以菌类木耳、冬菇、香菇、金针菇为蔬菜，大有裨益，与所含多种氨基酸有一定关系，对好的转化、健康恢复很起作用。

❖ 心悸和强心不宜对号入座

目前所用中药强心，为数很多，如附子、人参、夹竹桃、麦冬、蟾酥、万年青、白头翁、苦参、葶苈子、黄芪、络石藤、麝香、何首乌、鹿茸、仙茅、灵芝菌、益智仁、补骨脂、枳壳、乌药、浮萍、青皮、甘草、连翘、牛黄、夏枯草、苏木、莲子心、肉桂、山楂、女贞子、玄参、玉竹、地黄、紫草、三七参、仙鹤草，均有不同程度的疗效。老朽临床，并不完全参考上述列举，对心悸"手叉自冒"，按之则舒，常以补血、益气、助阳收功，给予《伤寒论》苓桂甘枣汤加味，计酸枣仁 15g、人参 15g、桂枝 15g、茯苓 15g、制附子 15g、炙甘草 15g、大枣（劈开）15 枚，水煎分 3 次服，6 小时 1 次，日夜不停，症消方止。1992 年诊一风湿性心房颤动，心率快而不规则，脉搏短绌，心悸忐忑不宁，吃强心药仍频繁发作，乃来原山东中医学院门诊部求治，当时即授予此汤，饮了 6 剂，便转危为安。

❖ 醉酒伤身

大量饮酒，易发生酒精中毒，俗称酗酒病。出现恶心、呕吐、头痛、眩晕、胸中痞闷、小便短少、东倒西歪、自我表白、言语呢喃、话多离谱，甚至昏睡，失去辨识能力，谓之醉汉。调理本症，前人常投葛花解酲汤（人参、木香、猪苓、葛花、白术、茯苓、陈皮、砂仁、青皮、干姜、神曲、泽泻、白豆蔻），虽有作用，但不明显，老朽从其中选取重点药物，又加他品，组成了醒酒汤，计葛花 20g、砂仁 10g、白豆蔻 10g、青皮 10g、木香 10g、泽泻 10g、半夏 10g、绿茶 15g、苹果 50g 切片、橘子汁 100ml 冲、大黄 2g，水煎分 3 次服，连饮 2 剂即可回归正常。还应配合吃水果，喝香茶、冰镇橘子汁。过量饮酒，伤身损脑，头昏、健忘、未老先衰，引起食管灼伤，肝炎、肝硬化，恶性肿瘤，贻害无穷。

❖ 要学习铃医绝招

儒医指读书多有学识的岐黄家，常漂浮在社会上层，铃医是奔走在民间卖药的郎中，执业方式不同。铃医虽缺乏书本知识，却有许多专业经验、技术，特别是法与巧。老朽少时见一著名铃医，群众呼为满先生，对脱臼、骨折迅速整复，手法极巧，让一些大家称奇。给予一二味小药解决若干疾患，且立竿见影，如将制过的常山治疟疾，诃黎勒治咳嗽，罂粟壳治腹泻，槟榔治绦虫，鸡冠花治赤带，乌贼骨治胃酸，覆盆子治夜尿多，丁香、延胡索治心口痛，当场开药，一口水送下，服者均言如神，令自比华、扁名门高手愧汗直流。老朽从他们身上开了眼界，体现了"真才实学"，因此建议同道视力向下，抱着学无止境思想，也应效法绝招，拜其为师。

❖ 辨证施治是中医灵魂

师法前人学说，汲取专长，才能开花结果，禁忌先入为主，过度主观，或高举东垣升阳散火、操戈助丹溪，皆非学者应有的态度，掌握允执厥中始见成就，走偏方向很难回头，易患半身不遂症。家父言"致中和"三字，亦适于岐黄领域。1959 年老朽在原山东中医学院给西学中研究班讲授《伤寒论》时，曾说仲景先师所处时代与今不同，于东汉末年其著作属先进产物，现在看来则比较原始，但书内记载的理论处方切合实用，"古饭能饱今饥"，即要继承发扬，非"把玩古董"，而是拿它救死扶伤，不了解这一点，可能学如嚼蜡，更不宜用西医观点探讨岐黄，以痰为例，中医所言不都是气管的排出物，淋巴结核叫痰气郁结、骨癌叫痰核，概念不同，不易对照。因而还应用中医特殊思维研究此门学科，《伤寒论》遣药较杂，和时方有异，并非脱离散敛、升降、寒热、攻补辨证规律，而是有条件地综合治疗，如大黄与附子、石膏与桂枝、黄连与干姜、麻黄与白芍、升麻与当归组为一方，含有单收双效之义，医理精奥，很值得深入发掘。

❖ 痰饮头眩要健脾利水

老朽应用经方，发现头目眩晕如坐浮舟，阵发性或连续数日不止，客观检查血压正常，无器质性变化，被诊为大脑神经功能失调、梅尼埃病、一过性脑缺血，给予补气养血、升阳举陷、滋肾平肝，反而加剧。1993年老朽在原山东中医学院门诊，按脾虚运化无力痰饮内停进行调理，则易收效，因此依据《伤寒论》苓桂术甘汤、《金匮要略》泽泻汤加味，命名镇眩汤，投向临床。亮相后将量稳定在茯苓30g、桂枝10g、白术15g、甘草6g、泽泻15g、半夏10g、龙骨15g、牡蛎15g，每日1剂，水煎分3次服，连用10~15天。头胀加石菖蒲15g，感觉旋转不敢睁眼，加天麻10g、僵蚕10g、胆南星10g。坚持饮之，可以得到解脱转为康复，济南人称曰"赛"。同道沈子廉建议加入钩藤15g提高药力，颇有必要，若血压偏低则不适宜。

❖ 纠正附子、石膏家的说法

中医辨证施治，常因环境而改变，然亦有特殊情况，人们指出南北地域不同，热带广东陈伯坛、湖南萧琢如用附子，寒凉地区天津张锡纯、北京孔伯华用石膏，和气候、环境相反，是其思想、学说决定的。老朽认为这些前辈虽然存在一定的倾向性，是偏颇的表现，但非销售附子、石膏的商人，乃利用专长来调理适应对象，相信遇到阳明高热陈、萧会投石膏，亡阳厥逆张、孔亦开附子，社会上流传的陈、萧附子，张、孔石膏说，乃阴暗的论点，与实际并不符合，属于偏见。作为一代名家讲，他们不可能只抱着附子、石膏抗战病魔，另外的药物也在囊中，要扫除杂言之甚嚣尘上，恢复庐山面目，以正视听。

❖ 胃病仍须消导

老朽调理胃病，腹中胀满，消化不良，纳呆、厌食、稍吃即饱，大便排出食物残渣，以健脾促进运化兼消导为主，常投平胃散（苍术、厚朴、陈皮、甘草、生姜、大枣）加砂仁、谷芽、山楂、神曲、麦芽、鸡内金、炒莱菔子、石菖蒲、槟榔、小量熟大黄。砂仁、石菖蒲芳香化浊宽中，大黄酒蒸清利上中二焦，推动他药发挥作用，亦列入处方提高疗效。老朽临床数十年，除给予上述诸品，还遵业师之教添加干姜、黄连二味，辛开苦降激发胃肠功能，令药力增速，并组成一首简易方称北丰汤，有炒山楂 10g、炒神曲 10g、干姜 6g、黄连 6g、槟榔 10g、砂仁 6g、炒谷芽 15g，每日 1 剂，水煎分 3 次服，转佳率居百分之九十。

❖ 纠正用药倾向性

医家投药偏颇，应当纠正，开补益者无人质疑，如张锡纯先生用石膏、陈伯坛老人用附子，被指为医林一害、祸源之端，但处方不离人参、黄芪者，则少人谴责，逍遥法外，这样的情况不是社会的公平正义，纯属以偏攻偏，助长了走偏的风气。葛根耗胃汁、柴胡劫肝阴说法，在岐黄领域流传三百年，至今仍有人奉为信据，积重难返，就是雪上加霜。要彻底摆脱习惯势力、传统束缚，应除恶务尽，依靠临床，遵着客观实际，开放改革，扫去陋习，才可转向正规的道路，偏即收敛不战自退了。

❖ 医家应德医双馨

老朽认为医务人员虽有白衣天使、保健之神称号，实际乃一匠人，历史上即列入百工技艺之中，和理发、修鞋师一样，都属社会普通服务者，并非白领阶层，和上流官僚未有过平起平坐，曾一度被视为下九流。但因职业关系，既能入总统府，也可进处女房，所以要尊重自己的使命，"洁体如玉"，远避名利，防染恶习，才与身份相符，"德医双馨"。最怕陷入污泥浊水，代刀伤人，背叛医规三戒（戒财、戒色、戒官场作伪证），犯了大忌。否则即是不合格的人才，成了混迹江湖的黑手了。

❖ 论异药同方

岐黄家对《伤寒论》有争议的药物配伍，提出许多看法，物理综合、化学化合物均有存在，干姜之辛冲淡苦味，黄连之苦抵消辣味，二者组方辛开苦降，易于口服，有利除痞；因固肠止泻，能引起下部便秘。干姜激发附子强阳，附子得干姜之热，提高温里，二者合用发挥挽脱，防止吃附子恶心、呕吐。麻黄宣散，调理哮喘，石膏清热、镇静，抑制过度发汗，二者相伍，缓解支气管痉挛。附子温里，大黄攻下，疗内寒凝聚，破冷热互结，二者配合，攻补并施，以大黄驱阴邪，附子回阳保护命门火衰，皆属妙用，巧手归化。老朽临床，即遵此说，学者切勿脱离实际，盲目师法。

❖ 补阴返阳

隋竹岩先生，家贫如洗，亲友周济读书三年，入书肆佣工，借助店中饱览文海，充实腹笥，终成一代大儒，处世哲学笑口常开，眼泪少流，胸怀坦荡，远避名利，被聘到齐鲁大学执教，婉言谢绝。喜读《伤寒论》，精通刀圭术，晚年为人诊病，业绩称奇。曾治一感冒男子，频吃发汗药出现亡阳，精神萎靡，手足厥冷，额头汗珠似油，脉微欲绝，身上发凉，口干舌燥，不思饮食，已卧床不起。他认为阳随阴竭，应在保阴的基础上挽回阳脱，四逆汤网开一面，无力收拾全局，否则阴消阳失所附，能加速死归地府。乃投熟地黄 60g、人参 20g、五味子 20g、山茱萸 20g、附子 30g（先煎 1 小时）、龙骨 60g、牡蛎 60g、麦冬 10g，水煎分 4 次服，5 小时 1 次，日夜共进，两日后病情转佳，添入砂仁 10g，继饮 3 剂，可坐着喝粥，化危为安了。这个案例，先补阴，于养阴内扶阳，看来令人不可思议，实际属于质疗法，并非别开生面，而是寓阴涵阳，从《周易》悟及，真罕见圣手。

❖ 活学活用经方

中医辨证施治，是寻因、察病、析症、组方、遣药，先贤王孟英、张山雷认为操刀圭之术的良工，应牢记四句，通权达变、量体裁衣、勿踏恒蹊、不落窠臼。伤寒派友人史又梅，调治风寒感冒恶寒无汗，投《伤寒论》麻黄汤功力未显，在原方基础上加入荆芥、苏叶二味，患者汗出涔涔，表邪解除，发热亦退；哮喘给予小青龙汤，症状不减，改用麻黄、杏仁、厚朴、地龙、苏子、紫菀、白芥子、鼠曲草，3 剂而愈。纪昀曾言大医了解古方，不泥原方。吴瑭也说，钻进《伤寒论》，要跳出伤寒圈子，耐人寻味。故人们打了个比喻，谓高手垂钓，不会被鱼拖入江河，意义深长。

❖ 芳香与寒凉同方

芳香化湿多属温性，寒凉之品较少，时方医家调理湿热疾患，利用其驱浊常和黄连、山栀子共同组方,既清热泻火,又祛湿逐秽,一举两得,通过宣散解除氤氲之邪。《冷斋医案》曾将苍术 10g、藿香 10g、黄连 10g、砂仁 10g、黄柏 6g、檀香 10g、石菖蒲 10g 合于一起,名香凉双治汤,专题应对中下焦湿热、胸闷、低热、不思饮食、大便溏泻、肛门灼痛,每日 1 剂,水煎分 2 次服,连用 7~10 天,均见功效。老朽投予胃炎、肠炎,只要口不渴,大便稀薄日行四五次,就可饮下,腹痛与否无关至要。

❖ 临床不要对号入座

胸中满闷,并非均属痞气、结胸,尚有痰饮、胸痹、支气管炎、肺气肿、冠心病,不应以泻心汤、陷胸汤、小青龙汤、瓜蒌薤白半夏汤、小半夏加茯苓汤、葶苈大枣泻肺汤、三七丹参汤对号入座,要严格分析、区别对待。1978 年于泰安遇一患者,胸闷憋气,端坐呼吸,脉数,不断咳嗽,有肺结核史,然已钙化。医院诊为心肌炎、胸膜炎积水,调治 10 天收效甚微,乃邀老朽改用中药,当时很难确定名称,遂按胸痹疗之,给予瓜蒌 30g、薤白 10g、黄连 10g、枳壳 10g、厚朴 10g、茯苓 10g、桔梗 10g,因有低热加柴胡 10g、银花 20g,水煎分 4 次服,5 小时 1 次,日夜不辍,连用 4 天病情大减,改为日饮 1 剂,继投 3 剂,完全获愈。这一案例告诉人们,切勿死扣病名,株守成方,把握辨证论治才是上策。

❖ 关于以心代脑

岐黄原始医籍,只提到脑为髓海,往往以心代替其功能,《素问》十二官相使论谓心主神明,实际肝之谋虑、胆之决断、肾之技巧均属脑的作用。由于沿袭日久,影响到社会口语的传递,形成以心为主来表达意识、思维活动,如欢喜称心花怒放,烦躁称心绪不宁,品德欠缺称心怀恶意,做了坏事称丧尽良心。在日常生活中,亦有显示脑的功能,如孔明每遇难解之事,把羽扇附于头旁,想了一下就有办法,叫计上心来,实际心脑合用。虽不言脑,却知道大脑是主宰人体能力、智慧的源泉。王清任先哲直接提出灵机在脑,并非完全得自西方生理学研究,是从实践逐步认识的。老朽 1992 年于原山东中医学院门诊部配制一首苏脑丸,由石菖蒲 100g、远志(去心)100g、人参 50g、丹参 50g、当归 50g、川芎 50g、藏红花 20g 组成,研末,水泛为丸,每次 5~8g,日服 2~3 次,治疗头昏、精神不佳、记忆力下降、分析判断力大减，连用 20~60 天，都会见到明显改善，但对老年性自然退化和痴呆症，无转变效果。

❖ 争取益寿之道

研究长寿之道，要注意几个方面，一是空气新鲜，朗朗晴天；二是水源干净，含重金属少、微量元素多，无污染，清澈见底；三是远离市区，林木茂盛，车辆少、噪音小，无庞杂事物干扰；四是耕地无农药化肥，粮食、蔬菜纯洁；五是以体力劳动为主，气血循环好，免疫功能强，身上废物自由基排泄快；六是与外界接触少，疾病传播范围小，山地所限，十余户一村，人口不易密集，难以广泛流行；七是日照时间长，细菌、病毒少，日出而作，日落而息，听鸟语、闻花香，吃野菜、野果多，未被名利俘虏，私心杂念少。老朽通过考证、实践，总结了 10 味延年药物，计何首乌、熟地黄、人参、黄精、女贞子、黄芪、野葡萄、枸杞子、山药、蜂蜜，以之制成水丸，经常服用，能降血压、血脂、血糖，益气、养阴、补血，提高三力（免疫、抵抗、修复力），增强体质，改变虚弱状态，享耄耋高寿。

❖ 人才就是工作能力

有所成就的医家，不要问其学历、执业时程，应看他掌握的专科技术、深化尺度、临床效果，有学历、年限论，但不惟学历、年限布置任务，一句话，重在工作能力。中医带徒、家传，固然属于捷径，伸手便可诊病，却不宜提倡，仍以学校培养的人才为主，这样有利于全面学习、继承、发扬，避免流派模式或墨守一家之言，产生思想僵化、业务偏见型。研究岐黄不能脱离医疗，基础知识既为实践服务，又是印证它的确切与可行性，把经验总结转化为指引、导向、客观规律。如此经过无数次反复，即形成完整的准则，故人们常说难寻第二途经。铃医满庭芳先生门诊，也是通过辨证施治卖药，非一种丸散施治多症，老朽曾见过他调理关节炎，就有 3 首处方，根据风、寒、湿的不同侧重情况，分别给予相应药品。所以考核、审查一位医家要从工作能力评判升降标准。

❖ 中医特色药随症变

临床科研要靠大量材料，少则无说服力，且防偶然现象，如投麻黄汤治感冒风寒 100 例，得效率居百分之七十，有准确性；若只 30 例，占百分之九十，就不存在可靠性。在统计学领域中，必须掌握这一点，不然便失去研究价值了。时方医风寒感冒无汗，一般虽不开麻黄汤，却用柴胡剂，常给苏叶 10g、柴胡 10g、荆芥 10g、防风 10g，名宣散风寒饮，头痛加羌活 10g，鼻塞流涕加藿香 15g、白芷 6g、露蜂房 6g，同样生效。民国时期，老朽拜访过一位伤寒（感冒）专家，即以本方授予许多患者，均汗解而愈。说明中医博大精深，于辨证的前提下施治领域广泛，药物无局限性，乃岐黄界的最大特色，和西医用药有天壤之别，并非药源广阔，而是以效取类，有活的选择性，举《伤寒论》来讲，投麻黄汤也有加减、更换，如身痛烦躁改为大青龙汤，咳嗽改为小青龙汤，项背强几几改为葛根汤，汗出而喘改为麻杏石甘汤。

❖ 医生应抢救送终

历代中医个体开业或于药店坐堂，西医多在医院工作，形成一种谚语，谓看中医认人，求西医找门，中医看老人，西医找大门，指大型医院，设备齐全。因而就诊中医以人为本，对患者自始至终能担负治责的精神，此乃广大群众生命的寄托，体现在人上而非医院，岐黄家应重视这一信赖，全力以赴为患者解除疾苦，作为回报，完成白衣天使任务。大瓢先生提出 3 点要求，临床如救火，呼吸、心跳不停，仍应急救；药能入口切勿止手；已经归天，向其家属表示歉意，对死者致哀三鞠躬。

❖ 卫气营血辨证无实际意义

医家随着时间流逝转入老年，学识与日俱进，积累大量经验，求诊者增多，有阅历深广、饱含风霜、老马识途称号。老朽虽已近九旬，学少长进，歉仄良以。屠凯丰前辈 95 岁仍打头阵，民国时期坚持医疗战线，调理外感热性疾患，成就斐然。他讲温病不宜划分卫、气、营、血 4 个阶段，遵循《伤寒论》三阳辨证便可解决，否则等于庸人自扰滥头杂陈。事实告诉，一切外感热证，初起大多发热无汗，属于太阳；而后少阳寒热往来；转向高热过程发生阳明现象，均归三阳范围。处方遣药根据需要给予银花、桑叶、薄荷、浮萍，透表取汗；柴胡、连翘、黄芩、青蒿，凉解表里；黄连、石膏、大青叶、板蓝根，苦寒内夺驱逐毒邪，便秘加大黄少许通利肠道，导火下行。发斑、出血、谵语、神昏应另行施治。顺手牵羊，并非难事，怎奈理论家将其释为门庭各异，别立山峰，使人们莫衷谁是。老朽同意这一观点，简明扼要，易于临床掌握，就目前来言，以此代替叶氏卫、气、营、血学说，尚欠火候，很难被杏林接受，但不是一纸空文无中生有，只有待诸他日方会实现。

❖ 处方要考虑对胃影响

老朽临床调理各科疾患，恐药物收敛、固涩、腻胃，影响食欲，导致纳呆，消化不良，常于处方内加入促进运化之品，解除停留时间过长，如神曲、莱菔子、山楂、谷芽、鸡内金、苍术、石菖蒲、砂仁、草果、白豆蔻，防止类似情况的发生。尔后将其碾末，制成水丸，以纱布包之，随汤剂煎服，事半功倍很有效果，扫除障碍，可避免药物的副作用，有利患者恢复健康。据说鲁西地区一位闻名岐黄家，精晓此举，于所投方剂中几乎都加砂仁或白豆蔻6~10g，使功力生辉，从无胃肠不舒现象，遐迩称颂，被戏为"当代砂仁蔻王"。

❖ 四逆证不是皆为阳衰

《伤寒论》所言四逆，指手足厥冷，即发凉现象，并非都属四逆汤对症诊治阳衰，其他四逆散、当归四逆汤的适应证，亦有这一特殊表现，乃气血运行障碍，要予以区别。1956年于山东省中医院遇一男子，50岁左右，四肢经常不温，缺乏暖感，曾吃干姜、肉桂、附子百余剂，皆似水投石未见效验，委老朽医之，接受大热补阳的失败教训，改弦更张，从脉欠滑利、颜面皮肤色素沉积，给予活血通络方，计丹参15g、桂枝15g、当归20g、川芎15g、苏木10g、红花10g、生姜10片，加风药独活10g散发郁结，每日1剂，水煎分3次服，连用20天，病情逐渐好转，嘱其勿停，饮了50剂已经获愈，说明此证和阳虚无关，乃客观存在，绝非都是一路阳衰，四逆汤无用武之地。

❖ 升阳气降阴火的含义

东垣先哲所言阴火，乃上升浮游之火，又称虚火、无根之火，脾虚元气不足相火妄动，变为邪火，和外界入侵或内在阴亏产生的热化之火不同，不能寒降、水灭，非壮水之主以制阳光的对象。调理措施，一是健脾补中益气，二是升阳散火，双招并举，协同医治。既投人参、黄芪、甘草振兴阳气，还用小量升麻、柴胡、羌活、细辛宣散"怫郁"之火，采取固本祛邪法，归根结底，仍属散火手段，与降阴火是两个概念。观其处方遣药，无引领阴火潜降归窟作用，和后世人们宣扬他的升阳气即是降阴火学说，难以吻合这一符节。若把元气升、阴火降理解为温补健康恢复，免疫、抵抗、修复力提高，病邪消退，虚火收敛，就无疑问了，但李杲老人执行的则是另外路线散化疗法。

❖ 制阴火也要急行

"内伤脾胃百病由生"，元气来源于脾胃，为东垣学说的核心内容，元气衰不能制约阴火，阴火上行头面烘热、身如火燎，火与元气不两立，一胜则一负，元气旺盛阴火便收敛。此说特点为重视人体阴阳动态平衡，含有对立统一观，亦存在倾向片面的元气制约论，忽略了生物有限度的耐受性，阴火异常出现时，亦能吞噬元气的特殊情况，好似精神的反作用，占据存在的第一性。岐黄领域有言，急则治标，缓以图本，于急需状态下，暂时应将调理阴火放在首位，不然元气未得其益，阴火炽烈却燎原了。所以仍要灵活掌握辨证论治这一准则，切勿守株待兔被付诸一个模式，贻害不堪设想。1966年诊一患者，从德州转来济南的山东省中医院，头痛、低热、颜面发热、乏力、感觉颈部好似火烤，睡眠、二便无变化，已有月余，查看病历，大都按风热、温邪入里施治，老朽当时捉襟见肘、黔驴技穷，姑以李氏升阳散火法试之，给予人参6g、白术6g、黄芪10g、柴胡10g、升麻3g、白芷6g、羌活10g、生姜6片，以宣散阴火为主，佐以扶阳助气，每日1剂，水煎分3次服，连用4天，稍见效果，但头痛减不足言，经反复考虑，最后加入龙骨10g、牡蛎10g，配合介类潜阳，目的潜降阴火，竟探骊得珠，症状很快消退，头痛若失，又继饮3剂，彻底转愈，未再复发。通过本案获得两点经验，一是升阳散火有一定作用，宣药不宜少，温补不可多；二为加镇摄潜阳之品益于降伏阴火，比单纯升阳散火功力增强，较空谈降而乏降方，提高了实践的逻辑性。

❖ 精神失调用宣泄法

条达精神，是养生学的重要内容，所谓万事如意，纯属希望，追求目的，不会真正兑现。生活压力、环境制约、工作劳累、人际关系、家庭纠纷、交往过超，处处有矛盾，走路遇梗塞，极难摆脱，大千世界不存在一切顺绥。因此发生烦恼，宜运用宣泄法，通过大哭、狂笑、击打被褥、呐喊几声，便可感到愉快，自我疗法很起作用，比转化思想、移情易志较好，可优先选择。中药柴胡能调畅精神疾患，解郁、升发、散结，就含这一功力，古人们视为气药，十分恰当，尤其在妇科领域，投予最多。老朽受前贤影响，常开 10~15g，同香附 10~12g、郁金 10~12g、甘松 10~12g，组成小方，名扫邪汤，每日 1 剂，水煎分 3 次服，连饮 5~10 天，即会病减大半，均得改观。

❖ 常吃食物降三高

岐黄医学强调上工治未病，是预防为主，避火于未燃，有者速疗阻其发展，很有现实意义。不要渴而穿井，乞求神佛。如"三高症"调理及时，可以防止心脏冠状动脉硬化、脑血管意外，发生心肌梗死、半身不遂。恶性肿瘤早期手术，根除扩散，也十分必要。老朽经验，常吃黄瓜、芹菜、枸杞子能降血压；喝绿茶、吃山楂降血脂；吃苦瓜、黄精、山药降血糖。老年人、肥胖人应少食糖、盐、咸菜、糕点、肥肉、贝类、动物内脏，补中少量钙质。每天步行 3 公里，打太极拳，唱歌，跳舞，游泳，参与琴、棋、书、画，淡泊名利，乐观人生，解脱思想束缚，保持大便通畅。

❖ 组方要有规范

大方又名复方，由许多药物合成，品多庞杂，方义难释，《金匮要略》载有数首，《千金方》最为典型，一方含药 60 余味，很难分析君臣佐使。现代除丸剂大都局限在 15 味之内，极少广络原野搞药海战术。老朽处方虽按病情需要组投，只开 15 种左右，便能应用自如。否则浪费药源、增加患者经济负担，而且导致药物之间相互制约，产生负面影响，降低功力。老朽给予小量人参时，一般不和大黄同行，小量附子不配伍大量黄连，小量石膏不加入大量桂枝，防止降低疗效，这是十分要紧的事。医林前辈张锡纯开石膏，从来不同桂枝联合，陈伯坛用附子、乌头，也不和黄连结成对子，值得后人深思。《伤寒论》寒热、功补兼施，乃时代产物，是有条件的。

❖ 写医案处方应简明扼要

老朽少时读书，虽进公立学校，学过史地、理化、生物、数学，然真正书海泛舟，则从家父为师，寒窗生活凡十七年。老人主张锻炼笔杆、写出色论文，应效法《左传》，尽管文章浮夸，但言简意赅、生动、品出酸、甜、苦、辣，有吸引力，反正两观，文史双得，推为首选。因而熟诵，刊入重点，故于教学、写作过程中，运用其法甚多，很受助益，避开了干鱼、枯肉、味同嚼蜡的语句、文字，蒙上风趣横生的外衣，杂进了《滑稽列传》。临床组方，喜开简明者，即一针见血药，故对《伤寒论》《金匮要略》奉如圭臬，遵其意、学其法、师其方、用其药，形成习惯；著书立说，也厌恶懒婆娘的裹脚布气秽而长。1995 年见一病历，患者头痛发热、恶寒无汗，感冒 3 天，在门诊的小本上写了约 600字，且文不对题，似走西湖曲桥，一段数折，几乎都是废话。

❖ 业医应谦虚、低调

封建社会中，岐黄界个别执业者，存在 3 种恶习，亦称丑闻，对人吹嘘自己高明，技术精良；贬低他人功底浅薄，经验不足；遇到疑难疾患，表现垂危，恐担风险，便转给同道，谓之吹、诽、推三招，被社会视为不正之风。老朽所见若干知识界出身庠生、拔贡、孝廉、进士、怀才未遇的名家，都无这一怪现象，就连铃医满庭芳前辈亦是虚怀若谷，十分自谦，言小老儿学疏才浅，向先进君子求教。处世低调，"谦受益，满招损"，并非明哲保身，乃学者本色，是应有的风格，和高尚不同，缺乏此种态度，不会创出优秀业绩。民国时期大瓢先生接诊一胆囊炎病友，右上腹疼痛、持续低热，给予小柴胡加味，计柴胡 20g、人参 6g、黄芩 20g、半夏 10g、甘草 6g、白芍 30g、金钱草 30g、郁金15g、川楝子 15g、生姜 6 片、大枣（劈开）6 枚，每日 1 剂，水煎分 3 次服，6天即愈。患者称赞，他都郑重地说，是前人诊治成果，才于最近发挥出来，要归功那位名家，老朽不过于万亩田园中浇了一桶水而已，令人起敬。

❖ 江湖良医

岐黄界有一队游医在民间活动，称江湖术士，和铃医不同。不骑马、开着驴车奔赴集市，只在乡镇、农村租房卖药，二三十天又转到他处，无固定地方，二三人一组，领导者为老年医家。老朽曾加入过看他们执业情况，一伙走后半年，继来一帮，所售药物均属丸、散、膏、丹，掌握不少绝招，疗效立竿见影，治关节炎、腰腿疼痛，给予起做自由丸，含有炮制的马钱子；燥结便秘数日不解，投神通丹，含有巴豆霜；肝硬化腹水，用马上消，含有甘遂、大戟、芫花、商陆、续随子，功力之快使患者感觉奇异，"气死名医"。服务态度好，认真负责，吃药耐心指导、护理、严格剂量，防止发生不测。收费不高，群众皆能承担，颇受欢迎。至抗日战争时期，逐渐少来。老朽藏有此"游击队"一首小方，由大黄50g、鸡内金100g、砂仁100g、炒神曲100g、炒山楂100g、炒槟榔100g、香附50g、柴胡50g、延胡索100g合成，水泛为丸，每次5~8g，日2~3服，专题施治胃肠停滞，消化障碍，腹内胀痛，大便不爽，疗绩很佳，可与权威、名家的处方媲美。

❖ 延寿之道

山村居民寿龄较长，与环境、空气、水源污染较小有关，蔬菜、粮食皆为自产，无添加物，与外界接触不多，思想纯洁，私心杂念不起波澜，既往还认为僧人有长寿之道，其实并无秘诀，常清心寡欲不吃动物之肉，戒食荤腥，甚至连葱、姜、蒜、韭也不入口。庙宇远离城市，处于深山老林中，心旷神怡，礼佛诵经，吐故纳新肺活力强，生活全部自理，从事多种劳动，生存时间超过繁华城市。这些情况均属于相对而言，最好应以粗茶淡饭、避开污染、参加体力劳动、淡泊名利、不计得失、少食膏粱厚味、抱乐观主义态度度过人生，就能健康、防病、延年。在药物中人参、何首乌、女贞子、菟丝子、仙灵脾、黄精、山药、黄芪、红景天、远志、柏子仁、龙眼、大枣、阿胶、蜂蜜、红糖、胡桃仁、枸杞子、熟地黄、桑椹子、麦冬、冬虫夏草、山楂、莲子、决明子，都有健身、养命、增寿作用。

❖ 颜嫂外感秘方

清代以降，民间流传刮痧、疗疗瘰、挑羊毛疔，相信者趋之若鹜；尚有放血一法，据说从印度传入，佛教中人并不了解，颇见效果，如高血压头痛刺足底涌泉穴，妇女精神分裂外阴放血，大都由老太婆执行，患者感觉病情减轻，血压回落，身上舒服。其中颜大嫂很有名气，通晓岐黄医术，临床亦投中药，凡感冒发热恶寒，均用《伤寒论》小柴胡汤：柴胡15g、黄芩15g、半夏10g、人参6g、甘草6g、生姜10片、大枣（劈开）10枚，加苏叶15g，每日1剂，水煎分2次服，3剂便汗出而解，有效率甚高，是保密的一首验方。老朽曾多次授予病友，能药到恙除，值得为诊治服务。

❖ 体虚便秘宜润不可攻

虚人便秘，数日不解，更衣困难，应滑润肠道促其下行，不宜给予泻药，伤寒家投调胃承气汤（大黄、元明粉、甘草），切勿盲目模仿。清初四明人高斗魁常开补肾润降法，值得参考，据《医宗己任编》载，他治一8岁男孩，伤食发热，宣散过多，大便不通，先以肉苁蓉10g煎汤饮之，下黑屎多枚，继用补中益气汤数剂而愈。有鉴于此，老朽临床曾组织濡燥汤，由当归15g、肉苁蓉15g、生地黄15g、麦冬15g、玄参15g、瓜蒌30g，即增液汤、三仙汤二方合成，每日1剂，水煎分3次服，对阴虚或汗吐损伤津液所致之肠燥便秘均起作用，二三剂明显得效。儿童减半。

❖ 食疗列举

同道陈梅垞，医文并茂，在执业过程中，喜研究谷、菜、果、肉入药，提出治肠炎吃山药、扁豆，高血压吃芹菜、山楂，咽喉红肿吃牛蒡、苦菜根，血脂高吃黄瓜、白鳞鱼，糖尿病吃黄精、苦瓜，乳汁少吃猪蹄、牛鼻、羊头肉，便秘吃香蕉、韭菜，咳嗽吃橄榄、罗汉果，阳痿吃肉苁蓉、胡桃仁，失眠吃桂圆、荔枝，心悸吃虾子、海参，颈肿（甲状腺功能亢进）吃紫菜、海带，畏寒怕冷吃辣椒、羊肉，下肢水肿吃冬瓜、地茹（泽兰根），女子白带吃白果、芡实，吐衄出血吃小蓟、荠菜，嗜睡喝绿茶、咖啡，皮肤瘙痒吃马齿苋、扫帚菜。随处可觅，很起作用。

❖ 治火五法

感受火邪，虽有内外之分，调理时掌握四点，外邪入内、风寒化火，给以宣散开表，用升麻、柴胡、连翘、薄荷、浮萍、青蒿；里热亢盛，给以凉解，用黄芩、山栀子、石膏、黄连、竹叶、寒水石；火邪蕴结、大便不通、高热谵语，给以苦泻，用大黄、元明粉；阴亏津液大伤，水不制火，给以滋润，用生地黄、麦冬、何首乌、玄参、白芍、天冬、石斛，沃焦熄焚。除此还要考虑解毒一法，抗菌消炎、抑制病毒，在退热方面也起主导作用，如大青叶、重楼、板蓝根、银花、贯众、蒲公英、牛蒡子、败酱草、野菊花，都应选取为清火服务。

❖ 风温治法

《伤寒论》所言风温，有论无方，天士翁《临床指南医案》为之补充，该病忌汗，宜投辛凉，热气熏蒸，鼻干如煤，目暝，或上窍无泪，或热深肢厥，狂躁尿涩，胸高气促，都和肺不宣化有关，喘、嗽多见。应清肃上焦，给予薄荷、连翘、牛蒡子、象贝母、桑叶、沙参、山栀子、瓜蒌皮。烦渴加石膏、竹叶；邪犹不解加黄芩、黄连、凉膈散；传入心包，神昏窍闭，用至宝丹、牛黄清心丸。老朽调理本证经验不多，先生所开处方恰合分寸，指导师法，尽管少阳之气上升，杨柳风拂面，将春温与风温混于一起，并不恰当。

❖ 发汗治湿仍属良法

《金匮要略》谓湿伤于下，流入关节，近代医界调理此邪大都以利水当家，重点为渗湿与排尿，将开鬼门法置诸度外，几乎失传。吴七先生仍力主"一身尽痛，法当汗出而解"，投麻黄加术汤、麻黄杏仁薏仁甘草汤。老朽临床除取麻黄领军，亦把白术、薏苡仁委据要位，加附子镇痛、温化阳气、扶正散邪，组建蠲湿汤，计麻黄 10~15g、杏仁 6~10g、桂枝 10~15g、白术 15~30g、薏苡仁 30~50g、附子 10~15g、甘草 3~6g，每日 1 剂，水煎分 3 次服，连用 8~16 天。1980 年诊一铁路工友，为急性风湿性关节炎，发热恶寒，无汗，下肢关节红肿粗大，身痛如被杖，脉象弦紧，给予本方，开始未见反应；第 2 剂逐渐冒汗，以棉被覆之，竟濡透内衣；3 剂汗出较少，症状消失，患者认为已愈，希望停药，乃即中止。这充分说明解表行水、发汗祛湿，还属一大法门。

❖ 妇女产后三症

《金匮要略》谓妇女产后有三症，一病痉、二郁冒、三大便难。阴虚血亏，筋脉失养，四肢抽动、震颤；阳乏阴涵上冲于脑，头眩而昏；肠道干枯无有津液，大便秘结不易排出，从根本上讲，都是由于缺血造成的，老朽认为预防发生，不要随便滥投活血、破瘀、伤阴药物，如丹参、三棱、桃仁、红花、泽兰、益母草，顺其自然，温养为主。若口干、尿少、起立眩晕，更衣困难，血压偏低，饮食懒进，增加蔬菜、水果（蒸熟）、猪蹄、牛脸、鲜虾、海贝，服益气、补血、健胃之剂，饮四物汤（当归、川芎、熟地黄、白芍）加人参、麻仁、炒神曲、肉苁蓉。生化汤（当归、川芎、桃仁、炮姜、甘草、黄酒）也应敬而远之。

❖ 六合同春

医林思想家张景岳、黄元御对理法方药的研究，有独到见解，能探骊得珠，亦称理论元戎。道友杨翰章告诉老朽见过一位岐黄前辈，善于思考化裁古意，传承张、黄，一脉同流。认为《伤寒论》中半夏、生姜、甘草、大黄、附子五泻心汤内容重复，施治重点不够突出，宜与小陷胸汤汇集，减去生姜、附子，组成六合同春，调理气短、胸闷、胀满、嗳气、隐痛、纳呆、矢气频出、消化不良，投予胃炎、胃溃疡、胃潴留、胸腔积液、肠道蠕动弛缓，比较适应。所开之量为半夏10g、黄芩10g、干姜10g、黄连10g、人参6g、瓜蒌15g、大黄3g、甘草6g、大枣（劈开）10枚，每日1剂，水煎分3次服。并说痞和结胸皆由气郁、痰聚食积、寒热相结而致，虽有轻重之别，病理机制无异，处方只有瓜蒌一味之差，组于一起可提高作用，大陷胸汤、丸峻泻例外。老朽临床数度授予患者，效果确切，乃活学活用经方的典范。

❖ 承气汤的应用

临床运用古方，无论经方、时方、杂方，应掌握3个要点，一是对证，包括人与证候；二是投放剂量；三是药味出入加减，否则就属盲用。以《伤寒论》承气汤为例，患热性病无有燥屎，大便难行，投小承气汤（枳壳、厚朴、大黄）；身体稍虚，肠道干结，投调胃承气汤（大黄、元明粉、甘草）；火邪亢盛，阴亏液伤，便秘不下，投大承气汤（枳壳、厚朴、大黄、元明粉）。消胀破气，突出枳壳、厚朴；缓解干燥，壮水制火，依靠元明粉；攻逐热邪，通利中下二焦，泻火排毒，重用大黄。补气缓泻加甘草，祛邪荡实方中不可添入。大黄6~20g、元明粉勿过15g。

❖ 老人保健要降四高

老朽认为保护老年健康，要预防高血压、高血黏、高血脂、高血糖的发生，就能延长寿命，除戒烟酒、多运动、少吃肥甘厚味，加强身体锻炼，利用中药控制，可降低发病率80%。曾制定一方，名四降献桃汤，由夏枯草15g、何首乌 10g、决明子 15g、黄精 10g、黄芪 15g、玄参 10g、丹参 10g、天麻 10g、山楂 15g，每 2 日 1 剂，水煎分 2 次服，长期联用，无不良反应，疗效较好。且扩张血管，促进血流量，改善心、脑供血不足，杜绝心肌梗死、中风。常食芹菜、山药、苦瓜、洋葱、鱼类，压缩糖、盐之量。

❖ 慢性胃炎须掌握胀、痛二字

慢性胃炎，大多缘于酗酒，浓茶，嗜好煎、炒、烹、炸，忍饥过饱，寒热不节，狼吞虎咽，"内伤脾胃，百病由生"。临床表现常感觉上腹部不舒，灼心、泛酸、嗳气、口臭、打嗝，甚至呕吐出血，以胀为主，次则疼痛，中医谓之"脘病"。老朽调治喜投平胃散、理中丸、半夏泻心汤，有时吸取东垣学说升阳气、降阴火，通过出入条达气机，叶桂先贤的经验"胃宜降"也纳入其中。曾组成健化汤，有砂仁 10g、厚朴 10g、大腹皮 10g、小茴香 3g、吴茱萸 6g、柴胡 6g、半夏 10g、代赭石 15g、白芷 6g、延胡索 10g，每日 1 剂，水煎分 3 次服，连用 10~20 天，收效良好。如查出幽门螺杆菌，加蒲公英 30g，能提高作用。

❖ 老人服熟地黄滋阴养血

医林思想家张景岳举人参、熟地黄、附子、大黄为四维，特别推崇熟地黄，在所创左、右归丸中皆以之为君，故后人送绰号称"张熟地"。本品补肝肾，治内伤不足，属保健药。老朽临床凡老年口干、便秘、消瘦、皮肤枯燥、须发迅速变白，则取它为主，组成营养药队，给予相应患者，长时间运用无不良反应，且反馈言好，其壮水、滋阴、养血，位列上品。计熟地 200g、枸杞子 100g、黄精 100g、山茱萸 100g、白芍 50g、当归 50g、五味子 50g、麦冬 50g、石斛 50g，碾末，水泛为丸，每次 6~10g，日服 2~3 次，连用 30~60 天，能见功效。头眩加天麻 50g、菊花 50g，视物模糊加决明子 50g、白蒺藜 50g，耳鸣、烦躁加女贞子 50g、何首乌 50g。传统习惯认为开熟地黄要配入砂仁，防止腻膈、胸闷、影响饮食，实际副作用不大，应根据客观情况，斟酌选择。此方未曾立案，由青岛同门兄徐伢千命名寿星丸。

❖ 高热不要依赖银花

银花宣散郁火、清热解毒，调理外感温病、疔、疖、疮疡，虽属良品，然非量大难以见效，为美中不足。风热疾患体温升高，在与他药配伍时，发现功力不超过连翘，1 剂投至 40g 方见疗绩。时方医家常写二宝花之处方，大都有效，究诸原因，皆含有青蒿、黄芩、大青叶、板蓝根，揭开这个盖子，即鸡叫天明了。老朽临证曾掌握此点，有时抛掉银花专用四味，同样发挥作用。1957 年于山东中医进修学校拟具一方，名清火汤，对多种流行性热证若无汗或汗少，高热发作持续不降，即取黄芩 15~25g、青蒿 20~30g、大青叶 25~35g、板蓝根 25~35g，防止呕恶、大便不爽、引邪下行，加大黄 1~3g，水煎分 4 次服，5 小时 1 次，日夜不停，连饮 3 日，可热退身凉。

❖ 表里双解有一定优势

老朽临床师法河间"怫热"学说，遵照《内经》病机以宣散为前提，喜投表里双解，打破了既往先表后里、先汗后下的陈规，内外合治，因而常开局方凉膈散，凡外感风热和内火相结，可一方疗之。通过透表、凉里、泻上中下之邪，怫热便能解除，乃一箭多雕，在施治领域中起快、省的作用。流行性感冒、温病初期卫、气阶段，皆属适应对象，反响强烈。有人怀疑误区，离经叛道，完全是缺乏实践的论点，《伤寒论》《金匮要略》中桂枝与石膏配伍、大黄和附子同方，就足以说明此法来路渊源。老朽接诊所拟处方，有银花 10g、连翘 15g、山栀子 10g、柴胡 15g、黄芩 10g、大黄 3g、元明粉 3g、竹叶 6g、石膏 15g、板蓝根 20g、浮萍 10g、青蒿 10g，每日 1 剂，水煎分 3 次服，一般 3~5 天即汗出溱溱、二便通利、体温下降、症状逐渐消失，迅速得愈，命名两理汤。

❖ 健身以补气为主轴

促进人体生命活动，依靠气血，历代先贤皆非常重视这个方面，尤其汪机、孙一奎、李中梓、王清任比较突出。认为气能帅血运行，荣养四肢百骸，命门所含之元气是三焦之源、呼吸之门、脏腑之本、经络之根，益气便可长寿，应放在补血之先，主要给予人参，王氏将黄芪推至首位，调理半身不遂时，每剂开到 250g，轰动医林。益气与扶阳不同，气虽属阳，不能以肉桂、附子疗之，只可投予人参、黄芪、白术、甘草、红景天，山药、扁豆、黄精、大枣、胶饴、蜂蜜均为辅品。老朽曾组成一首小方，名强身汤，有人参 10g、黄芪 15g、白术 10g、甘草 6g、红景天 15g、当归 10g，改善体质虚弱、精神不振、四肢酸软、头昏、嗜睡、记忆下降、疲乏无力、懒于活动等症，每日1剂，水煎分3次服，颇见效果。和金元易水学派不同处，方内无升阳举陷之药，防止宣散伤气，很少引火上行，亦不加潜降药，在单纯补气之中增入当归一味，起养血助气作用，周布全身。

❖ 调气机、祛病邪要用动药

历代先贤临证遣药，分动静两种倾向，补养派喜投静药，如薛立斋、张景岳；祛邪派喜投动药，如张从正、王孟英。王氏非汗吐下专家张从正的传人，但其运枢机、通经络、调气血的思想，却同张氏一脉相承。他善用疏导、开泄、降下三法，汲取《伤寒论》小陷胸汤（半夏、黄连、瓜蒌）加枳壳、石菖蒲、橘络、白豆蔻、枇杷叶、郁金、竹茹、旋覆花、海蜇、贝母、杏仁、川楝子治疗许多疾病，被称为不开瓜蒂、麻黄、大黄的攻邪大家。老朽遵业师训教，学习老人经验，调理胸闷、咳嗽、呼吸不利、咯吐大量黏痰，即慢性支气管炎、支气管扩张，按溢饮施治，组建一首处方，名化饮汤，有半夏曲10g、竹沥（冲）30ml、枳壳15g、枇杷叶20g、茯苓15g、桑白皮15g、旋覆花10g、紫菀10g、桔梗10g、泽漆15g，每日1剂，水煎分3次服，连用7~12天，收效甚佳，无不良反应。

❖ 传人要看德、平民化

老朽在教学、科研、临床过程中，以传、帮、带形式培养岐黄后继人才，发现若干学者名利心很重，好像三国时代华歆，闻鸣锣开道便翘首望之。尤其来自偏远乡村，见闻较少，免疫力差，虽朴实、勤奋、好学不倦，然"学而优则仕"、衣锦还乡的观念，最易污染。将目标投向虚荣，利用知识、学位的敲门砖跳槽，争取戴上官帽，对掌握技术、淡泊名利、回报社会、为群众服务，视作迂儒落后腐谈。走捷径，披虎皮，方可飞黄腾达一步登天。因此老朽晚年不敢收传统弟子，恐怕把刀圭事业送给了借虞伐虢之人。业师耕读山人训示说：传授神圣艺术，要宁缺毋滥，最忌泾渭不分、开门揖盗。恩师于病中遗留一方，名破棺汤，专疗精神变异，妄想、昂首挺胸、狂言自大、官瘾缠身，能转化成精神分裂症，有大黄10g、山栀子30g、丹参10g、胆南星15g、竹沥60ml，泻火豁痰为主，每日1剂，水煎分3次服，连用10~15天，收效很佳。

❖ 多读书有利临床、辨别真伪

老朽幼时在学校、私塾、家读凡十七年，因缺乏"学海无涯苦作舟"的精神，受到家父呵责，喜欢理、化、绘画，对古文不感兴趣和外界"打倒孔家店"影响，未能认真攻读先秦诸子、十三经，踏入社会才体会"书到用时方恨少"，因而又发奋补充文、史、哲部分著作。学习岐黄由家父直授，拜耕读山人为师，且向许多有真才实学的前辈求教，在他们的指导、熏陶、精心栽培下，成为勉强及格的杏林一员，抚今追昔，艺无长进，却马齿已增，恐难有所建树了。家父强调洞悉多学科知识，对了解中医很有助益，孤立地探讨，就无法阅读《内经》《伤寒论》的篇章、伪文，如五运六气、张机序言，均非书内原有，乃后世添加，通过考证即可揭除，使之服务临床。多涉猎文献、勤于实践，是唯一日新月异之路，舍此并无第二法门。

❖ 扶阳气便可保身

宋元时代，因受局方影响，香燥药物盛行，服后口干易渴，内火上升，导致阴虚阳亢，丹溪翁提出阳有余、阴不足论，纠正这一偏颇之风，形成救阴学说。正由于此，矫枉过正，人体阳、气被损，又出现了阳非有余、气则不足，开创温补学派，如汪机、薛立斋、张景岳、李士材就是代表人物。医林前辈阚小鸿擅长文献研究，临床经验丰富，认为生命存在端赖阳、气支撑，若功能丧失，即出入废、升降息，神机化灭了。疗病首先考虑扶阳益气，保护根本，虽有其他从末治之。曾组成一首处方，名养正汤，有人参15g、熟附子15g、熟地黄15g、黄芪15g、砂仁10g、甘草6g，每日1剂，水煎分2次服，专题调理身形虚弱、乏力、精神不振、嗜卧懒言、记忆下降之人，能提高活力、改善亏损、促进健康。老朽不断授予患者，反映良好。

❖ 胖瘦与病理变化

体型与内在变化有一定关系，岐黄界先贤提出肥胖气乏易生寒湿，瘦削血虚蕴热能发火邪，主张体重超标应投大量黄芪加白术、茯苓健脾利水；身长肌肉不丰要开大量熟地黄加当归、白芍养阴助液增津。对这一问题，老朽深有体会，凡超重15kg者，常感觉全身无力、疲劳、嗜睡、好打呼噜、大便稀薄日行二三次，呈现阳气不足、水湿内停之象，通过上述药物加附子、干姜便可逐步解除；身轻干枯往往舌红、皮燥、手足心热、易怒、便秘、多烦，给予壮水、凉血、泄火之剂，用熟地黄 30g、白芍 15g、牡丹皮 15g、麦冬 15g、知母 10g、五味子 10g，水煎分 3 次服，连用 20~30 天，即能转愈，说明传统经验，信而有征。

❖ 食疗也可治病

岐黄界强调对药物保护，龙蟠橘井，虎守杏林。临床以预防为主，但愿世间无疾病，不怕架上药生尘，是一种传统的美德。在防病方面，要注意食疗，且能杜绝发生，如吃山楂防治高血压、高血脂，吃山药、黄精、苦瓜防治糖尿病，吃秫米防治失眠，吃芹菜、蜂蜜、牛奶防治便秘，吃羊肉防治怕冷，吃扁豆防治腹泻，吃牛蒡、茭白、竹笋、蒲棒防治口干咽痛，吃大枣、饴糖、桂圆防治心悸，吃韭菜、海马防治阳痿，吃动物肝脏防治贫血，吃西瓜、茶水防治尿少，吃杏仁、桃南瓜防治哮喘，吃芡实子、白果、薏苡仁防治白带，吃青果、萝卜、梨汁、罗汉果防治咳嗽，吃葡萄、枸杞子、沙棘果、猕猴桃防治面乏红润，吃荸荠、海蜇防治肠燥便秘，吃冬瓜、葫芦防治水肿，吃猪蹄、牛鼻防治缺乳，吃桑椹、菊花、败酱根防治眼涩、视物模糊，吃醋防治肝炎转氨酶上升，吃小蓟、荠菜防治鼻衄、吐血，吃地肤叶、马齿苋防治皮肤瘙痒，吃莲子、藕粉、大蒜防治大便次数较多，吃伞形菌（香菇、冬菇、金针菇）、木耳防治肿瘤，吃海带、紫菜防治"粗脖"（甲状腺肿大），吃胡椒、芥末、红辣椒防治胃痛，吃甲鱼、泥鳅、胎盘、坎炁（脐带）、竹鼠防治虚弱、亚健康体质，运用得当，均有效果。

❖ 精神病用相克疗法

精神因素导致的疾患，不宜单独依靠药物来调治，应借鉴《孙子兵法》中"以奇制胜"，《内经》中"移精变气"，利用相克、制约、引导的方法予以解除，先贤张子和指出行为脱敏，最为适当，如"悲可以治怒，以怆恻苦楚之言感之；喜可以治悲，以谑浪狎亵之言娱之；恐可以治喜，以迫遽死亡之言怖之；怒可以治思，以侮辱欺罔之言触之；思可以治恐，以虑彼志此之言夺之"。老朽采取说服、启发、教育、改变环境、脱离病源，并配合给予化郁汤，计柴胡 15g、郁金 10g、甘松 10g、茯神 10g、柏子仁 10g、丹参 10g、远志 10g、半夏曲 10g、石菖蒲 10g，每日 1 剂，水煎分 3 次服，连饮 15~30 天，很起作用，重点是多疑、厌食、善感、焦虑、心悸、黯然神伤、情绪不稳、哭笑失常，若发生躁狂现象，则另觅他方。开窍、安神、行气、活血、降痰，乃岐黄传统的一手绝招。

❖ 临床要依靠诊断给药

从红丸案明帝殒命开始，并未接受伤人教训，妄予大补阳气之风，仍在朝野间畅行，山西秘药龟龄集就是其中之一，蒙害者屡见不鲜。清代时方派兴起，虽持批评态度，却未能得到彻底扭转。为此老朽介绍一个实例，卢姓学友 1940 年外感发热，邀请名手诊治，其母强调婚后肾亏，要求温补壮阳，当时该医家不敢盲投，反复忐忑，保证不予追责，遂开附子、肉桂、仙茅、巴戟天、锁阳等品，饮后鼻衄、烦躁不宁，体温迅速上升，幸由亲朋阻止，改服清凉之剂挽回危局。操刀圭者，应有正确立场，根据病情处方遣药，不可迎合人情妄听杂言，丢掉自己的天职，否则便会发生医疗事故。

❖ 平民营养餐

家父、业师均为清末科甲出身，古文经史礼传基础十分雄厚，堪称饱学鸿儒，惟对僵死的考镜源流、探寻根本，则不欣赏，认为无意义的考据，浪费时间，影响发展，是开倒车返祖作风，乃显示、虚荣，和追求实用背道而驰。指导老朽要少钻"故纸堆"，向前看，勿回头，不露锋芒，洁身自守，做一个平民化的学者，乃最大的幸福，逢名利场中人，少进行传道、解惑。二老于论医当中，曾推荐山药、扁豆、大枣、葡萄、黄精、蜂蜜、饴糖、枸杞子、桑椹、龙眼、芝麻、胡桃、板栗、红糖、蟠桃，能补养身体，促进健康，提高生命活力，改善虚弱状态，每天选择少许如水果、点心吃，亦可水煎服之，大有裨益，命名平民营养餐。

❖ 乐天者不吃心平气和汤

老朽少时，奉父命读《礼》《乐》《春秋》，虽无兴趣，却感到古人很有礼貌，因此处世交往，便重视这一方面。业师指示要多读书、多临床、多谦让，眼睛向下，不迎送官豪，常抱佛心，故生平遵守孔子之言"参也鲁"，以愚人身份度过了九十"华年"，属于乐天派。大瓢先生调理知识阶层因怀才不遇，经论难展，酿成抑郁证，愁眉苦脸，烦闷寡欢，多梦失眠，专题组方称心平气和汤，有甘松 10g、郁金 15g、石菖蒲 10g、柴胡 6g、薄荷 6g、半夏曲 10g、合欢花 15g、瓜蒌 30g，每日 1 剂，水煎分 2 次服，连用 10~20 天，易见效果。其含义以开为主，佐、使理气、开窍、解郁，颇具巧思。

❖ 治病分南北、不分南北

中国地大物博，南北气候、环境、人的体质耐受力不同，不应以南派治病经验加于北方，亦不宜将北地实践套住南方，叶香岩翁在清代声闻华夏，然学术思想、临床成就，并不适合全国领域。因此学习叶、薛、吴、王、费氏南派学说，根据现实情况要有所选择，按图索骥死搬硬套，会误入迷途。有人羡慕对其望洋兴叹，师法之后反觉轮不合辙，批评"果子药"误世匪浅，这是缺乏辩证法的观点，彼未误人却自误。老朽处于山东黄河下游，面对体轻、虚弱患者，也开"果子药"，用小量银翘散，常见功力，故建议要以病之大小、人体轻重分别施治，最为恰当、科学，一句话"客观的需要"。费伯雄弟子马培之的传人介绍孟河验方，计龙齿 6g、龟甲 6g、牡蛎 9g、钩藤 9g、羚羊角 3g，治肝火过旺、内风上扬，头痛目赤、耳如蝉鸣，老朽多次用之，均有效果。

❖ 茶有妙用

茗为茶之别名，主要分绿茶、红茶、花茶 3 种，以猴奎、铁观音、碧螺春为上品。功能强心、利尿、发汗、抗感冒、助消化。花茶属半发酵者，通过采用秀英、玫瑰、栀子、玉兰、腊梅、茉莉之花的窨制，增加芬芳香味，醒脑提神、明目、强化食欲、改善嗜睡、增强记忆力，有广泛用途。除上述外，老朽常注意它的两点作用，一是调理肠炎，泻下如水，日七八行，投 10~15g，水煎饮之，分 3 次服；二为治疗睡眠症，感觉疲劳、乏力、头昏昏然，哈欠打盹、倒下即睡，呼之难醒，给予 5~8g，沸水冲泡，白天喝之不停，7~15 日即可转好。

❖ 人乳是宝

人乳是婴儿的主要口粮，含有多种营养成分，尤其哺喂初乳，婴儿在 6 个月内能获得免疫力，不易感染流行性病邪，吃牛、羊乳汁、奶粉，都无这一保护作用。《大明本草》还说点眼止泪。老朽建议，若婴儿夭折，或分泌过盛，不要回乳，应冷冻储存，赠予极度虚弱病友。

❖ 对鼻炎要防、治结合

鼻炎乃常见病之一，表现症状以头痛、鼻塞、喷嚏、流涕、嗅觉不灵、发音如从瓮中出为主，临床调治开宣散、解毒、化浊、开窍药，如藿香、辛夷、苍耳子、白芷、猪胆汁、鹅不食草、藁本、细辛、川芎、薄荷、荆芥、鱼脑石、桔梗、独角莲、麻黄、柴胡、连翘、露蜂房、鱼腥草、银花、桑白皮、蒲公英、野菊花、板蓝根、贯众，由于遇到风寒、烟雾、异味刺激反复发作，根除困难。老朽从若干处方中筛选 10 味良品，经过实践，组成一首小剂，称鼻炎汤，有白芷 10g、藿香 15g、辛夷 10g、苍耳子 12g、细辛 6g、露蜂房 10g、荆芥穗 10g、桔梗 10g、麻黄 6g、藁本 10g，每日 1 剂，水煎分 3 次服，连用 10~15 天，对急性、慢性、过敏性鼻炎，鼻窦炎，都见效果。若流涕过多，转为鼻渊，习呼"脑漏"，可加入诃子 15g 收敛之。

❖ 小承气汤含有三方

小承气汤以通利肠道、泻热、攻下为主，大黄居于君位，厚朴、枳壳次之；厚朴三物汤以降气消胀开结为主，厚朴居于君位，大黄、枳壳次之；厚朴大黄汤以顺气去满为主，厚朴仍居君位，大黄、枳壳次之，三药变成三方。腹痛与否，不属重点。1990 年一腹大肚脐凸出患者来诊，感觉胀满、压之硬痛，医院检查，肝脾不大，无有积水，怀疑奔豚，却无逆气上冲，未作结论，转老朽调理，也夜行栈道技穷寡法，乃取厚朴三物汤试之。开厚朴 30g、枳壳 15g、大黄 6g，加大腹皮 10g，每日 1 剂，水煎分 3 次服。连用 6 天，功力未见。将厚朴改为 60g，再饮 7 剂，开始转化，腹围缩小，胀满减轻，把厚朴还原回到 30g，继续勿停。事与愿违，病况如故，发生反弹，把厚朴仍完璧归赵，恢复至 60g，又逐渐春光乍现，共 27 剂药物，终于治愈了。告诉人们厚朴有效，疗力可观，量小是杯水车薪难灭火炎。

❖ 胃阴不足降气与润化同治

同渠道文仪精研时方，属温病学派中坚人物，师法叶、薛、吴、章、费、王，调理内科杂症。认为胃气上冲，投半夏、枇杷叶、代赭石，要配合养阴药物，如玉竹、沙参、知母、天花粉、石斛、麦冬、石膏、芦根、西洋参，助化津液，才能实现下降其阴，否则只可肃气下行，对胃阴不足干哕、纳呆、烧心、食不知味、肠道秘结难起作用，这些临床体会，历验均爽。1956年一胃炎患者来诊，嗳气、脘内烧灼、口渴喜饮、稍食即饱、脉象细数、无胀痛感觉、大便不干二三日1次，身体虚弱，活动量少，服香燥、攻下药，病情转重，老朽按胃阴亏损仿叶氏以滋润为降，给予麦冬10g、玉竹10g、石斛10g、生谷芽15g、瓜蒌10g、地栗（切片）10枚、海蜇50g、竹叶15g，每日1剂，水煎3次服。孰知减不足言，反而打嗝，遂加半夏10g、代赭石20g，很快停止，更衣入厕，不舒之症消除。降气、润化同时并举，确系阅历较多之言，有理想效果，文仪君见解，论点值得学习应用。

❖ 郝氏校歌祭文

清末光绪文魁郝芸衫在济南所创山东国医专科学校1935年开始招生70名，翌年又收80人，二年停办，均未毕业。缺乏经费与专职教师，是主要原因。其校歌为"中医学术，肇自炎黄，功参造化，济世慈航。师仲景，积经方，乡贤宗仰。齐鲁有扁、仓，锦旗吾党，发扬国光。投薪传于世代，布德惠于八荒。慈航在念，人类悉健康。"曾礼祭古圣先贤祝文曰："国医之道，日月争光，肇始古帝，曰炎曰黄。药物医理，辨析精详，深阴气化，谨熟阴阳。岐雷桐俞，左右赞襄，济人寿世，此为溢觞。自是而后，代有贤良，伊尹任圣，汤液以彰。泰和与缓，绚挚扁仓，仲景元化，其道大昌。叔和士安，稚月华阳，继统传业，项背相望。大朝多士，爰及隋唐，外台秘要，千金奇方。沉疴立起，二登潜藏，宋迨金元，各守门墙。刘张李朱，角胜战场，明清两代，犹遵周行。大科施治，王氏肯堂，喻徐叶薛，画界分疆。青齐大师，坤载姓黄，渊源灵素，树帜东邦。乡之先哲，应共导扬，四千余年，久阅昱霜。神圣辈出，历述不遑，道遵术妙，源远流长。永免夭折，共侏健康，惟行世界，寿域八荒。人类和乐，大同无疆，何物曲学，放肆披猖。日月一出，阴翳消亡，凡我同志，古训勿忘。崇正黜邪，共覆康壮，民胞物与，普渡慈航。今当昔日，敬献馨香，崇德报功，宜奉蒸尝。医圣先贤，都到来飨。"他知医很少临床，曾遗有一方调理各季感冒头痛、无汗、身体拘紧、周身疼痛，有麻黄6g、紫苏10g、羌活10g、防风10g、白芷10g、柴胡6g、秦艽10g、生姜6片，每日1剂，水煎分2次服。老朽数度用之，往往 3 剂便愈。

❖ 诊断处方要根据病情

清代医学无论经方、时方、杂方何派，到北京给皇室、高官诊病，几乎皆投小巧果子药，避免发生不良反应，遭受伤身之祸，徐灵胎、马培之、陈莲舫都是走的一条道路。民国时期稍有改观，然胆大有为的高手，亦进退维谷。据传说窃国大盗袁世凯患感冒身痛，外国医院调理无效，徐世昌推荐京城中医接诊，投予《伤寒论》麻黄汤加味，言肾亏体虚拒不敢服；乃另聘一常跑官府深通酬世之道的"机灵"医家，谨开数克荆芥、防风、艾叶，加了西洋参、鹿筋、冬虫夏草、老鸭一只来服，反呼有效，赠送大洋 100 元。这一处方疏风散寒起一定作用，故而得愈。其中杂入的补益之品，只可健身，无祛邪功力，既是浪费，也属不规则的随意组方，被外人讥笑"饭馆大夫"。如此不正风气应彻底纠正，杜绝陋习，岐黄事业才会长足发展。

❖ 吃了好

家父所写《度世沧桑》谓知识阶层学识十分渊博者，大智若愚，远离官场，与世无争，信仰佛教，走向逃禅道路，少数转为业医。因文化头脑丰满，精通经、史、子、集，善于写作，从事分析研究，提出独特见解，受到人们景仰，然阅历不足，难以占据上游。和家传、师授自幼就在病人面前耳闻目见、深知得失屡经滚打的医家不同，虽舌压群儒、笔下龙蛇，最大的缺陷就是实践匮乏，腹内无有底蕴，乃纵横家，非专业里手。以铃医为例，他们读书不多，却有绝招，掷地有声、药后即灵，寻优求诊，仍以临床大家为第一选择。老朽邂逅一乡村同道，半农半医，对胃病停食、纳呆、消化不良、腹胀、嗝气，用"吃了好"，由炒山楂、炒神曲、炒槟榔、鸡内金、大黄组成，碾末，水泛成丸，每次 6~10g，日服 2~3 次，小儿减半，收敛甚佳，的确"吃了好"。

❖ 清热注意解毒

民间常取生姜、大葱水煎热服，调理一般风寒感冒，身痛、恶寒、无汗，往往汗出则愈。然对流行性细菌、病毒所致者，均乏功力，虽能发汗解表，不易根除。这是老朽多年观察得到的结论。目前习用的麻黄、桂枝、荆芥、紫苏、防风、柴胡、金银花、连翘、贯众、大青叶、重楼、板蓝根、香薷、牛蒡子、苍耳子、藿香、蒲公英，却有广谱抗邪作用，饮之辄效。1954年遇一农民头痛、恶寒、发热、无汗，喝生姜红糖水出了小汗，体温下降，半日又无，卫生所给予麻黄汤仍高热不退，要求改投寒凉药，把体温降下来，防止发生痉挛。因其知医，怂恿果敢施治，遂开银花30g、柴胡20g、连翘20g、香薷10g、大青叶30g、蒲公英30g、板蓝根30g，水煎分4次服，5小时1次，日夜联用，3天即热去身凉，逐渐恢复健康。本例药后汗出不多，降温很快，说明解毒第一，启腠透表居次，若盲目滥行发汗，病邪未去，反而转向亡阳，获不偿失。

❖ 因人施治

师法前人经验，要有新意，不宜对号入座照本宣科，应吸收精华结合实践，有所发展。由于气候、地理、环境、体质差异，须因时、因地、因人、因家庭状况制宜。以调理外感伤寒为例，亦是区别施治，否则贻误病情，影响疗效。1978年诊一江西赣州青年头痛、恶寒、发热、咳嗽、无汗，给予《伤寒论》麻黄汤（麻黄、桂枝、杏仁、甘草）加干姜、细辛、五味子，饮后汗出不已，立即停药，幸亏方内有五味子10g，不然可能亡阳。另一山东平邑患者，年龄、症状一样，开了同量药物，连服3剂，身上依然无汗，加了三分之一量，才表解邪除。老朽临床重视以人为本，考虑应激力、耐受力，遵古酌今，药随人变。

❖ 临床运用技巧

中医临床强调技巧，除辨证外，主要体现在处方遣药加减投量上，如哮喘病开小青龙汤，依据《伤寒论》施治规律，若气喘不已增麻黄之量，再加厚朴、杏仁；咳嗽较重增细辛、五味子之量；汗出不解增桂枝之量，去掉白芍；痰多加茯苓，少则减干姜；胸闷减甘草；呕恶、逆气上冲加半夏1/3~1/2量，内热烦躁加石膏20~40g。1959年诊一老年慢性支气管炎急性发作，与感受风寒有关，咳嗽甚于哮喘，给予小青龙汤：麻黄6g、白芍6g、细辛6g、干姜10g、五味子15g、桂枝6g、半夏10g、甘草6g，每日1剂，水煎分3次服，连用3天，症状依然未变，通过细心观察，由于无汗所致，将麻黄升至12g、桂枝10g，又饮3剂，头面身体即透发见汗，哮喘停止，咳嗽消失大半，减量继续进之，患者欢喜，满意而愈。

❖ 丸散入药节约药源

中药丸散水煎,能快速崩解、溶出,达峰、起效,比饮片占强大优势,如五苓散、防风通圣丸,这样应用节约药源,亦可保证治效,两全其美。陈丈牧子告诉老朽,若将饮片打成颗粒取纱布包煎,亦起此项作用。有优选广信度,是进步的改革措施,值得提倡。老朽临床观察,和饮片烧汤相比,降低一半投量,功力并未少失,很具实践前途。1969 年在新汶诊一高血压、高血糖男子,50 岁,病史多年,给以夏枯草 30g、黄芪 30g、葛根 15g、生首乌 20g、黄精 30g、泽泻 10g,每日 1 剂,水煎分 3 次服,连用 7 天开始下降,把药品碾碎,仍然煮水饮之,其量减去三分之一,却转向正常,没因量小而受影响,充分说明丸散代替饮片的可行性,乃科学研究的目标。

❖ 编写各家学说注意四点

1985 年老朽在上海参加华东中医教材会议,谈及各家学说编写问题,认为流派属于学术视点、师承关系,应全面对待,不宜突出经方、时方、伤寒、温病、李派、叶派强调一方,放弃他项成就;其二学说采集,禁忌倾向性,使人误解丹溪只会养阴降火、张介宾温补专投熟地黄,不治外感时令病,以偏概全;第三不要把专题研究视为学派、生平主张、理论特色,抓起桃子,丢掉西瓜;四则混把学说当作成就,必须结合临床验证,观察其可行性,脱离实践的理论、闲言,都是空中彩虹、海市蜃楼、雾里看花的伪学。试举一例,能醒人醉梦,先贤赵养葵提议命门为人身之主,内含阴阳,乃水火之源,在保健遣药时,开六味、八味丸,六味丸可以壮水,八味丸仅多桂枝、附子两种,其他均属阴性之品,根本无力补阳助火,点开死穴防止盲从,正如大瓢先生所说,读之令后昆"笑不可遏"。因此要考虑吸取全面,绝对不应获得一长,淹没了整体,授人以偏颇感。

❖ 攻邪也为存人

中国历史划线,争论较久,郭沫若主张按发展分期,如原始、奴隶、封建社会,然习惯则用断代区别,如唐、宋、元、明、清。金人虽占据北方多年,未有统治全国,没列传统朝代。但金人所辖地区出现不少著名医家,故岐黄界标出刘、张、朱、李金元四大人物。其中张子和以攻邪为主，与现代西方医学观点相同，善投汗、吐、下三法，遭到诽议，指为治病而不存人，邪生人体，非附在树上，导致人随邪亡，是救火忘了被烧之人，无有应用价值。对此老朽亦有体会，却和此论各异，谚语常言养痈遗患，染病不医或失去施治机会，使邪气发展，由表到里、从轻变重，得不偿失，若不考虑这些问题，能"误补益疾"、坐以待毙，也是执业者的责任。以肠痈为例，及时投予大黄牡丹汤，或切掉阑尾，很快得愈，拖延医疗则生命难保，所以必须速救运用霸术，王道之治在内、妇、儿科占优先地位，但于外科、骨折、跌打、战伤方面驱邪功力也不可没。医林耆宿万拱廷之子夜间腹痛，局限右侧，屈膝而卧，吃抗菌消炎药情况反而转剧，且不相信草根树皮作用，乃针刺肚脐神阙，大便流出，痛势依然未减，第三天下午呼叫数声，魂归了阴曹。

❖ 实践是检验疗效的标准

传承医学，皆为家传师授，和学校培养的接班人不同，无有正式学历、学位、毕业证书，掌握的知识面不广，理论深化程度较低，表达能力差，无口若悬河与惊走龙蛇之笔，写作欠缺，然临床实践、处方遣药、辨证灵活，功底深厚，占绝对优势，举例便可了解类似的情况。一心脏冠状动脉粥样硬化求诊，胸闷、气短、心慌、脉象弦涩、左侧上腹部绞痛，获有学位职称的医家，在大型医院所留病例心肌梗死，给予丹参30g、葛根20g、川芎20g、三七参10g、红花15g、当归10g，组方合理，量亦恰当，并无纰漏，然饮后未见效果，反而大便不通，情况变重。乃改延一位乡镇半农半医的长者，认为属于心痹，同气虚不易帅血循环有密切关系，血脂、黏度化验均高，应补气、养阴生液，即在此方的基础上加黄芪50g、何首乌30g，叮咛每日1剂，分2次服，连用5天，逐渐好转，继续10剂化吉而安。写此一例，足以说明尽信书或读书破万卷，不结合客观实际，有条件地选择前人经验，等于艄工划船未有靠岸，完成不了神圣职责普度众生。

❖ 病虚郑声

在疾病过程中，出现神识昏愦胡言乱语，或如"祟凭"，习称实则谵语，虚则郑声。其实二者区别，单独从声音高低划分不太准确，应结合临床症状方可断定。老朽所见大都为热性病高热不退、大便秘结，是《伤寒论》承气汤的适应对象，只有病久、体虚、气血双亏、卧床不起，才会遇到郑声，寒邪入里的四逆汤证却占少数。老朽业医多年，诊疗郑声不过 5 例，常在似睡非睡中言语呢喃，重复两三次。唯一特点呼之便醒，和谵语昏不返苏各异。1970 年于新汶治一肺癌，手术后转移，情况恶化，饮食甚少，身瘦如柴，营养衰竭，精神支持力度每况愈下，垂危弥留之际，闭目时独言自语，听不清说的内容，家人一叫睁眼即止。以补益之剂与服，能张口喝药，如是坚持 1周，撒手离世。因此郑声症见于患病晚期，往往难以挽救，趋向死亡，若免疫、抵抗、复修三力较强，也有回归为安者，不宜一概而论。

❖ 假证乱真

调理虚证不应滥投大补，要通过化验、检查、四诊了解发病过程、真实情况，大实见羸状，至虚有盛候，勿被伪象蒙蔽。《伤寒论》所言身大热反欲近衣，热在皮肤寒在骨髓；身大寒不欲近衣，寒在皮肤热在骨髓，就是一面镜子，若诊断不明盲目施药，祸不旋踵。类似情况虽很少见，然无中确有，客观存在。1952 年老朽于吴桥遇一花甲科技人员，数月来喜吃热物，口燥饮水，腹内胀满，放屁则快，医院诊断胃炎、肠道气体充积、唾液腺分泌减少、糖尿病待查，药后乏效，改求中医。因感觉艾灸轻快，疑有寒邪，但从睡中咬牙、脉搏沉滑有力，大便干结、数日未能更衣，与阴虚有关，喜欢热食，乃属假象，同其妻子女商，开小量大承气汤试之，给予枳壳 10g、厚朴 10g、大黄 6g、元明粉 6g、加人参 6g、麦冬 10g、玄参 10g、生地黄 10g，水煎分 3 次服，第 2 天下燥屎多枚，内热解除而愈。同时也体现了症有假脉少伪的阅历之言。

❖ 三药质疑

路莘先生《谈医》谓从《伤寒论》发汗后投麻杏石甘汤看来，有汗不忌麻黄，说明不与桂枝配伍发汗作用低下，疗哮喘之力荣登榜首，可以引申，如无桂枝，单开麻黄发汗，其效薄弱，不应委以重任。论中石膏非医高热药物，白虎汤虽用一斤，并未表明，尽管烦躁开了先河加入石膏，和心中懊侬以山栀子相差无几，不能代表体温升高，比较模糊。柴胡运用，于小大柴胡汤内施治一经一腑，若包括口苦、咽干、目眩，为少阳专品，然疟疾发作在相应处方中亦添入柴胡，同常山幼苗平分秋色，肯定他的主疗对象则是往来寒热，故小大柴胡汤聘请柴胡重点为寒热往来，似无异言，若将其捆到另外心烦喜呕、胸胁苦满、嘿嘿不欲饮食三大症状的战车上，就脱离实际不太妥当了。老朽临床多年，遵父、师之命，也喜选遣经方药物，根据人、病、环境客观情况，随需要制宜而用，才能恰到好处，速起沉疴。路氏见解，分析透辟，属上乘议法，写出钩沉探讨，深化研究，对先圣著作，一分为二，切忌抛弃辨证师心自用，食古不化。

❖ 论烦躁

烦躁一症，见于多种疾患，表里寒热虚实均可出现，施治不同，如无汗烦躁投大青龙汤，高热烦躁投白虎汤，懊侬烦躁投栀子豉汤，惊恐烦躁投桂甘龙牡汤，燥屎蓄积烦躁投大承气汤，结胸烦躁投陷胸汤，水逆烦躁投五苓散，真寒假热、阴盛格阳烦躁投白通汤加猪胆汁，精神分裂烦躁投当归龙荟丸、控涎丸、礞石滚痰丸。临床所遇，以体温过高、肠道秘结燥屎不下占首位。民国初河北古若晖老人来山东会诊，巨商马某患阳明腑证，发热、出汗、数日未有更衣，烦躁十分严重，见人就骂，欲坐泥水中。当地医家因身汗不断、脉象沉伏，怀疑热病寒化、真阴伪阳，宜开干姜、附子、葱白、人尿，久议未决。他认为仍属伤寒阳明，一烦躁等于谵语，骂詈声高而强不是虚象；二气机障碍脉搏不起乃代谢失调、邪气内阻，按之有力，和亡阳不同；大便未解，表现腹痛，乃燥屎停聚，攻下能救危求安，力主用大承气汤，患者委以全权，绝无怨言，遂授予枳壳20g、厚朴20g、大黄20g、元明粉15g，加西洋参30g扶正保元，水煎分4次服，5小时1次，连饮2剂，肠道已通，排出干粪一小盆，秽气盈室，病状逐渐消失。这一案例，颇有启发性，醒人头脑，关键时刻，要勇于负责，作为白衣天使，必须完成职业使命。

❖ 遣药对比

伤寒派马雪瑞，为经方巨擘，临床运用前贤处方，比较精巧。民国时期曾对其弟子提示，上工遣药，随客观情况而变，忌犯经验主义、主观思想，不泥文献，掌握实际，开展研究。如石膏清热，体温不过38℃，虽有烦躁，每剂不宜超出30g；高热不退，虽无烦躁，亦要给予大量，达到50g，白虎汤开了一斤就是例子。附子应用也是这样，内寒投 15g，身体、关节疼痛投 30g，亡阳虚脱因有干姜相助，切勿多开，投 40g 便可够上标准了，若不分青红皂白，盲目滥施，邪气未除，能加重病情，走向误人之途。并举麻黄配桂枝发汗，单独麻黄一味，作用很小，麻杏石甘汤则是一面镜子。如量大突破 30g，明显利水，小便增多，故治水肿无投不足 10g 者。量的问题至关重要，但缺乏识病辨证，即等于盲人骑瞎马、夜半临深池，学习岐黄大业，应开动机器、勤动脑子，重视分析，探求实质，才会步入正轨。老朽钦佩，奉为医门箴言。

❖ 勿被"炎"字束缚

西医学所论炎证，以红肿、痛热、功能障碍为其定义，岐黄医学并不以此为据，在炎证的范围内仍然运用温热药物，无不良反应，照样取得理想的效果。以胃炎而言，只要体虚怕冷、舌苔白滑、口少渴减、大便稀薄、脉象沉弱、疲乏无力，就能吃附子理中丸、理中汤加吴茱萸；妇女慢性盆腔炎，下腹部坠胀、隐痛、生育困难，亦可给予桂枝、桃仁、红花、干姜、小茴香，兼有活血散瘀者，寒凉之品退避三舍，都可消炎，解除红肿、痛热、功能障碍。1977 年一男子来诊，患前列腺炎，阴囊潮湿，小便淋漓、分岔，长期隐痛不已，打抗生素针剂、口服药物不见功力，痛苦不堪。当时老朽即授予熟附子、乳香、没药、肉桂、吴茱萸、乌药、白芷出入加减，每日 1 剂，连饮 30 天，症状解除，基本治愈，也是比较典型的例子，切勿被"炎"字套住，盲目按火邪处理。

❖ 肺燥疗法

专题调理呼吸系统疾患，师法刘河间、喻新建清肺热、益肾阴，称金水派，以解除燥邪投甘凉、濡润为特色。治疗口干、舌红、鼻痒、大便秘结、咳嗽无痰。在秋冬季节气候变化、天空少云、湿度大减时最易发生。他们重视壮水息热、抑制火焰，欣赏应用桑椹、麦冬、玉竹、玄参、阿胶、知母、石膏、紫菀、瓜蒌、五味子、梨皮、生地炭、蔗浆、甘草、枇杷叶、沙参、川贝母、青果、杏仁、竹沥、桑叶、天竺黄、西洋参、百合、白芍、天冬、粳米、冬虫夏草，通过补、养联合，内消这一病理现象。根据以上情况，老朽组建一首小方，有白芍 10g、麦冬 10g、杏仁 10g、五味子 10g、紫菀 10g、桑叶 15g、川贝母 10g、瓜蒌 30g、甘草 6g，每日 1 剂，水煎分 3 次服，对阴虚肺燥、水不上凌、津液亏乏，慢性支气管炎、老年型慢性支气管炎，只要嗽久不止、干咳无痰者，均可饮之，很见成果，起名华盖润泽汤。

❖ 信古不宜泥书

《伤寒论》有多种版本，目前常见应以明代赵开美覆宋所刻较佳，日本白云阁本恐系伪作，然赵本仍存有若干问题，仍须辨别考证。老朽以为无论何本，都要以切合临床实用为依归。凡其内容背离这一标准，就宜尘封，不必反复强调"存疑待考""继续钩沉""有待来者"，怀抱琵琶半遮面，浪费有限的光阴。如医风湿相搏、身体疼痛、转侧困难，吃桂枝附子汤（桂枝、附子、甘草、生姜、大枣），若大便硬小便自利，去桂加白术，则值得考虑。白术能动肾气，重点是利尿的作用，通导大腑、清净肠道非其特色。解除风湿，按传统施治规律，当以发汗、畅利小便为主，乃责无旁贷。今大便干燥变硬，而小便自利未有任何障碍，反加入白术，并不适于实践要求，因此灵活对待，绝不可被这样条文缚住，影响医疗，延长时间，给患者增加痛苦，造成不负责任。仅举一例，作为信古而不泥书的例子，有利开展业务工作。

❖ 古花新放促进发展

继承发扬岐黄学术，不宜停留于原始阶段，应使古花重放，结合实践，促进发展，走向新生。若墨守成规，依样画葫芦，则是倒退，能被历史车轮碾没。近年来中医事业有较好的发展，但其速度，和西医学相比，依然落后于人。从强调经典来说，把《伤寒论》《金匮要略》奉为圭臬，温故而不忘祖，确富临床价值，但未打开局限，仍走对证发药道路。如麻黄汤（麻黄、杏仁、桂枝、甘草）去杏仁加猪苓、泽泻医水肿；桂枝汤（桂枝、白芍、甘草、生姜、大枣）加香附、小茴香治胃病泛酸腹痛；瓜蒌薤白白酒汤（瓜蒌、薤白、白酒）加白芷、乳香、没药治肠系膜淋巴结炎，都要从事研究、推动、提高死方的活用，执业者身先士卒，勇于探索，绝不可作壁上观。老朽曾把酸枣仁汤进行改制，计酸枣仁15g、甘草10g、知母6g、茯苓15g、川芎6g，加当归6g、柏子仁10g，每日1剂，水煎分3次服，给予心动过速、心悸亢进、惊恐不安、精神紧张的患者，获效很佳。以此为例，古为今用、化裁内容、扩大疗途，是目前重视迫切的课题。

❖ 掌握疗从病走

医师执业，触景生情，随时变化，病转药移，谓之论疾立方、辨证施治。《伤寒论》阳经有寒证、阴经有热证，后学习言杂而五章，乃是突出邪与人体发生的相应变化，并非自始至终铁板一块。掌握这一特点，才能发挥病千药万疗法。医林前辈陈幼鸿告诉老朽，他在吉林诊一外感风寒患者，初起给予麻黄汤加荆、防、羌、姜，汗出而热不退，改用麻杏石甘汤，情况如故，反增汗少恶寒，同道进言又受重感，宜投桂枝、麻黄各半汤。鉴于脉象沉微、口少饮水，应开附子，虽然汗已回减，因其恶寒也须按亡阳处理。是时体温不过 37.5℃，无必要再解表邪，可用桂枝汤压缩白芍之量，加人参、附子，得到诸贤同意，开了桂枝 6g、白芍 6g、人参 15g、附子 10g、甘草 6g、生姜 6 片、大枣（劈开）30 枚，以人参、大枣领先，附子居次，连服 2 剂，情况转佳，效未更方，又饮 2 天，已经治愈。说明疗从病走的重要性，不可须臾离也。

❖ 师法前人要有辨识能力

《伤寒论》白虎汤主治，所标"表有热里有寒"，鲜者认为是里有痰、里有烦、无有寒的错写。无论怎样注释，只要有寒都不能投白虎汤，乃一般常识，后人应当予以纠正，勿须反复考证寻求字源。1953 年遇一支气管哮喘，患者妻弟为地方名医，诊断属顽痰凝结，影响呼吸，力主开白虎汤，清除热邪其病则愈。指出大论条文"里有寒"系痰字之误，纯由火邪而生，祛痰之本在热，白虎汤即标准处方，舍此无第二法门。该君提议虽有道理，然非石膏、知母攻克对象，幸因毕海天前辈在场，摇手制止，否则会发生意外事端。尽信书缺乏辨识，盲从他人曲解，就可步入异途。

读《伤寒论》余录

❖ 读《伤寒论》不受束缚

老朽之父常言，读《伤寒论》要深入浅出，钻进去，跳出来，勿被文句、错简所缚，不作无谓的考证，抓其精神实质，如白虎汤对象所云表有热、里有寒，绝不纠缠，一句话表里发热方可用，里有寒则退避遥远，无意义的文字争论，不要陷入，这是治学的捷径，万不能忽，否则划地为牢，等于自投罗网。耳提面命，刻骨难忘。过去适值寒食，乃写俚诗一首以追悼之：清明重临古墓田，思念吾父泪如渊。儿男虽能承遗训，学无创见愧祖先。业师廿年已归道，鹤文含笑返西天。告慰严君莫孤独，我会永远侍九泉。

❖ 《伤寒论》温病存在三疑

段鹤声前辈《伤寒论评》提出大论所言温病有疑点三，即三疑。一是温病属六经之一太阳病，为何只写一条，如太阳还包括其他，范围广泛，为何《金匮要略》诸病不戴太阳帽子。二是《伤寒论》乃广义流行病之书，为何专谈伤寒、中风、温病，不收湿温、热病；发热口渴为温病，与太阳提纲矛盾，把头项强痛而恶寒置于何地。三是太阳病开始解表，"治不为逆"，为何温病发汗转风温；攻下直视失溲；艾灸身黄、惊痫、瘛疭；火熏则"促命期"，拿不出办法，就等于坐以待毙了。对此老朽亦怀有同感，录出供大雅参考。

❖ 学习《伤寒论》掌握三句话

老朽一生曾写有两部力作，一为利用四十年之三更灯火五更鸡鸣编辑《中医源流与著名人物考》；二为《伤寒论评议》，凡五十万字，在九次讲授《伤寒论》基础上，历二十年所著，可惜已在"文化大革命"时代被焚毁，每忆及之，辄悲伤不已，书中收录古今中外《伤寒论》《金匮要略》资料千种以上，约半数属于罕见的非常珍贵的文籍，回首钩沉，怨在苍天，老朽九十余高龄了，无力再补。告诫后人学习《伤寒论》要掌握三句话"通读、细研、重点背诵；方剂加减按规律运用；从无字处着眼，莫为六经所囿"。

❖ 攻读《伤寒论》注意七事

老朽曾写有《往事杂陈》，提出攻读《伤寒论》，从学以致用讲，应注意七事，一将原文校点，按六经排列，以证分类，把太阳内误入他经条文或他经误入太阳内容，重编归队，证中带方。二纠正错简，删去衍文；有论无方，参考《千金方》《外台秘要》所载补上；投予药量，标明约合现今克数。三不作繁琐考订，清除缀入的前人遗留"疑似""存参""待考""恐误"。四误植正文或后附《千金方》《外台秘要》无意义之方，均行砍掉。五学习赵开美覆宋白文原著，独立思考，不看诠释本，防止被注家蒙误。六掌握有效组方，如麻黄汤（麻黄、桂枝、杏仁、甘草）、桂枝汤（桂枝、白芍、甘草、生姜、大枣）、麻杏石甘汤（麻黄、杏仁、石膏、甘草）、小青龙汤（麻黄、白芍、细辛、干姜、五味子、半夏、桂枝、甘草）、小陷胸汤（半夏、黄连、瓜蒌）、小柴胡汤（半夏、黄芩、人参、柴胡、甘草、生姜、大枣）、五苓散（白术、猪苓、泽泻、桂枝、茯苓）、三承气汤（枳壳、厚朴、大黄为小承气，加元明粉为大承气，去厚朴、枳壳，加甘草、元明粉为调胃承气）、四逆汤（干姜、附子、甘草）、白虎汤（石膏、知母、甘草、粳米）、白头翁汤（秦皮、白头翁、黄连、黄柏）、半夏泻心汤（半夏、黄芩、干姜、人参、黄连、甘草、大枣）、当归四逆汤（当归、白芍、桂枝、细辛、通草、甘草、大枣）、吴茱萸汤（人参、吴茱萸、生姜、大枣）、炙甘草汤（人参、生地黄、桂枝、麦冬、阿胶、麻仁、甘草、生姜、大枣）、苓桂术甘汤（茯苓、桂枝、白术、甘草）、茵陈蒿汤（茵陈蒿、山栀子、大黄）、栀子豉汤（山栀子、豆豉、甘草）、旋覆代赭汤（人参、代赭石、旋覆花、半夏、甘草、生姜、大枣）、理中丸（人参、干姜、白术、甘草）、猪苓汤（猪苓、茯苓、泽泻、阿胶、滑石）、葛根汤（麻黄、葛根、桂枝、甘草、白芍、生姜、大枣）、黄连阿胶汤（黄芩、白芍、黄连、阿胶、鸡子黄）。七了解其局限性，方药可治许多杂证，理法则针对外感与流行性疾病。

❖ 学习《伤寒论》注意错字衍文

学习《伤寒论》要抓精神实质，突出自己的观点，应纠正错字、分析后人注语，如表有热、里有寒用白虎汤，"寒"是误写；大柴胡汤后附言，若不加大黄，恐不为大柴胡汤，属怀疑语，均须更改过来。瓜蒂散证胸有寒之"寒"字也是误书，实际为痰或食积，寒邪乃无形物，焉能通过吐出而解除，未免令人哄堂大笑。似此情况，都需留意，不可作无谓的讨论和繁琐考证。《伤寒论》版本较多，以明代赵开美所刻为佳，读其白文，优于他家传本。

❖ 学仲景之书防止"布袋装"

老朽幼年学习《伤寒论》《金匮要略》二书，由父亲指导，先背诵重要杂文，继续攻读方剂，参考《本经疏证》探讨药物，将解表、攻里、温阳、滋阴、清热、利水、镇静、祛风、疗咳开闭、豁痰、退黄、止血、截疟、妇科病，自行排列，深入单味研究，而后分析配伍与组成方剂，从汤名和剂量上考虑君、臣、佐、使，同对应条文比较，抓住所医主证，不搞一揽子"布袋装"。当时曾写有七言诗俚句："流行疾病学《伤寒》，继看《金匮》杂证篇。桂枝调理中风汗，麻黄解表亦止喘。清热退热有白虎，四逆扶阳挽命悬。小青龙疗痰饮咳，柴胡和解少阳间，大小承气皆通便，陷胸能开水食痰。瓜蒂吃了催呕吐，固肠回脱桃花安。百合可愈神恍惚，肝脾肿大鳖甲丸。失眠要觅酸枣汤，胸痹瓜蒌薤夏痊。水肿宜服越婢方，子宫肌瘤桂苓丸。腹痛闭经下瘀血，肠痈大黄合牡丹。"

❖《伤寒论》刺期门乃民间疗法

《伤寒论》太阳病占全书大半，除初感即变脸或误治坏证、类似病，因而处理较杂，并非专于发汗解表。好友陈东洲谓谵语、脉浮为肝乘脾，名曰纵；口渴、出汗为肝乘肺，名曰横，只要属伤寒、腹满，均刺期门，恐系民间疗法，与本篇内容无上下关联，应将其置于厥阴病中。他说患热入血室刺期门泻火排邪，还须配合加减小柴胡汤，临床用之有效，然纵横二证单刺期门，仅治其标，未必能够得愈。此言很有见地，老朽也持如是观，目前可存而待论。

❖ 六经学说应称三段病机论

伤寒与温病之邪，虽言一从肌表、一由口鼻而入，实际皆为上呼吸道感染，六经卫气营血均属发展过程和证候表现，无神秘之处。前贤对此争论不休，倾向理论纸上谈兵，缺乏实践征验。若以临床作标准，则会涣然冰释。好友何家声善于分析研究，解剖《伤寒论》，曾讲六经学说，应称三段病机论，即实则太阳，虚为少阴；实则少阳，虚为厥阴；实则阳明，虚为太阴。后世所注反使读者颠顶糊涂，丈二和尚摸不着头脑。书内处方简明易用，如葛根汤（葛根、麻黄、桂枝、白芍、甘草、生姜、大枣）调理风寒感冒项背强直几几然，动辄不舒，疼痛，每日1剂，连用3~5天便会得愈，给予颈椎病同样生效。葛根达到30g，俯仰不利白芍、甘草提升投量，汗出不爽增加麻黄，都无不良反应。加时方药荆芥功效更佳。

❖ 《伤寒论》缺温病治法

大瓢先师精通西医，但很少谈及，其弟子亦未言此事，在一次演说会上老朽蒙荣被召入听讲，所授内容为《伤寒论》折字研究，座无虚席，得到满堂彩。他说《伤寒论》应以伤寒麻黄汤开篇，将中风桂枝汤列于首位不合编次规律。太阳以伤寒、中风、温病三纲鼎立，殊属误解，温病只有一条，既乏治法又缺卜文，不够一纲。麻黄汤对象伤寒是狭义，乃《难经》"伤寒有五"中之一，外感寒邪刺激体表，皮肤、肌肉、血管收缩，引起恶寒症状，通过启腠解肌、开鬼门使血管扩张、汗腺毛孔开放，即可解除这一表现，而且利用排汗还会降体温，令发热消退，能迅速完成疗程。

❖ 《伤寒论》存津液之说尚须论证

"桐花凤"诗人山东王渔洋的后裔来济诊病，赠老朽祖传《群芳谱》一函，谓家世知医，无有执业者，言其先祖与蒲松龄交往，常谈及岐黄艺术，均对《伤寒论》评价很高。他说张机先师所组处方，麻桂姜附应用最多，是以阳药开路，非人们所云"存津液"为主，乃书内施治核心，不了解本意，就背离了仲圣学说，学术界各取所需，往往走偏方向，殊为可叹。以大承气汤而论，虽有大黄、元明粉，但枳壳、厚朴都属芳香阳性药物，也不能代表急下存阴。这些见解分析研究，颇具志趣，值得深入讨论，有利于解剖著者原始思想。

❖ 《伤寒论》断注举例

《伤寒论》《金匮要略》注释者，有多种形式，一全注，二选注，三旁注（侧注），四衬注（以原文连在一起，单合读均可），五夹注，六断注，于原文二三句下加入注语，不按段落解意。中外约有五百家。医家冯一素以断注对《伤寒论》进行释义，简明扼要，发表独到之见，尚未出版，书稿随其逝世带入黄泉，令人叹息不已。他于小建中汤注内加味时说，黄芪治心悸气短、固表升阳、托毒排脓、利水消肿，尤以调理肺阻咳嗽、哮喘，发挥异常作用，消除炎变，改善支气管功能，知者很少，故表而出之。据老朽研究，本品所含皂苷、多糖、总酮、氨基酸、微量元素，可提高耐缺氧和应激能力，消除自由基，增强免疫力，降血压、血糖，抗感染，抑制肿瘤发展。现有报道，取黄芪 30g，加补骨脂 10g、桔梗 6g、生姜 9 片，每日 1 剂，水煎服，疗久咳不止，颇见功效，宜追踪观察，验此结论。

❖ 《伤寒论》风湿证应移入《金匮要略》

《伤寒论》所载风湿证，因类似太阳病以桂枝汤加减调治，则收入书中。若身痛不易转侧给予桂枝附子汤（桂枝、附子、甘草、生姜、大枣）；大便干小水通利投桂枝附子去桂加白术汤（附子、白术、甘草、生姜、大枣）；关节痛屈伸困难出汗气短用甘草附子汤（甘草、附子、桂枝、白术），实属六经外之文，同主体内容并不相关，无存在必要。老朽于《诊余偶及》曾谈及此事，从临床角度言却有运用价值，可以继续钩沉。1975 年在原山东医学院遇一四十岁男子，双腿关节剧烈掣痛，拄杖亦不能行走，"恶风不欲去衣"，脉弦而沉缓，即以甘草附子汤授之，凸出附子、白术，均开到 30g，连饮 15 剂，情况递减，把量减去一半，又服 1 个月，药停转愈。说明其功效还是比较乐观的。

❖ 《金匮要略》载许多《伤寒论》内容

陈凌云前辈以医伤寒闻名，所治多为教育、新闻界知识阶层，属有真才实学的老儒，生平讷于言、敏于行，追求实际，厌恶空谈。认为《伤寒论》《金匮要略》乃兄弟本，但不一样，从内容看，《金匮要略》后出，吸收《伤寒论》中许多条文，辨证与处方吻合，虽有差异，含量不移。凡以白虎汤为主，石膏均开到一斤，如白虎加人参汤、白虎加桂枝汤，其他大青龙汤只鸡子大、麻杏石甘汤用半斤，说明对高热的调治突出了石膏作用。东汉末年衡器和现代相比，取5∶1计称，一斤约合150g，少则影响疗效。张锡纯临床投予之量同仲景先师出入不大，切勿将大量石膏视为"虎狼药"，称医生是"石头疯子"。老朽深有感触，这个观点宜举为"正听宣言"。

❖《伤寒论》内纰漏与后人抄写、校正、复刻有关

民国时期，医史研究家倾向断代分期，尔后郭沫若提议改为原始、奴隶、封建、半封建半殖民地划分不同阶段，然民国传统仍习惯于按夏、商、周、春秋、战国、秦、汉、三国、晋、南北朝、唐、五代、宋、元、明、清顺序排列。讨论这些问题，老朽认为照社会变革分期，两千多年的封建过程，时间不长，有欠适宜。尚涉及《伤寒论》产生年代、张机身世与王熙辈分，老朽从史料考证，否认其长沙太守，活动在东汉末年，同叔和可能为师生。《伤寒论》编次，纰漏甚多，且增入《千金方》《外台秘要》方剂，和后世抄写、复刻有直接关系，不应推给仲景先师或王氏整理所致，追究责任要上溯到北宋校正医书局之前，其中一部分也可归咎于林忆诸人。

❖《伤寒论》《金匮要略》要重新编次切合临床

写本《葫芦春秋》指出《伤寒论》《金匮要略》二书，虽为仲景先师所撰，经王叔和编次、历经手抄流传、北宋校刊、明清翻刻，版本不一，其中误植、错讹、衍文、附注较多。学习时应以朴素切合使用原文为据，将同内容相悖、明显杂入者彻底剔除，防止鱼目混珠贻误后人。强调把《伤寒论》六经改为表、中、里，内含寒、热、虚、实，方剂列于条文下，太阳白虎汤移入里证，少阳麻黄附子甘草汤、麻黄细辛附子汤放在表证中，顺理成章，容易掌握，便利检索，也免去繁琐考古、钻牛角尖，打无所谓笔墨官司。老朽认为纵横学说可以保留，烧裈散处方要一刀挥掉。

❖《伤寒论》少阴病分回阳与救阴两门

《伤寒论》少阴病并非都是寒证，尚有由阴转阳的热化疾患，调治分回阳

与救阴两大法门。如脉沉微、腹痛、背恶寒、手足厥冷、下利清谷，应投附子、四逆、白通汤，救阳以退其阴；口渴、咽痛、心烦不寐、腹胀不大便，用半夏散、桔梗汤、猪肤汤、黄连阿胶汤、大承气汤，抑阳转救阴亏。此外，还有表邪未解、需要发汗者，则以麻黄附子甘草、麻黄附子细辛汤疗之，里外双治，为数甚少。

❖ 对《伤寒论》内容的评价

宋乐禅为佛门居士，精医术，以调理疑难大证闻名，善于分析研究、解剖理法方药。曾说《伤寒论》收载之方，有优势亦有缺点，药少精练，独当一面，层次分明，配伍规律系统性强，便于掌握；虽以主药命名，君臣佐使投量不够清晰，一证一药比较功效薄弱，小方加减给予多病取效不太理想，方内寒热并用攻补兼施混淆，辨证界线易于发生医疗差错，因此要一分为二，灵活对待。学习有两大障碍，阳经中有虚、寒证，阴经有实、热证；太阳、少阳、阳明内有太阴、少阴、厥阴方；太阴、少阴、厥阴有太阳、少阳、阳明方。收入与六经无关的杂文疗法，如风湿、瓜蒂散证、纵横刺期门等，都是暗礁、绊脚石。还有一条，把温病、风温列到太阳篇，令人困惑难解。老朽意见，这些情况，客观存在，只有重新整理，再行编排，才能彻底了决。

❖《伤寒论》汗家发汗与禹余粮丸属错简

高邮王念孙为清代考据家，喜爱医学，据《围灯闲话》载，他与好友聊天时，谈及《伤寒论》汗家重发汗，恍惚心乱，小便疼痛，乃阴虚津液亏少，尚未到亡阳地步，忌投附子，宜用竹叶石膏汤（竹叶、石膏、半夏、人参、麦冬、甘草、粳米）加龙骨、牡蛎。禹余粮丸已经佚失，恐不能治疗此证，属于衍文。老朽每逢汗多、心慌、尿少、大便干燥，即用竹叶石膏汤，收效良好。若肠道秘结，数日不下，改开调胃承气汤（大黄、元明粉、甘草），就会很快得愈。

❖《伤寒论》存在五失

先贤王孟英《归砚录》《潜斋医话》记录许多临床资料；邵礁仙老人《海山遗书》仿照王氏也写有不少经验见解，认为《伤寒论》编次、整理，存在五失：盲目将温病放在"太阳篇"既乏处方亦无下文，没有治法；论证遣药失去规律性，如项背强投葛根，又用天花粉，虽均有效，然界限不清；大柴胡汤之量不大，又无大黄，与小柴胡汤相比，名实不符，和大小青龙汤对照，缺少可比性；白虎汤症状不足，表热里寒非其依据；霍乱、阴阳易瘥后、劳复，与伤寒六经无直接关系，写入书中续貂，殊属多余，反成话柄。言之有理，切勿作壁上观。

❖ 《伤寒论》中的笔误

老朽生平喜读文、史、哲、医方面典籍，手不释卷，有书痴之称。曾在河北见一抄本《古书质疑》，其中一则认为《伤寒论》衍文与错简太多，甚至是杂入者，如小青龙汤附言，若微利去麻黄加芫花、哮喘去麻黄加杏仁，脱离事实，芫花峻泻，便溏加之雪上添霜。口渴加人参，白虎汤有先例，四逆汤加人参治"脉不出"，汉代用者非东北长白山所产，乃山西台、党之类，阴柔药物无此作用。遣药规律腹痛加白芍，四逆散加炮附子，不合逻辑。理中汤"渴欲得水"加白术，腹满加附子，无有意义。通脉四逆加猪胆汁半合"其脉即来"，同加人参通脉如出一辙，十分原始，今日视之殊不足据。阴阳易烧男女裤裆服下，更使人呕恶，应予清除。基于上述，不难窥见，阅览前人名著，要有鹫眼、辨别能力，免被传误。

❖ 《伤寒论》内有三混淆

《伤寒论》流传久远，经历代编辑、抄刻，存有不少错写、讹误，学习时选择应用，且勿盲目随从，或作无谓的考证，钻入故纸堆自陷图圈中。《奎文阁读书记》曾举出一个片段，称三混淆，一是将温病列入伤寒太阳内与提纲对抗；二是阳明食谷欲呕用吴茱萸汤，与提纲对抗；三是寒证挟有表邪的麻黄附子甘草汤列入少阴，与提纲对抗，均要更正，让其符合逻辑，以免误人。

❖ 《伤寒论》的三点归纳

《伤寒论》属处方学，有三大优点，一以病带方，如中风开桂枝汤，伤寒开麻黄汤；二以症带方，如心下痞投泻心汤，结胸投陷胸汤；三以方带药，如汗多亡阳恶寒用桂枝加附子汤，高热口渴用白虎加人参汤，内热烦躁用小青龙加石膏汤。老朽常依据类似情况，指导研究生，作为重点、核心掌握，抓住精神实质，缩小了全貌。民国时期医家陈逊斋注释该书时，注意到这些方面，因简明扼要引人入胜。老朽所写《伤寒论评议》予以引申，谓仲景先师心法，无论伤寒、中风、杂证，凡有咳嗽现象，都加干姜、细辛、五味子，乃施治规律，确实生效，但不能脱离辨证门槛，活药死开，非适于多种肺炎、支气管炎，对阴虚木火刑金者即失所宜，须用沙参、麦冬、贝母、玉竹、桑叶、知母、杏仁，虽有五味子也是杯水车薪，起不了明显作用。因病制宜，才是最好的调理方法。

❖ 学习《伤寒论》抓住十二汤方系统

前辈路遇平收有不少弟子，遥从者更多，被称满庭芳。他曾对学生说，攻读《伤寒论》要抓住其中看点，一是桂枝汤系统，二是麻黄汤系统，三是柴胡汤系统，四是白虎汤系统，五是四逆汤系统，六是承气汤系统，七是栀子豉汤系统，八是半夏泻心汤系统，九是陷胸汤系统，十是茵陈蒿汤系统，十一是五苓散系统，十二是黄芩汤系统（包括葛根芩连汤、黄连阿胶汤、大黄黄连泻心汤、干姜黄芩黄连人参汤），辨证加减施治法。除流行性热病，还能医疗其他内科杂证，约百种在掌握之中，根据临床表现、个人经验，确定君、臣、佐、使，不必套用书内的排列、剂量，切勿亦步亦趋、按图索骥，此乃大忌。老朽也常遵而行之，受益匪浅。

❖ 整理《伤寒论》须以方列症或以症带方

老朽之父的同窗路遇平，精通中医经典，喜读《伤寒论》，阅历广泛，善于分析研究。他认为大论内错杂之文太多，反对墨守六经学说，因其阴阳、虚实、表里、寒热界线不清，相互混淆，应重新编次，最好以方列症，或以症带方，才能纲举目张水净沙明。他曾讲书中良方约占四十首，运用得当主挽沉疴，举小青龙汤为例，凡外感风寒无论哮喘与咳嗽，皆有疗效，对急性支气管炎、支气管哮喘，会发挥显著作用，在量上要掌握火候，以哮喘为主，增加麻黄、细辛，以咳嗽为主，增加白芍、甘草、五味子，痰多增加半夏，寒邪偏重增加桂枝、干姜助力温化。常开麻黄 6~12g、白芍 6~15g、细辛 3~9g、干姜 6~15g、桂枝 6~15g、半夏 6~12g、五味子 6~15g、甘草 6~12g，每日 1 剂，水煎分 3 次服，证情较重亦可 6 小时 1 次，连饮不停，痊愈方止。

❖ 《伤寒论》方药主治

中医界前辈聂怀仁，谓《伤寒论》调理急证有四大名方，指白虎汤、四逆汤、大承气汤、大陷胸汤，其中主药石膏、附子、大黄、甘遂，能退热、回阳、攻邪、开结，让人化险为夷、绝处逢生，非一般果子药可比。其次白头翁治痢疾、山栀子治懊侬、麻黄治哮喘、五味子治咳嗽、柴胡治寒热往来、瓜蒌治痰实停膈和胸闷、黄连治腹泻、干姜治胃寒、人参治口渴、黄芩治肺火、猪苓治水逆、厚朴治胀满、葱白通阳郁、巴豆霜治寒实痰饮、炙甘草治脉结代、半夏治呕哕、白芍治腹痛、赤石脂治粪下如水、吴茱萸治内冷泛酸、泽泻治水肿、龙骨治惊恐、牡蛎治胁下痞硬、水蛭治血瘀、葛根治项背强直、杏仁治肺气郁塞、白术治水湿稽留、甘草解毒矫味、桂枝温通络脉、桔梗治咽喉不利蓄脓、麻仁润肠、乌梅治蛔虫、代赭石治噫气打嗝、猪胆汁治火邪上冲、阿胶治阴虚失眠、元明粉治大便干燥。言简意赅，有利记学。

❖ 《伤寒论》方药配伍还应商榷

儒医霍道藩，自学成才，熟读十三经，精通古代哲学，晚年执刀圭为业，声闻遐迩。曾言《伤寒论》处方简便易行，朴素可亲，唯一缺点，受历史局限，比较原始。一方加减投予多种疾患，例如桂枝加附子汤、桂枝去芍药汤，或二方合一，如桂枝麻黄各半汤、桂枝二越婢一汤，就今日来说，已十分落后。第二干姜与黄连、大黄与附子同用，有一定意义，无以信口雌黄，然大青龙汤中桂枝和石膏、小青龙汤加石膏，干姜和石膏，均处于水火地位，最好别盲目效颦。虽称物理性综合，实际是低级组成法，时方派遣药特色，大都避开这些对应现象，叶桂、费伯雄系统的传人，很少采取，防止落入"杂俎窠臼"。分析透辟，值得研究，若一锤定音，不计疗效，则为时太早。

❖ 太阳中风是感冒有汗型

《伤寒论》桂枝汤调理中风，以有汗为特点，同道姜佐景编辑乃师曹颖甫先生《经方实验录》，提出是患者局部出汗，或上下左右不一，非全身见汗。此说虽寓涵义，亦有质疑，果如其言，则成偏瘫半截病了。老朽经验，本证即普通伤风，属有汗型。用桂枝温通经络，白芍养阴敛汗，生姜、大枣调和气血，共同解除内外失调，毫无神秘。若强拉硬套汗出一侧始称营卫不和，并不恰合分寸，管窥之见，可起抛砖引玉作用，无爻卜卦。

❖《伤寒论》五证十八方

《伤寒论》辨证论治，阳虚阴盛投白通汤（附子、干姜、葱白）、四逆汤（附子、干姜、甘草），阳虚阴不盛投芍药甘草附子汤（白芍、附子、甘草）、桂枝加附子汤（桂枝、白芍、附子、甘草、生姜、大枣），阴虚阳盛投白虎汤（石膏、知母、甘草、粳米）、大承气汤（厚朴、枳壳、大黄、元明粉），阴虚阳不盛投黄连阿胶汤（黄芩、黄连、白芍、阿胶、鸡子黄）、竹叶石膏汤（竹叶、半夏、石膏、人参、麦冬、甘草、粳米），阴阳两虚投崔氏八味丸（地黄、山药、山茱萸、牡丹皮、泽泻、茯苓、桂枝、附子，即《金匮要略》肾气丸），谓之五证。发热恶寒无汗用麻黄汤（麻黄、杏仁、桂枝、甘草），发热恶风有汗用桂枝汤（桂枝、白芍、甘草、生姜、大枣），发热有汗哮喘用麻杏石甘汤（麻黄、杏仁、石膏、甘草），发热无汗口渴烦躁用大青龙汤（麻黄、桂枝、石膏、杏仁、甘草、生姜、大枣），发热无汗咳嗽用小青龙汤（麻黄、白芍、桂枝、细辛、干姜、五味子、半夏、甘草），发热无汗项背强直用葛根汤（麻黄、桂枝、葛根、白芍、甘草、生姜、大枣），发热小便不利饮水则吐（水逆）用五苓散（桂枝、茯苓、猪苓、泽泻、白术），有汗热结膀胱患者如狂用桃核承气汤（桂枝、桃仁、大黄、元明粉、甘草），汗后心中懊憹虚烦不得眠用栀子豉汤（山栀子、豆豉），心下硬结按之疼痛用小陷胸汤（黄连、半夏、瓜蒌），胸满不痛用半夏泻心汤（半夏、黄芩、干姜、黄连、人参、甘草、大枣），瘀热黄疸用茵陈蒿汤（山栀子、大黄、茵陈蒿），往来寒热胸胁苦满用小柴胡汤（柴胡、黄芩、半夏、人参、甘草、生姜、大枣），手足厥逆下利清谷用四逆汤（干姜、附子、甘草），汗出大热口渴用白虎汤（石膏、知母、甘草、粳米），呕吐腹泻用干姜黄芩黄连人参汤（干姜、黄芩、黄连、人参），痢疾里急后重用白头翁汤（黄连、黄柏、秦皮、白头翁），水气上凌头眩身摇用茯苓桂枝白术甘草汤（茯苓、桂枝、白术、甘草），共称十八要方。

❖《伤寒论》以药名方

《伤寒论》处方除桂枝汤、麻黄汤，以药命名者有二芍药（芍药甘草汤、芍药甘草附子汤）、二附子（附子汤、附子泻心汤）、二抵当（抵当汤、抵当丸，据云抵当指水蛭）、三葛根（葛根汤、葛根黄芩黄连汤、葛根加半夏汤）、五甘草（甘草汤、甘草附子汤、甘草干姜汤、甘草泻心汤、炙甘草汤）、五茯苓（茯苓甘草汤、茯苓桂枝甘草大枣汤、茯苓四逆汤、茯苓桂枝白术甘草汤）、四柴胡（柴胡桂枝汤、柴胡桂枝干姜汤、柴胡加芒硝汤、柴胡加龙骨牡蛎汤）、六栀子（栀子豉汤、栀子干姜汤、栀子甘草豉汤、栀子生姜豉汤、栀子厚朴汤、栀子柏皮汤）、二当归（当归四逆汤、当归四逆加吴茱萸生姜汤）、二半夏（半夏泻心汤、半夏散及汤）、二黄芩（黄芩汤、黄芩加半夏生姜汤），其他单方约占书内四分之一，如文蛤、瓜蒌、苦酒、枳壳、猪苓、乌梅、麻子仁等，也属习用之剂。这些汤头数字，在民国时期考试中医，常以之命题。还应补上瓜蒂汤、白头翁汤、吴茱萸汤。

❖ 伤寒、中风不应强分

《伤寒论》外感定律，伤寒无汗、中风有汗，实际并非尽皆如此，如大青龙汤对象为太阳中风，因无汗、脉紧、身痛，投予麻黄汤解表发汗，又加石膏、生姜、大枣，无有中风、伤寒严格界限，以有汗、无汗突出辨证论治。若拘守病名就无法处方遣药了。大青龙汤的特点有二，一是增加了麻黄之量，二是加入了石膏。生姜、大枣属点缀品，非关键性药物。适应证为风、寒两感，与单一者不同。民间习称大内风。1985年老朽在长清县（现为济南市长清区）遇一男子，发病3天，恶寒、骨楚、脉紧、无汗、舌苔黄厚。体温升高，大便日行1次，无秘结现象。当时即授予此方，开麻黄15g、桂枝10g、杏仁10g、甘草6g、生姜6片、大枣（劈开）10枚、石膏45g。因恶心厌食，又加半夏10g、神曲6g，水煎分3次服。出乎预料，吃了1剂，津津见汗；第2剂症状消退。患者饮药困难，乃即停止。这说明大青龙汤有较好的临床价值，药力确切可观。

❖ 伤寒三阳合病回眸

《伤寒论》所载三阳合病，指太阳、少阳、阳明症状同时存在，比较少见，若侧重于太阳或少阳、或阳明者则会发生，在流行性热病过程中亦可出现。老朽少时见一患者，脉浮数、面垢、谵语、目合则汗、稍有寒热现象，以口渴、体温升高、便秘为主要病态，邀河北医家诊治，该胡姓前辈已逾古稀，阅历很广，经验丰富，谓系三阳合病，邪入经腑，因汗出抛开太阳，从少阳、阳明论治，投予柴胡白虎承气汤，计柴胡 10g、黄芩 10g、石膏 45g、知母 10g、大黄 6g、元明粉 3g，水煎分 3 次服，6 小时 1 次，日夜同进，连用 3 天病况大减，发热、肠道不通、似睡非睡时的胡言乱语都解除了，在当地传为佳话，谓之"死人复生"，号称经方大家、伤寒派的魁首。尔后老朽临床也曾遇到类此例子，根据表现，掌握倾向、特点，采取数汤联用，不专注一经，获得的效果令人满意。

❖《伤寒论》《金匮要略》选择应用

《伤寒论》《金匮要略》收入之方，除个别复杂者，多数都属药少而精的小方，药随症转，加减灵活，有较强的规律性，易于学习掌握，疗效及时可靠，遣使药物 200 余种，有利记诵。因此明清两代不少文人墨客暇时、茶余、饭后喜浏览二书，知医者甚多，予以注释者亦不乏人。业师为医门子弟，非文豪兼理岐黄，曾对同窗诸兄讲，吾等艺人和铁工、瓦匠为一类型，属同一阶层，无高贵处。《伤寒论》序言乃伪作，医圣仲景并未官至长沙太守，给先师戴上官帽不仅庸俗，令人不安，也降低了造物者赋予的使命身份，应将这些除掉，恢复白衣之神。《伤寒论》《金匮要略》称精华大著，但其中掺入后世的语言、他家的处方，要选择应用，切勿全信为真，否则一误再误，误伤患者，就以风引汤、侯氏黑散、麻黄升麻汤为例，方义难明，不宜盲目效颦，会导致医疗事故，发生严重后果。

❖《伤寒论》施治两规

《伤寒论》治疗法规有二，指表邪发汗，误予攻下为错误，先发汗是正治；里实应攻下，而反汗之，则属误治，若先用泻法，则为正当疗法。强调内外、先后次序给药规律。民国时期中医考试，曾出过此题，试卷所答只占 50%，约半数落榜。其中有一考生提出异议，持有不同意见，认为应一分为二，正常时可遵守约法三章，急治标、缓图本也要考虑，特殊情况下，还必须打开这一界限，表里、内外合医，如大论太阴之桂枝加大黄汤、《局方》之凉膈散、刘河间之防风通圣丸。因此仲景"圣训"宜进行修改。就目前而言，医家恪守者遍及岐黄界，都在"本"字踌躇，但据临床实践，却跳出藩篱冲破了约束圈子。

❖《伤寒论》六经为病变过程

《伤寒论》六经学说，释义不一，在相当程度上属于发展过程，习称传经，张志聪先哲强调气化，指人身气的感受。传的实际含义是发展、变化、发生异常现象，"伤寒一日太阳受之，脉若静者为不传，颇欲吐，若躁烦、脉数急者，为传也"。标出七天周期，"头痛至七日以上自愈者，以行其经尽故也"。特殊情况留有余地，"二三日阳明、少阳证不见者，为不传也"。对此后世医家从未拘泥，亦没在时间上打圈子，仍采取辨证施治法，恶寒无汗投麻黄汤，胸胁苦满、往来寒热开小柴胡汤，汗出高热用白虎汤，作为调理准则，无论邪入何经，有斯病即给予是药，能见良效。六经约束，缚不住人，视作类型划分，确有意义。大瓢先生乃经方专家，只谈病、症、方、药，很少提及三个阴阳，其弟子均言证治，对六经为经络学说，常守口如瓶。

❖《伤寒论》三隐

经方中的伤寒派，虽然知识范围局限，忽视了多学科的大量精华，堪呼一枝独秀，但对《伤寒论》《金匮要略》的读、研、考、用四学俱精的一流人物，极为少见。吴七、大瓢二老常被尊为大师称号，都谦辞不敢接受。吴七先生讲，其业师戈公对仲景先师学说的探讨，凡八十年，苦心孤诣，献身一生，完全可以戴上这项红帽。曾举一小例，便触类旁通，指出《伤寒论》内有三隐，一是伤寒有风邪，麻黄汤用桂枝，中风不一定有寒邪，桂枝汤不含麻黄，外感开始须要解表，桂枝与麻黄平分秋色，有时居于首位，乃不语之秘，身热者大都投用，桂枝汤的加减方居书内第一。其二开石膏不提退热，只言烦躁，实际属于清热的代名词（阴极似阳另论），栀子豉汤对象为心烦、无躁症，不能降下体温升高。其三大论处方可医多病，却不宜疗所有疾患，治愈杂证也不会施治一切杂证，太阳发热而不恶寒之温病，有论无方，令人深思，告诉学者再寻找其他途径，宁缺毋滥，真诚负责，乃圣家关怀。观点明确，经验宏富，十分精彩。

❖《伤寒论》非贵族专书

既往有人不明真相，误把《伤寒论》视为贵族典籍，上层人物的方药，实际是平民的护命符，谈不到"旧时王谢堂前燕，飞入寻常百姓家"。先父讲经说法，谓此书方小药少，俯拾即是，能就地取材，每剂只值七八个铜板，不存在琼楼玉宇高不可攀，反而适于救济贫穷。老朽少时见到药店将麻黄汤合成一包，遇外感风寒头痛、骨楚，无力诊治者，赠送 1 剂，加姜葱为引。水煎服之，汗出便解。大瓢先生凡乞食求生之人，只开麻黄 10g、生姜 10 片、大葱（切碎）1 棵，煮汤饮下，更简单易行。不难看出，前辈仍有道德观念，宅心仁厚，十足可法。

❖ 热结旁流须要急下存阴

《伤寒论》阳明病、少阴热化证，由于发热、出汗、热邪持续不退，阴虚，津液消耗过多，能出现急性剧变，发生谵语、日晡潮热、手足盗汗、腹痛、目中不了了、口燥咽干、数日不更衣，此时肠道秘结，重者粪如羊屎水上漂浮，梗阻在降结肠、乙状结肠、直肠腔内，亦可尚有未凝聚的稀便从周围渗出，即热结旁流，如少阴之"自利清水"，投大承气汤就是例子，但这一类型较少。1950 年遇一患暑温男子，50 余岁，口渴，高热、遍身汗出不断，脉象滑数，大便 7 日未解，肛门外露黑褐粪水，味奇臭，因系农民，身体比较坚实，吃过白虎汤、葛根芩连汤，未见作用。家父命老朽开大承气汤加味予之，计枳壳 15g、厚朴 15g、大黄 10g、元明粉 10g、西洋参 10g、石膏 30g，水煎分 3 次服，6 小时 1 次，昼夜不歇，连用 3 剂，矢气频频喷出，排下硬块 20 余枚，临床病状迅速消除，休息 1 周，恢复了健康，到田野耕种、锄草。

❖ 《伤寒论》四问

清代客居常熟的先贤柯琴所言胸中有万卷书，笔底无半点尘，才可写作、临床，很有意义。真正读书破万卷者，巧于吸收，能落实到"用"字上，毋庸置疑，笔下就少半点尘了。家父指出书内亦有灰尘，应明察秋毫勿被所误，要择善而从，补充缺漏。如《伤寒论》存有四问，一是见发热投桂枝，将解表之麻黄置于何处；二是开石膏不提高热，淹没主治，烦躁不属标准；三是久寒加吴茱萸，剔掉附子；四是口渴加人参，当阴性药物使用。既然这样，就把麻黄发汗、石膏清热、吴茱萸止呕、人参补气的先锋作用，大水冲毁龙王庙，给勾销了。学者因费周章，会导致黑白颠倒鱼眼误为明珠，红脸即关王爷。老朽对此常持两点论，既须大量读书，增广见闻，丰富头脑，启发灵感，也考虑学以致用，不偏不倚，走允执厥中道路，宏中取精，驱驷马奔向上乘，方可实现"腹内有书用能华"，作月旦评。

❖ 疗泻必须利尿

《伤寒论》桃花汤调理慢性肠炎久泻不止，有一定作用，缺点是固涩为主，不能分化前后二阴，和理中汤相似，没有将双向内行水法融入其中。1955年老朽在河北遇一肠功能紊乱证，大便溏日行七八次，开始给予理中汤，未见功力；改为桃花汤，连饮7天，亦如水投石，把量增添半倍，犹减不足言；遂于方中加猪苓10g、泽泻10g，逐渐生效，小便依然甚少，猪、泽二药翻至一倍，入厕数次虽降，仍差满人意，乃据先父经验，要用肉桂补命门火、蒸动气化，谓之"飞龙升天"有缓解的希望，即重新组织一方，名起魂汤，计赤石脂40g、干姜20g、甘草10g、粳米100g、白术20g、人参15g、肉桂7g，每日1剂，水煎分3次服，凡10剂，无有反弹，已彻底治愈。点破迷津，总结了两个问题，一是不考虑利尿，难见效果；二为肉桂作用值得重视，气化学说在临床上也能占实践的主导地位。

❖ 阳中治阴

《伤寒论》六经，三阳有阴、三阴有阳，如太极图阳仪有黑圈、阴仪有白圈，谓之阳中含阴、阴中含阳，移植到岐黄内，只有陈伯坛先生重视此事，其他经方医家深入研究者，几乎绝无仅有。家父同考邵菊轩年伯，中举后以笔耕悬壶为业，精通仲景先师学说，将太阳发汗过多引起的亡阳桂枝加附子对象，列归少阴范畴，如此才能吻合黑圈论证。看来有些牵强附会，进入玄妙之门，然运用到临床上，都富探讨价值。他说寒证属太极图的阴仪，亡阳转阴，则阳仪中的黑圈。治疗应在热内寻寒，阳中救亡脱之阴，故仍开桂枝汤，保留白芍，加附子是阳中寻阴，投热药祛寒，还于太阳解除寒生阳亏。处方标准，突出热补，以附子为君，给予20~40g、桂枝居次10~20g、甘草10~15g、白芍6~10g、生姜6片、大枣（劈开）10枚，把振兴阳气，改变阴寒，放在首位。遣药并不足奇，巧在所用的剂量。老朽亦曾仿鞏，依样葫芦，成果反占优势，推陈出新，被称太白捷径。

❖《伤寒论》内容含杂

《伤寒论》六经，为疾病进行过程阶段、证候、时间的划线，非完全经络传变。所列提纲属概括性，并不代表全经的内容，如太阳病发热口渴不恶寒之温病，和提纲"头项强痛而恶寒"相反，只有摘掉头上太阳病帽子，才能解除这个矛盾。小柴胡汤强调治半表半里，主要依据四大症状，即往来寒热、胸胁苦满、心烦喜呕、嘿嘿不欲饮食，若单纯针对口苦、咽干、目眩，治疗少阳提纲，就不适宜了。大论的辨证有二，一是随证投方，二为方中求证，非局守六经提纲表现的证脉固定遣药。与此同时，还要把旁注移植于正文的附言剔出，避免鱼目混珠，如若不加大黄，"恐不为大柴胡汤"明显乃后人加入的，类似情况，不一而足，学习岐黄经典著作者，应注意及之。

经方时方论

❖ 对经方的质疑

江公渡先生，知识广、研医精、处方反复锤炼，为有真才实学的大家。他说，发病初期，除身体虚弱，一般不宜投予补药，小柴胡汤调理少阳往来寒热，其中人参应当减去，既防恋邪，亦避免影响处方的治疗发挥。通脉四逆汤即四逆汤的加量，剂内无有通脉之品，和名称不符，加葱九茎只可通阳，不起活血开络作用，若添入桂枝、川芎、当归、桃仁等类，则吻合实际，究之"通脉"二字毫无意义，此王叔和编次《伤寒论》所为，反给仲景蒙羞。理由充分，有探讨的必要。

❖ 经方、时方结合一体

自金元时代经方逐渐冷落，时方转为热门话题。经方历史悠久，虽有应用价值，因投与范围不广，属一大缺点。如调治外感风寒单独开麻黄汤、桂枝汤者比较少见。准斯以观，经方的远景若不能同时方结合，孤军作战，很难开辟广阔前途，以医感冒高热为例，汗出而热不解，将白虎汤推向战场，往往石膏、知母功力不显，加入大青叶、重楼、青蒿、板蓝根反而水到渠成邪去而安。老朽主张经方、时方结合，古今一体，这样才可提高经方疗效立于不败之地，也是发展方向。老朽曾运用经方化裁的逍遥散（柴胡、当归、白芍、白术、茯苓、甘草、薄荷、生姜、大枣）施于土虚木郁、肝脾失调、情志不舒、胸胁胀满，很有作用，比四逆散、小柴胡汤加减的临床，占绝对优势。

❖ 时方作用不可低估

江浙一带由于地区、气候关系，对经方有畏惧情绪，故时方、杂方大倡其道，又兼丹溪、叶、薛、吴、王论点盛行，占据要津，虽有少数手执《伤寒论》《金匮要略》济世医家，却未能打破这个局面。刀圭友苏派传人马晓池向老朽讲，叶桂先贤乃时方名手，他以"果子药"治愈许多膏肓之证，平淡清和人易接受，所起疗效并不逊于经方，曾誉满江南。以风热感冒而论，《伤寒论》麻黄、桂枝二汤不能应用，麻杏石甘汤亦非针对良药，只有银花、连翘、桑叶、薄荷、浮萍、菊花才可解决。类似例子不胜枚举，实际与长沙圣书毫无矛盾，却发展了仲景先师的学说。天士翁养胃方（沙参、麦冬、玉竹、扁豆、桑叶、甘草）不胫而走，就充分说明医林倾向。尽管如此，老朽仍以《伤寒论》《金匮要略》《千金方》为依归，将时方、杂方汇合一起，共同保健天下，普度众生。

❖ 时方的四大优势

时方为经方的发展产物，并非对立派别，它的优势有四，一是随着社会进化、时代嬗变，新药物的不断发现，对前人的成就，给予了经验补充，提出了脏腑、三焦、卫气营血辨证用药。二是根据季节、地区特点，采取不同疗法，如夏天解表投香薷、浮萍、青蒿；南方偏于湿热，宜加苍术、黄芩、滑石。三是对流行性传染病开广谱抗菌药，如银花、连翘、黄连、贯众、蒲公英、大青叶、板蓝根；重视清火解毒、芳香化浊、开窍，用藿香、石菖蒲、白豆蔻、佩兰、牛黄、麝香、三宝（紫雪、至宝、安宫牛黄丸）。四是在杂证方面创立了升阳散火、甘温除热、行气散郁、滋养胃阴、介类潜阳、镇肝息风、引火归原、提壶揭盖、补中益气、升陷固本、气化增液多种施治方法，丰富了传统学术内容。时方包括温病派，乃广义名称，但二者存有区别，不可一以贯之，后人曾划过等号，属狭义理解。

❖ 时方家的临床特色

时方家叶派传人，调理温热喜投轻灵、宣化、凉血、解毒、开窍，杂证则甘寒、滋润、护阴、保津、介类潜阳，吴鞠通、王孟英、费伯雄、马培之为代表人物。他们临床处方，平淡易饮，苦涩味小，颇受欢迎。然病程长，诊后要吃数十剂，好似亲朋往来无有休止，乃一大弊端，费氏就是典型例子。但其学术思想进步，《伤寒论》《金匮要略》之外能吸取新知，广收民间有效药品，建立自己的辨证施治体系，值得高度评价，尤以对待流行性时令疾患方面，提倡清热解毒、开窍，即祛浊、消炎、抑菌、抗病毒，堪推岐黄圣手，放了卫星。友人徐山农说，因遭到守旧者阻挠，等于医疗革命。

❖ 时方派推叶桂为旗手

门春晓认为时方派，应举叶天士做旗手，开化古创新之路，临证经历与成就，超过当时的薛、缪、徐、尤诸家，从其弟子、后人所写医案评语看出，他没背离先贤施治法规，有许多处方是从《伤寒论》《金匮要略》化裁而来。因南柴胡不利于湿热疾患，生平很少笔下问津，乃医德、负责的表现，和以药乱疗的荒唐行为不可同日而语。有人批评叶氏投药属营养果盘，却代表其益气生津、补阴增液的特长，对白领阶层或一般小恙，甚起作用，刀圭妙术声闻全国，先生以为，我们要为之正名，将被贬的蒙羞影响，纠正过来。老朽对此论言，抱有同感，误断的判决应予废除，恢复香岩翁之自由身。

❖ 叶派遣药的得失

真正叶桂嫡系已经很少，而其学派传人亦为数不多，他们喜投甘寒清热，目的养阴，易于口服，不刺激肠胃，无不良反应，如菊花、麦冬、芦根、玄参、女贞子、瓜蒌、蝉蜕、银花、苎麻根、紫草、大豆黄卷、滑石、稆豆、冬葵子、西瓜、绿豆、玳瑁、冬瓜皮、小蓟、珍珠母、西洋参、桑叶、百合、石斛、玉竹、竹茹、天竺黄、浮小麦、竹沥、冬瓜子、山药之类，但泻火消炎的功效低下，同黄芩、山栀子、连翘、黄连、大黄、柴胡、龙胆草、大青叶、蒲公英、板蓝根、鱼腥草、金果榄、败酱草、金莲花、青蒿、金荞麦、紫花地丁、七叶一枝花、穿心莲相比，就显得渺小了，抗菌、抗病毒的作用亦不足道，就此而言，其治疗范围局限，当然处理各种疾患，叶派也不会囿于上述这个方面，可其倾向性客观存在，学者且莫爱屋及乌步入偏颇。

❖ 时方、杂方派的治疗优势

自清代以来，全国中医业务隆盛的人物，大都为时方派、杂方派，经方派比较冷淡，甚至门可罗雀，川沙陆渊雷说，每天候在板凳上无人问津。时方、杂方派的治疗优势，与经方不同，一投药较多，涉及面广，属于复方；二避免药力单纯不易攻坚，在经方基础上增入了新的有效之品，扩大《金匮要略》《伤寒论》方剂范围，提高了治验；三所遣药物平妥、无毒，很少副作用，或不良反应；四适合江南地区，弥补了传统习俗恐惧麻、桂、硝、黄的心理，方虽大，药量小；五有实际功能和临床价值，因而遍及各地历久不衰，是社会进化的产物，标示着科学进步、技术的发展，应支持这一演变，切勿加以批评、限制，要视为岐黄事业的光辉亮点。

❖ 疗流感时方居优

民国初医家柳航工，号海渡一叟，知识宏富，思维与众不同，属时方派。他认为《伤寒论》六经，是流行性感冒的变化过程，和经络或气化传递并不吻合，开始以恶寒出现，逐渐热化，形成阳明症状。三阴乃抗病能力下降，或误行汗、吐、下而致的坏证，应当另论。就近代来讲，流行性感冒已经变异，均由发热起步，以高热为顶峰，因此常投银花、石膏、黄芩、连翘、桑叶、浮萍、大青叶，或加大黄攻下火邪。与传染性很强的瘟疫也不一样，吴又可的达原饮无法应用。前贤叶桂《外感温热》、王孟英《温热经纬》乃比较好的学习文献，论点堪称表率，治疗方法可师。临床最忌困守孤城、回首望月。先生随着社会进化而言，很有革新性，好似朗公说法，能令顽石点头。

❖ 时方开胸汤

叶桂先贤诊疗遣药，平允、清润、重视脾胃，占"致中和"三字，传人王孟英擅长宣泄、行滞、调理气机，有巧夺天工之称。民国初期刘义舫老人乃二家的继承者，临证处方常惟妙惟肖，其弟子曾赠老朽药笺数页，文笔潇洒、秀丽，和董香光所书几无区别，属当代医杰。他疗胸腔堵闷、痞满、疼痛，不投《伤寒论》泻心汤、小陷胸汤，只开郁金、九节菖蒲、瓜蒌、枳壳、厚朴、半夏曲、旋覆花、茯苓、橘红、桔梗、枇杷叶、腊梅花、胆南星，按气、食、痰、饮聚结论治，收效甚佳。重点应用半夏曲、九节菖蒲、枳壳、瓜蒌、旋覆花、枇杷叶。加少量大黄，增强降下作用。老朽将其主要药物组成一方，名开胸汤，计半夏曲 10g、九节菖蒲 10g、枳壳 10g、瓜蒌 15g、旋覆花 10g、大黄 1~3g，每日 1 剂，水煎分 3 次服。对胸腔积液、慢性支气管炎、食道憩室、胃内停积消化不良均可给予。这个小方深合睡乡散人王氏的经验，同天士翁的学术思想相比，无有瓢即葫芦的代表性。

❖ 时方轻灵例举

蔡大嫂原籍杭州，幼读诗书，出身岐黄门第，因其父赌博将家产挥霍一空，十七岁沦落风尘，后被蔡贡士赎出，来北方操刀圭为业，在药店坐堂行医。经验丰富，师法叶桂、林珮琴、王孟英、曹沧州，属时方派。方小药少，突出轻灵，就诊者推称圣手。老朽少时见大嫂处方，很有规律性，感冒发热投桑叶、薄荷、黄芩、石膏、连翘，从来不开柴胡。咳嗽用桔梗、金沸草、白前、浙贝母、枇杷叶、仙半夏、五味子，远避细辛、干姜。气虚给予西洋参、黄芪，认为人参温燥伤阴，非病危不敢轻投。视附子、乌头如同蛇蝎，她的弟子讲，一生未曾问津，门生十余人亦少言此药，甚至谈虎色变。这一派系，思想学说虽然存在偏颇，却也代表叶、王的继承者秋水与长天一色。

❖ 重视特殊脉象

重笃之证，切脉有参考意义，虽为四诊之末，却能提示人体内在重大变化，《金匮要略》所载与《内经》《难经》不同，对脉象有另外形容，如脾、肾二脏将绝，出现覆杯、转丸，比较费解，曹颖甫于《金匮发微》说，都属胃气内竭，浮取似实，重按无有，杯中酒空，不见点滴，继乃卒绝，后世谓之雀啄；乱如转丸，是躁疾坚硬，无柔和状态，皆为死亡前征兆。老朽临床，只要遇到这些情况，即告诉病家，努力抢救，不可消极，急治回天。

❖ 胃家实的由来与处理

《伤寒论》阳明病，是病邪入里的亢盛阶段，称"居中属土，万物所归，无所复传"。以高热、出汗、口渴引饮为主证，重者超热、谵语、大便燥结、脉洪滑，甚至下利清水（热结旁流），谓之"胃家实"。一由太阳过度发汗、津液损耗，邪气入里；二因少阳发汗、利小便，伤及津液，热邪内侵；三为胃肠积热，又加外邪进犯。形成太阳阳明、少阳阳明、正阳阳明。其次，三阴病元气逐渐恢复，阴证转阳，出现便秘、燥结，中阴溜腑，亦可转归阳明，虽属佳兆，如

"胃家实"，也是病态。源于热邪充斥、表里高热，则用白虎汤、小承气汤、大承气汤施治，随着发展规律，宜采用不同的疗法，其中有一界线，大便未结、以热退为先，应投石膏、知母；大便已结，以攻下热邪利肠为重点，要给予大黄、元明粉。

❖ 肝着的特点

老朽之业师耕读山人调理妇女气郁不舒，胁下发胀，常喜按摩其胸部，脉弦，仿《金匮要略》肝着施治，温化、活血、通阳，降冲逆之气，给予旋覆花汤，将新绛改为藏红花，计旋覆花 15g、鲜全葱 3 茎、藏红花 6g，加柴胡 9g、桃仁 9g、郁金 9g、香附 9g、川芎 9g、泽兰 9g、降真香 6g，每日 1 剂，水煎分 2 次服，连用 5~10 天，病机很快扭转，有良好的功效。老朽照方投之，又加入桂枝 9g，疏利络脉，增强药力，促进早日恢复健康。

❖ 信古者不泥古说

学问的定义是学和问，指刻苦力学与不知者询问他人，向多方面学习，要有不耻下问的精神。以吴七先生为例，因科甲落第，拼命攻读，见人称师，获得了真才实学，抛弃仕途，专而业医，被称巨擘，头脑新颖、知识渊博、思维超人，十分罕见，终成一位大学问家。老朽之业师在日，曾对老朽讲，三鼎甲（探花、榜眼、状元）合于一起，未必能赶上此君，评价很高，非一般可比。他倾向《伤寒论》《金匮要略》，推崇备至，但亦提出应校勘整理，删掉衍、讹、错、注缀文，重加编排，不宜长此终古影响医学。大师临床推荐君药，将《伤寒论》麻黄汤的麻黄升到超过桂枝三分之一，麻杏石甘汤石膏下降一半，小柴胡汤柴胡占量第一，大柴胡汤加大黄 3~9g，白虎汤条"表有热里有寒"改为表里俱热，理中汤移入"太阴篇"内，砍去厥阴大部，清除了霍乱、瘥后劳复。并说石膏属平和品，白芍止痛需 20g 以上，附子、乌头、天雄为虎狼药，给予要慎重，炮制效果锐减，已失去救急功能，需掌握其生、熟带来的变脸之两面性。

❖ 重视药物分析

同道吕建凯，善于分析药物，对临床处方有精湛研究，堪称医药两面专家。

告诉老朽《伤寒论》《金匮要略》所载方剂，一半原方可用，三分之一必须加减，其余在存废之间。提出石膏单味入药，收效不佳，和他品配伍，最好同黄芩、知母、柴胡、麻黄、大青叶组方，易见解热伟力。附子亦是如此，与干姜、白术、桂枝、葱白一起，不仅提高疗效，且防止发生呕恶、头眩、口舌麻感的反应。黄芪量小不宜委以重任，否则贻误病机，拖长施治时间，开至40~100g才会发挥大帅的作用。这些论断，值得进一步观察、总结，改变习惯单独遣用、投量规律，将每剂推到饱和度，深入虎穴而取战功。由此看来，张锡纯先生之用石膏、萧琢如之用附子、王清任之用黄芪，在拼合、开量超大方面，是实践的经验举措，为后人奠立了师法之门。

❖ 附子炮制已经天毒

民国时期，上海医家祝味菊、徐小圃师法《伤寒论》喜投经方，善开附子，人颂绰号"大附子"。他们认为温化助阳，提高抗病功能，催化人体免疫力，驱逐寒邪如烈日空照阴霾消散。他们所用附子，都是经过炮制的，非原始生药，一般说，很少有副作用，而且为黄附子，与乌头附子不同，比较平妥。外界不明真相，盲目效仿，易发生不良反应，引起医疗纠纷。伤寒派元老汪莲石、曹颖甫旅沪执业过程中，大量应用本品，亦属制过者，或云为生药，乃不了解内幕。当时申门药肆惧其有毒，防止事故，皆炮制加工，基本无有生药销售，老朽特补写言之。

❖ 药物相配量中寓巧

大瓢先生调理咳嗽，排除肺结核，凡肺炎、支气管炎、支气管扩张、间质性肺炎，常以麻黄、细辛、干姜、五味子为核心，根据《伤寒论》投药规律综合应用，在量上有所区别。一般是风寒感冒麻黄、细辛第一；慢性久咳五味子领先，麻黄最少；痰多、食欲不振、寒邪较重，突出干姜，超过其他半倍；兼有哮喘细辛为主，麻黄居二。出入之量是麻黄2~10g、细辛2~6g、干姜3~10g、五味子6~15g。收效不大，款冬花6~10g，即可解决。大师曾说先生家境衣食尚丰，能不馁度日，惟知识欠缺，有贫寒感，故名箪，号大瓢。老朽认为乃自谦之词，虽未参加过科甲大考，却被尊称翰林，后辈与之比较，好似太阳同小星，相差不啻万倍，就以先秦著作而言，能将孔子、老子、荀子、杨子、商子、墨子、韩子等书背诵如流，实世所罕见。岐黄方面，更登了摩天楼，够得上空前的伟人。

❖ 投用古方应据症定量

《伤寒论》调理感染性热证，从解表到误治，载入两个系统，一为麻黄汤体系；二为桂枝汤体系，皆都在此基础上扩大了运用。同道吴贵先精研仲景先师学说，临床投予麻黄汤时按病情定量，十分科学。凡无汗恶寒为主，重用麻黄，开 10~15g；发热恶寒为主，重用桂枝；肺主皮毛，呼吸不利，玄府难开，重用杏仁，以 15g 为度。对老朽讲，只有这样遣药，才叫辨证施治有针对性，一揽子的疗法与此不同，是官僚主义、机械的捕风捉影。

❖ 从药量应用三承气汤

伤寒派大家范海洲，调理热性病，不论伤寒、中风、温病，善用《伤寒论》三承气汤，施治对象与投量不同，有独到的技巧。凡发汗后或高热持续，肠胃干燥大便难解，开调胃承气汤，甘草第一、元明粉第二、大黄第三；纳呆，腹内胀满，久不更衣，开小承气汤，厚朴第一，枳壳第二，大黄第三；腹中硬痛，拒按，肠道枯涸，大便燥结，开大承气汤，元明粉第一，大黄第二，厚朴、枳壳第三，在岐黄界似此应用疗法，比较罕见。所以民国时期，人们将其和奇投五泻心汤，称为范氏双绝。

❖ 桂枝汤投量随证而变

《伤寒论》施治规律，凡汗后表证未解均投桂枝汤，或桂枝汤加减，一般不再开麻黄汤，是研究清楚外在病邪的着眼点。同时也从若干处方中见到有发热症状只添加桂枝，并不用桂枝汤全方，因此要将桂枝置于第一位。吴七先生给予桂枝汤的特点，一是外感风寒汗少，在投量上桂枝超过白芍，汗多二者相等。认为白芍越出桂枝，其解肌透表之力下降，转成温中止痛之剂，失去了发散外邪的作用。他说，若患者有恶心、呕吐现象，宜多加生姜，体质虚弱的应把大枣视为补药，每剂可用至 30 枚，否则功效不显。

❖ 麻黄单用发汗力小

《橘井赘言》提出麻黄与其根作用相反，属于事实，已得到历史认证；麻黄和苏叶、桂枝、荆芥配伍，确能发汗解表。若单投麻黄一味基本不开鬼门、宣散玄府，只见平喘，发汗的现象小不足言，《金匮要略》的还魂汤、《伤寒论》之麻杏石甘汤，就是排除发汗的例子。杏仁润肺滑肠，且为食品，从《伤寒论》喘家作，"加厚朴杏仁佳"，杏仁止喘，非治嗽药物，《千金要方》常用桃仁混用，认为功效相仿，并无杏仁走气宁咳、桃仁入血化瘀论说，乃后人所定，自缚绳索，应当纠正。上述问题，还须充分研究，切莫一锤定音，老朽意见，下一步考虑进行动物实验。

❖ 开辟麻黄甘草的多项作用

张莲湖为河南药商，热心岐黄事业，且医术超众，常起疑难重证。喜投《金匮要略》甘草麻黄汤调治多种疾患，凡哮喘开麻黄 10g、甘草 6g；肾炎水肿开麻黄 15g、甘草 3g；风寒感冒腹痛便溏开麻黄 10g、甘草 15g；内伤咳嗽开麻黄 6g、甘草 10g，均取蜜炙，有痰加茯苓 30g。特色是单刀直入，很少配伍他药。1945 年老朽见其诊疗一例头面四肢浮肿患者，无膨腹现象，说明非肝硬化所致，他开了麻黄 15g、甘草 6g、益母草 30g，仅 3 味，水煎分 2 次服，时值夏季，观者哗然，连饮 10 剂，病减大半，水肿消 80%，的确功效可观。但周围执业人员，仿照其技者，却寥落晨星。

❖ 石膏附子合用

遵循《伤寒论》遣药规律，口渴加人参，烦躁加石膏，汗出恶寒加附子，咳嗽加干姜、细辛、五味子，1950 年见一丁姓医家，执业数十年，门庭若市，学识与经验已达到炉火纯青地步。调理久咳，即慢性支气管炎、间质性肺炎，常投以下 6 味，计人参 9g、石膏 15g、附子 3g、干姜 6g、细辛 6g、五味子 30g，每日 1 剂，水煎分 2 次服，15 天为 1 个疗程，颇有功效。他说，大论寒热、攻补、开合、上下并用，已辟先河，惟附子、石膏同方尚未窥见。老朽根据大黄、附子配伍之泻心汤，把石膏、附子组织一起，虽然骇人，却无不良反应，取其在宁嗽清火过程中保护元阳，防止发生心衰，用量不宜太多，可局限于 3g 左右，这是一家独创的孤立疗法，也属对先圣学说的继承发扬。老朽临床从未把石膏、附子联袂合方，缺乏追踪观察，特意写出供作专题研究。

❖ 外感无汗不宜白芍

《伤寒论》投药规律，有汗用白芍，无汗一般不开此药，葛根汤证项背强无汗恶风，方内不应存在白芍，虽有麻黄制约，亦无必要加入，乃众所周知。江公渡先生说，治"项背强几几"，仰赖葛根、麻黄二味，单给葛根功效不佳，配伍麻黄成绩显著，乃历年经验。葛根汤里的白芍合桂枝尽管调和营卫，但于无汗的麻黄解表病范围之中，反成多余，临床时将其减去比较适宜，否则掣肘，影响宣散之品的发挥。或言白芍可缓解痉挛，然风寒的刺激是外感引起，非高热与腓肠肌转筋而致，二者不同。老朽意见，白芍取舍，应随证商定，理论探讨，谨供参考。

❖ 古方药物应选用

《伤寒论》《金匮要略》遣药颇杂，寒热、攻补共举，习以为常，但大黄与干姜、赤石脂与白石脂、石膏与寒水石则很少合用，后人怀疑除热、瘫、痫在风引汤中一并收入，是整理圣书者所为，应当删去，扫掉鱼目混珠。老朽也有此感，然考虑古代文献与而今不同，可加注说明，提出研究，或存文不论，较为允切。

❖ 红白黑三仙入药

吴七先生遵照《伤寒论》施治法则，喜投桂枝、白术、附子，谓之三仙。重点调理血滞、脾虚、疼痛，凡阳虚、积湿、夹有风寒都可应用，称红白黑。计桂枝 15g、白术 30g、附子（先煎 1 小时）30g，每日 1 剂，水煎分 3 次服。对身体沉重、四肢麻木、关节疼痛，饮之有效。若痛剧加独活 15g、白芍 30g，即能停止。老朽亦不断授予患者，确实药到病消，为临床验方。或言白芍属阴，其性收敛，不利温里燥湿，事实证明，以之置于热阵中影响不大，螳臂挡不了战车，且书内已有范例，无必要杞人忧天。

❖ 甘草益气养心亦治惊恐

《德仁堂方药配本》载清初钱塘经方派掌门人张隐庵组织同学、弟子开设门诊为患者服务，曾医一怪证，每到夜间恐惧欲死呼叫不宁，白天无异常表现，已有两月余，由高世栻调治，按惊吓入内阴寒处理，给予《金匮要略》吴茱萸汤、二加龙骨牡蛎汤，无有反响，与其师兄张化商，改开茯苓 30g、甘草 9g、龙骨 30g、牡蛎 30g、酸枣仁 20g，加熟附子 10g，镇静助阳驱逐阴邪，每日 1 剂，水煎分 2 次服。药后略有改善，然减不足言，从脉象尚呈间歇考虑，将甘草升至 15g，嘱咐勿停，凡 20 天，病况转佳，竟获痊愈。通过本案可以了解，甘草不仅益气、和中、矫味、解毒、疗心律不齐，治恐作用也值得重视。

❖ 邪在三阳早期不可投枳壳、厚朴

走访医家陈先生，认为伤寒病从太阳开始，到少阳、阳明，属规律性发展，若身体较强兼有内热，3 天后往往很快传入阳明，微汗、口渴、高热、脉象洪大，此时仍可投予柴胡、黄芩，用白虎加柴芩汤，按少阳、阳明并病合治，收效甚佳。便秘加大黄、元明粉。因厚朴、枳壳伤气损阴，邪在太阳、少阳、阳明早期均不宜给予，所以切勿配加大承气汤。常开之量为石膏 30~60g、知母 15~20g、甘草 3~9g、粳米 60~100g、柴胡 15~20g、黄芩 15~20g，水煎分 3 次服，6 小时 1 次，昼夜不辍，连饮 4~6 剂即能得愈。该法临床应用，评价极高。

❖ 纠正心律不齐桂枝、炙甘草领先

心律不齐，时速时缓，或脉搏间歇出现结代现象，一般均投加减炙甘草汤，重点放在人参、甘松、仙鹤草、苦参、麦冬、炙甘草、冬虫夏草方面。大瓢先生则以炙甘草、桂枝二味为主，认为能起到纠正作用，常开《伤寒论》桂枝去芍药汤，计桂枝 15g、炙甘草 15g、生姜 9 片、大枣（劈开）15 枚，每日 1 剂，水煎分 2 次服，连用 10~15 天。老朽亦仿照给予患者，方小药少，确有功效，乃一首可行之剂。

❖ 呕吐哕首推大黄、半夏、生姜、代赭石

杂病分类，《金匮要略》率先垂范，呕、吐、哕三证表现不一，除食物中

毒，均和胃内停滞、消化不良、肠道梗阻、蠕动失调、逆气上冲有直接关系，就临床施治而言，都可应用降气、消滞、健胃、利肠、通下疗法，投予沉潜药物，如半夏、陈皮、神曲、代赭石、大黄、生姜、黄连、旋覆花、竹茹、槟榔、枳壳、苏梗、丁香、水果汁，十分理想的药物为大黄、半夏、生姜、代赭石四味。老朽执业多年，常采取异证同疗，只要致病之因相若，便可一箭数雕，切勿局限一恙一方或一药。

❖ 石膏、附子、大黄应打破表里界限

张雨先兄比老朽长二十余岁，以昆仲相称。曾讲外感发热虽有恶寒现象，不忌石膏，大青龙汤、小青龙加石膏汤，就是例子。因此伤寒无汗投麻黄汤加石膏既治表热，亦发汗退热，阻止病邪传入少阳，一举两得。附子非里证专药，外寒也可应用，如误汗亡阳投桂枝加附子汤；阳虚开表投麻黄细辛附子汤、麻黄附子甘草汤。大黄并非定点疗里、限于攻下，切勿死守小承气汤、调胃承气汤、桃仁承气汤、大承气汤，胸痹、少阳病、蓄血证均可给予，如大黄黄连泻心汤、大柴胡汤、抵当汤皆属适宜对象。若只盯着利肠通便，则药未误人人误药了。这样分析，高屋建瓴，能提高学习的广泛思维，了解药物的多向性，很富助益。

❖ 山栀子又称小大黄

同道白云翔，出身岐黄门第，十八岁粉墨登场，业医六十年积累大量经验，乃屈指人物。生平喜投《伤寒论》栀子豉汤，凡心烦懊恼、失眠易梦、反复颠倒，均开此方。计山栀子20g、香豆豉10g，加黄连10g，每日1剂，水煎分2次服，连用7~10天。胸腹闷满加枳壳10g、厚朴10g；恶心呕吐加半夏10g、生姜12片；若精神失常躁扰不宁，稍有不舒即怒发冲冠、气不可遏，加大黄10g、元明粉6g。曾说山栀子清热泻火，能导其屈曲下行，利尿滑肠，有小大黄称号，运用得当，起效甚显，非芩、连、大黄所可比拟，是一味良药。

❖ 吴氏治痒投麻连赤汤突出连翘

吴七先生调治杂病，凡身上无汗，皮肤内感觉微微发痒，如有虫爬样，按湿热处理，不开麻桂方，投治疗黄疸的麻黄连翘赤小豆汤，计麻黄6g、杏仁

6g、连翘（连翘根）20g、赤小豆30g、梓白皮15g、甘草3g、生姜9片、大枣（劈开）6枚，每日1剂，水煎分2次服，连用7~10天。老朽曾师法之，5剂便可解除，很有效果。其中以连翘为主，走行皮里肉外，起清热、解毒、脱敏的作用。

❖ 干姜、细辛、五味子势单力薄

同学兄王秀山，为吴七先生弟子，精通古方，善于化变，曾对老朽讲，《伤寒论》调理咳嗽，投干姜、细辛、五味子，有时乏效，因细辛利水平喘、干姜温里祛寒，非专题药，只有五味子属针对之品。建议参考《金匮要略》开紫菀、白前、茯苓、桔梗、泽漆、杏仁、款冬花。他指出半夏、橘红虽能祛痰，亦不是宁嗽之药，配入相关方内，起辅助作用，如口中流涎柱，则成大错。并告诫说，咳嗽初期宣散，日久疏利清化，转为慢性支气管炎、间质性肺炎，应保本、补益、收敛，尽管如此，也要增加少量活跃者，即含散发性药物，但不以损害人体健康为前提，受益良多。

❖ 桑菊银荷非邀功避罪之药

姑苏曹沧洲三代世医，为时方派，属叶、薛体系，因给光绪皇帝治病，声誉大起，所开处方甘平、轻灵，不投重浊、苦涩药物，易于口服。其后人鸣高与老朽友谊较笃，曾说其祖擅长调理热证，喜投桑叶、银花、连翘、菊花，常配合石膏、黄芩、芦根、知母、玄参、荷叶、大豆黄卷、羚羊角、白薇，不单开"避罪保身"的桑叶、菊花、银花、荷叶，曹颖甫先生指责的桑菊"邀功"、银荷郎中，是针对上海十里药坊，与他毫无关系。清末、民国初，就江南而言，桑菊、银翘大夫，并非少见，不一定都为了"邀功避罪"，也确有治疗作用，抗菌消炎有目共睹，焉可一并抹杀，公平看待，才能"允执厥中"。

❖ 桑翘汤乃时方精华

吴瑭、王士雄二家私淑传人蒯九如善开时方，能精益求精，调理夏季风热感冒或露天伤暑，头痛、口干、流涕、低热、咽喉红肿，不论有汗无汗，均投桑翘汤，有桑叶15g、连翘15g、薄荷10g、藿香10g、黄芩10g、杏仁10g、半夏曲10g、金莲花10g、牛蒡子15g、芦根30g，每日1剂，水煎分2次服，连用 3~5 天，效果彰著。老朽亦常给予患者，将薄荷减去，改为青蒿 15g，退热很快，可加速治愈，属清热、解毒、抗菌、消炎方。

❖ 王氏时方用药

扬州王兰斋客居济南，执业多年，为时方派大腕，喜投清淡、润养之品，具江南风格，亦有果子药称号。据同道吴少林讲，对时令病开桑叶、银花、连翘、薄荷，用量不大，善于配伍，如外感风热，需要解表，以桑叶、连翘与牛蒡子、射干组方，利咽消除红肿；清火解毒，以银花与黄连、蒲公英组方，提高抑制炎变功效；祛暑消炎头目，以薄荷与菊花、钩藤、夏枯草、羚羊角组方，都表现灵巧。有毒、猛药均避而不用，因平妥、服之无害，声望较高。老朽未见其人，但临证特色则值得学习、探讨。

❖ 时方家有二失

大瓢先生遗言忠厚待人，岐黄传世，布衣蔬食，抱洁终身，留下了不少临证经验。他说时方派有二失，第一投桑菊解表，只宜官僚富贵人家，因酒色缠身体质虚弱，小患大养无病呻吟，不能耐受麻桂，然对劳苦大众来讲，亦是济世良药，此乃大错。其二"时势造英雄"，气候、地区关系，兴起了时方，遗传、血统决定施治，广东客家均为北方移民，仲景先师户籍南阳，官在长沙，也属南人，为何专开麻桂，如恐药猛力雄，量小少用便可制约。桑菊见效缓慢，延误病机，推迟愈期等于坐山观虎斗，丢掉了仁心妙术，"疚莫大焉"。老朽认为似此分析研究，理由充分，但尚有若干问题，伤寒、温病发生时间、症状、药后反应、恶劣习惯，多种客观情况，也是局限因素，若抛开这些误区，则会鸡叫无白。

❖ 经方与时方之分

老朽遵照业师意见，将唐代之前方剂列为经方，以《伤寒论》《金匮要略》作重点；从宋代开始均称时方，如《太平圣惠方》《太平惠民和剂局方》《政和圣济总录》，直到金、元、明、清都归这一系统。由于温病自称一家，能独立树派，故人们将其呼为瘟疫或温病学派的遣药组方叫温病方。

❖ 经时方结合有利临床

大瓢先生讲学出神入化，雅俗共赏，能令听者无有倦意，在脑内留连三日，于所见名家中首屈一指，无人与之匹敌，乃世间大绝。老朽曾频频效仿，画虎不成，老朽的父亲言如小狸猫，年伯拂尘翁说是四不象，为一块顽石。他讲《伤寒论》麻黄汤治风寒外感，俗称受凉、普通感冒，对传染性流行感冒因抑菌、抗病毒作用不足，功效微小，身为经方医家也应考虑授予银花、连翘、黄芩、大青叶、贯众、柴胡、板蓝根、重楼的特殊效果，不宜完全以麻桂从事，主观的否定新药，要充实临床内容，丰富《伤寒论》《金匮要略》二书欠缺，如此才可立于不败之地。随着科学发展，开拓进步领域，坚持前瞻性，使岐黄之业"日日新"。无界限地倾吐心声，高风亮节，学者顶礼膜拜。

❖ 经时方合用救死扶伤

《伤寒论》胃家实，是阳明高热、胃肠燥结，主要指白虎汤、三承气汤对象，并非胃炎与溃疡症。《德仁堂方药配本》谓乃热性疾患高峰期，尔后会转为危笃、衰竭，或化成阴证，应抓紧治疗阻止其坏变，有预防的重要意义，除投膏、知、硝、黄，还须考虑给银花、连翘、大青、板蓝根和芩、连、栀、柏，利用综合遣药，避免以偏概全，使健康早日恢复。单纯依靠白虎、承气，若捉襟见肘，则贻误战局。抱着经方、时方不能同炉的观念，株守流派界限，就无法救死扶伤，此属关键问题，不然等于坐山观虎斗，病进人亡了。语重心长，切勿轻视。

❖ 经时方的派别用药

时方派是随着社会进化形成的，具有多种优势，一有新的发明创见；二调理时令、传染性热证突出温病；三充分利用清热解毒之品，实为广谱抗菌、抑制病毒药，建立新的辨证施治体系，推出好戏连台。虽然亦用经方，如白虎汤、黄芩汤、竹叶石膏汤，仅取其部分内容，不开原方，含有自己的色彩。清末以降曾在全国占据要津，从江南看，伤寒派医家甘拜下风。正由于此，经方人士亦开时方药，如外感发热无汗在麻黄汤内加银花、连翘，称混沌疗法，武进恽铁樵先生晚年就走过这条道路，还有的已转入时方阵营，改变了身份，其实双向融为一体，不仅给《伤寒论》《金匮要略》补充了药源，且提高临床治效，消除门户派别之见。追溯既往，大论的麻黄连翘赤豆汤、时方的麻黄桑杏汤均启先河合而为一，超越了泾渭界线，无必要强分二派的各有特异质。

❖ 经方家屈翁用药

《柘园记闻》载一屈姓乡医精研《伤寒论》《金匮要略》，均按书内规律组方配药，经验丰富，患者称道不衰。感受外邪恶寒较重投麻黄10~15g，桂枝居次；偏于恶风投桂枝10~15g，麻黄居次，认为风邪属阳，其汗易出。畏寒怕冷，身上有汗，开附子15~30g，口中无味，厌食，加干姜10~15g；腹痛加吴茱萸6~10g。发热烦躁，开石膏30~60g，口渴加知母10~15g、麦冬10~15g；汗多加人参10~15g、浮小麦30~60g。风寒湿入侵四肢、关节，疼痛不止，开乌头15~30g，无汗加麻黄10~15g；沉重、活动困难，加白术15~30g、汉防己15~20g。便秘开大黄6~15g，腹胀加厚朴15~20g；干燥加元明粉6~10g；气滞下行不利，加枳壳10~20g。胸脘阻塞成结胸状，开瓜蒌30~60g，痞闷加黄连10~15g、干姜10~15g；堵满加杏仁10~15g，甘遂1~1.5g，每日1剂，水煎分3次用。附子、乌头、石膏要先煮1小时，再入他药，甘遂炮制碾粉冲服，切勿入煎。老朽曾对门内弟子讲，先生之路可法。

❖ 经方存在不足

《桐君堂笔记》认为经方药少而精，乃其优点、特点，若逢病情复杂或有并发症，显得鞭长莫及顾此失彼，暴露不少缺点，同时方、杂方相比，原始落后，虽然针对主要矛盾，而所伴副症不会随之冰解，因此扩大运用，添入其他药物。日本医家深知此事，将二方、三方汇合一起，转成复方，广开了投予范围。老朽执业数十年亦有感触，临床时也走这一蹊径，如伤寒无汗、头痛、流涕、身紧似缚，即于麻黄汤（麻黄、桂枝、杏仁、甘草）内加藿香、荆芥、苍耳子、白芷、独活；汗多亡阳手足逆冷、神疲、嗜睡，于四逆汤（附子、干姜、甘草）内加人参、五味子、龙骨、牡蛎，收取效果均超过原方，写出供喜开经方者自览。

❖ 汗多亡阴例举

民国时期中医考试，曾有一题谓《伤寒论》内存在三缺，指温病无治法、重发汗小便已阴痛无禹余粮丸、大柴胡汤中无大黄（《金匮要略》内有大黄），当场几乎都交了白卷，应考者目瞪口呆。实际大论遗漏的内容尚不止此，如脏结亦乏疗法。还混入一些错文，在小青龙汤加减中"若微利去麻黄加荛花如一鸡子"，应当删掉。众皆周知，凡汗出过多均考虑亡阳，应用桂枝加附子汤，对亡阴现象则注意较少，从给予禹余粮丸看来，虽然此方已佚，从症状与药物二者结合可以推断非回阳之品，因而大汗亦易亡阴的学说，要双向同时共存，经验告诉，本病宜用竹叶石膏汤加味，时方家着手处理则会授予生地黄、麦冬、玄参、山茱萸、芦根、白芍等类。"小便已阴痛"不属泌尿感染，清火解毒切勿投入，防止造成误诊。

❖ **论胃家实**

民国初期，田步青先生在北洋时代从政为官，过了二年蓝桥风月，发现身居黄粱梦中，遂挂印返里，以岐黄谋生。因参加乡试拜同年之父为师，对《伤寒论》很有研究，临床四十年精通内科，称经方名手。老朽少时曾聆听讲解阳明提纲，认为"胃家实"，只代表正阳阳明与少阳阳明发汗、利小便导致内燥大便难，即痞、满、燥、实、坚，乃承气汤的适应证，而是人们常说的邪热入里、燥火凝聚，和阳明中寒病分道扬镳。指出大、小、调胃承气汤攻除肠道之屎，亦泻下全身火热积邪，分化瓦解含于药中。不晓得这些方面，讨论阳明病、承气汤的应用，就等于失败了。白虎汤只医高热，不能治燥火凝聚，大便秘结，号阳明经方，火、燥、粪三邪互动，则属腑证。邪气入腑，会出现日晡潮热、烦躁、手足濈然汗出、便秘、脉滑洪大，甚者谵语、目昏、喘冒、循衣摸床、腹内胀满疼痛，80%都是给予大承气汤的对象。简明扼要，语重心长，点了苍龙眼珠，不愧一代大家。

❖ **《金匮要略》方以人、症、数字命名**

《伤寒论》处方，除白散、真武、白虎、青龙，几乎都是以药物命名，如麻黄、桂枝、瓜蒂、苦酒、葛根、芍药、柴胡汤。《金匮要略》则称谓较广，少数与《伤寒论》有所重复，大多另取方名，其中以人而定者有侯氏黑散、越婢汤、崔氏八味丸；以症状而定者有奔豚汤、四逆散、百合地黄汤、头风摩散；以数字而定者有五苓散、三物黄芩汤、八味丸；以治疗而定者有排脓散、温经汤、理中丸、白通汤、承气汤、下瘀血汤、小儿疳虫蚀齿方、退五脏虚热四时加减柴胡饮子、肾气丸、陷胸汤等。民国时期中医考试，曾命题《金匮要略》以临床表现（症状）组方的举出三例，即四逆汤、奔豚汤、头风摩散。

❖ 经方派处方加甘草、生姜、大枣目的有三

经方派医家的处方，常加甘草、生姜、大枣三味，是继承《伤寒论》衣钵，动机有三，一是有甜味，改善口感，易于服下，且益气解毒，用甘草；二是健胃镇呕，防止恶心将药物吐出，能透表解肌，"通神明"，用生姜；三是补中，增强营养，温化气血，和生姜配伍调和营卫，用大枣。老朽临床开补剂加甘草、大枣，宣散降逆药内加生姜。此外大论投药规律，表邪未去有发热现象，均用桂枝，老朽不敢苟同，搞依样葫芦照图描画，这乃活学选用的一大抉择，属传统的师门立法，并非青出于蓝。

❖ 吴锡璜时方用药

老朽赴南方开会，宿于宾馆，写俚句数言：芭蕉声中梦初醒，夜雨阵阵仍未停，游人恐怕春归去，急觅小诗对孤灯。借此机会访问温病学家吴锡璜遗迹，当地同道讲，他于抗战时期已移居新加坡，音问中断，逝世异乡，国内无轶事可寻。只知善调热证，喜开时方，解表用银花、连翘，发热用黄芩、石膏，口苦用柴胡，胸闷烦闷用瓜蒌、黄连，口渴用麦冬、天花粉、生地黄、石斛，养阴用知母、白芍，咳嗽用沙参、玉竹、贝母、竹沥，乃其临床特色。

❖ 时方中加入经方药

老朽临床应用时方，常加入经方所遣规律性药物，如外感风热开银翘散时，体温升高则加石膏，口渴加天花粉，频频出汗加白芍，项背强直加葛根，呼吸不利加杏仁，呕恶加半夏，咳嗽加五味子，胸闷加黄连，脘内痞塞加瓜蒌，腹胀加厚朴，尿少加滑石，心悸加茯苓，懊侬加山栀子，失眠加酸枣仁，精神恍惚加百合，惊恐不安加龙骨、牡蛎，便秘加少许大黄、元明粉，类似寒热往来加柴胡、黄芩，咽喉痛、痰增多加桔梗之量，均收效甚好。

❖ 叶桂临床避刚遣柔

祝云仙《老葫芦卖药记》认为上津老人叶香岩在苏州渡僧桥执业，诊疗杂病以健脾养胃领先，突出保护中州升降气机特色，投药仿照《伤寒论》理中丸，却避刚遣柔，开创凉润法门。喜用山药、玉竹、沙参、麦冬、石斛、扁豆、桑叶、瓜蒌、枇杷叶、南枣，给后来钱塘魏之琇防木克土组成的一贯煎，提供了先行性依据，树立了样板。他在施治过程中，虽言及脾升、胃降，既不学习东垣给予风药，如升麻、柴胡、羌活，亦未师法河间兼与泻剂，如大黄、元明粉，善于巧开无升发、通肠利坚之物，掌握平妥、益内、肃浮、沉下八字，即"果子药"，和升阳散火、宣解怫郁、攻实破结有天壤之别。要想探讨此法，以人为本，疗病居次，方可得其心传。

流派学说

❖ 流派的划分

老朽认为，中医流派，亦名学派，开始不以人物划分，由时间定称，如古方、经方，不呼华佗、仲景派。时方虽亦照历史进展命名，其中却有按人的学说而分，如叶桂、吴鞠通、费伯雄、马培之派。《伤寒论》《金匮要略》属经典医籍，处方称经方。安徽新安为地域之名，明清两代名医辈出，均有著述，后人综合习呼新安派。武进孟河也是地域，学术观点乃一个系统，都为叶桂流派传人，尽管叫孟河派，仍列入时方派中。流派的学说经验，大多自成体系，师承有序，一线贯珠，水净沙明。缺点是存在门户之见，如时方医家对古方、经方的研究不够火候，甚至置于次要地位。就全国来讲，他们在学界各占优势。

❖ 伤寒学派存在两种缺点

伤寒学派，历史悠久，在许多派别中位居第一，独占鳌头。《国医评言》谓其缺点有二：一是诊治范围较小，遣用药物少，不超过一百五十种。思想保守，对时方、杂方视为旁门邪说，非正规传统，无吸收新知精神，不能集思广益，限制了自身的发展。二是对新生事物不敏感，见创造、发明持否定态度，称"异想天开"，如三焦分治、卫气营血辨证、清热解毒芳香开窍、社会流传验方，含有抗生素作用的药物，排斥于外，固守《伤寒论》《金匮要略》二书，"非该理勿言，离此方不用"，划地坐牢。强调继承、发扬，不予以推进改革，将岐黄之术僵化了。老朽赞同以上分析，但有保留，数典忘祖也属大害。

❖ 孟河派处方轻灵避桂附硝黄

从明代开始，中医地位学派，已露端倪，如安徽汪机、伍鹤皋、孙东宿、汪昂、程国鹏的新安派；浙江张卿子、卢芷园、张锡驹、张志聪、沈亮辰、萧明俊的钱塘派；江苏武进的孟河派。清代武进医家法、杨、钱、邹、费并称五代，费尚友六世传人费伯雄因科举落榜专攻岐黄，私淑叶桂，以时方名闻常州，堂号留云仙馆，曾给道光太后诊治肺痈，赐匾"活国手"，受到林则徐推荐，大噪三吴，就医者舟车相接，将乡村孟河派振兴为繁盛之位。马培之、巢渭芳、丁甘仁继续其业。马培之又给慈禧切脉疗疾，进一步广了学术系统，影响所及遍于苏中，形成孟河医派。处方遣药轻灵，善调温热，远避桂、附、硝、黄，特色是"平妥"两字。

❖ 新安派不属温热系统

明清皖南民居设计别具风格，肥水稻香楼就仿照其式。未属撰人《稻香楼杂记》，言两江（江苏、安徽）习俗不一，研医思想不尽相同，时方派叶桂学说在安徽传播，影响较小，和江苏大江南北有很大差异，这与历史上新安派深厚根基不易动摇有一定关系。此地执业者大多属于杂方系统，吸收了经方、时方，转化为色彩不端的融合体，可称杂方医家。曾讲遇到过若干岐黄界人物，调理脾胃病不投理中汤，亦不开养胃方，而用半夏、神曲、香附、槟榔、延胡索、川楝子，加左金丸，健运、镇痛、行气、助消化一方合用，疗效很佳，超过了前贤施治观念。未固守陈规戒律，且有所发展，表现开拓精神，这是应当了解的一面，也是值得继续的道路。

❖ 叶桂处方三大特色

明末以来，浙北、江南地区名医辈出，讲学临床。著述立谈，促进了岐黄事业的发展。开始研究《伤寒论》《金匮要略》，兼及《内经》，尔后随着社会需要，将温热疾患推上了前沿舞台，转为时方派。其中苏州一带比较突出，重点人物有周扬俊、王晋三、叶桂、薛雪、缪宜亭、费伯雄、曹沧洲、马培之，并形成了吴门医家。叶桂的继承者自树体系，谓之孟河流派。马培之四代传人耿少亭在北方开业，性慷慨，好济危救贫，经验丰富，喜投清凉健身药，曾对同道讲天士翁疗病有三大特色，一是平淡、量小、易于饮用；二是保脾养胃，重视后天之本；三是药费低廉，有利贫困患者，所以求诊的站满门庭。但对阔官贵宦、富贵老财，则开怪异之物，如鹿尾、坎炁、鹅血、海龙。填其沟壑，非徐大椿先生砭言借机敛钱，损人肥己。

❖ 叶氏治胃病小方

国家为了继承、发扬中医事业，各地曾召开学术研讨会，如张仲景、孙思邈、李时珍、张介宾、黄元御、吴瑭、陈修园、张锡纯，皆位列其中，惟叶天士、徐大椿、王清任诸家未有举办，令人感到遗憾。就影响而言，《临证指南医案》《温证论治》在海内外不胫而走，若将叶氏漏掉，会导致火焚绵山。同道邢如兰告诉老朽，其友藏有叶桂治疗胃痛方，仅3味药物组成，来自杭州一医家，计川楝子10g、延胡索10g、荔枝核10g，均用醋炒，每日1剂，水煎分2次服。老朽临床常用于多种胃炎，都见效果，堪称秘方。在浙江开会时，和当地刀圭之友何任谈及，他认为处方小巧，符合香岩先贤的简便疗法。

❖ 叶氏遗方小陷胸汤加神曲枇杷叶

老朽于十五年前，采集医药史料，数次访问苏州，叶桂先贤乃重点之一，其墓在太平天国时已被犁平，尚有一宅三进院落，恐也非他的故居。当地卫生部门介绍，已无迹可寻了。曾写有七言小诗以记此事：鸟飞月落天黎明，远看青山草木萌。小僧抱甕来汲水，晨鸡不鸣枫江城。寒气袭人失秋意，竹菊仍与百花争。吾曾三访天医府，未得遗药半个罂。《香卷阁藏书》载，叶氏除组养胃汤，对气机不畅、胸满阻塞、消化不良，还常开《伤寒论》小陷胸汤（半夏、黄连、瓜蒌）加神曲、枇杷叶，也是他的拿手戏、精华处方。

❖ 王孟英遣药三个特色

扫叶山房石印本《采莲集》，提出人生不应自负或与人分庭抗礼，要豹死留皮，前贤若干人已作了典型。王孟英老人在战火纷飞年代编辑大量著述，令人起敬，但经常批评温补派和雌黄人物，则不够表率。1953年与其信奉者马晓池医友谈及，他怀有同感。老朽将前辈经验特点，归纳三条，一平淡、量少、药味少，含有毒性者药物摒弃不用；二善于开泄、豁痰、清热、养阴，常投积壳、石菖蒲、瓜蒌、海蜇、地栗、杏仁、茯苓、薤白、沙参、蚕沙、木瓜、竹茹、芦根、西洋参、蝉蜕、葡萄、萝卜、石膏、西瓜、荷梗、川楝子、功劳叶、紫菀、枇杷叶、桔梗、神曲、半夏、滑石、丝瓜、石斛、麦冬、百合、白豆蔻、黄连、玄参；三对干姜、附子、肉桂、乌头大热或伤阴之物，罕见应用，且畏之如虎，就连温燥的苍术、吴茱萸亦很少问津，麻黄、桂枝的解表作用也作壁上观。

❖ 叶氏的卫气营血

叶桂翁对新感温病的发展过程划分四个阶段，不株守六经经络学说，是研究流行性热病的重大进步，提出温邪从口鼻而入，谓之上受，"与伤寒大异"。由卫分开始，发热恶寒，宜急散，用薄荷、牛蒡子、桑叶、菊花；到气分渴饮苔黄，益胃生津，通过战汗泄邪，用石膏、知母、粳米汤；胸闷加杏仁、白豆蔻、半夏、枳壳、桔梗、瓜蒌、黄连，便秘加大黄、槟榔、元明粉，尿少加滑石、芦根；入营身发斑疹、舌绛、烦躁，累及心包，用犀角、玄参、连翘、羚羊角、竹叶心；邪陷血分吐衄时作，用鲜生地黄、牡丹皮、赤芍、阿胶滋阴止血。整个治疗程序，以清凉为主，并说热退后还怕独处藏奸，"不可骤云虚寒而投补剂，恐炉烟虽熄灰中有火"，也属吃紧语。老朽临床多年，即常以其经验、学说为法则。

❖ 叶氏临证五大优点

叶桂先贤，祖紫帆、父阳生三代均业医，家学渊源。除了《温证论治》《临证指南医案》为弟子笔记，其他署称叶氏之书，皆属托名伪作。喜占卜，善思考，晚年因不知徐灵胎处方出自《外台秘要》，转好读书。就当时而言，一个平民郎中，与阔官贵宦很少交往，却声震三吴，誉满国内，纪晓岚、梁章钜等封疆大吏所写史料，都有收藏，成了伟大人物。后世对他提出许多争议、质疑、问难，但在浩荡的历史长河中，还是一面彩旗、刀圭界的圣手。陆九芝先生吐槽，指责老人诊疗存有若干缺失，以瑕掩瑜，比较片面，门户之见，不宜效法。天士翁临床优点，一通权达变，量体裁衣，投古方进行加减，不局限原来药物。二创制经验方，依据实践，重新组织药队。三提出个人理论研究，辅以先见性内涵；方小量少，无有毒性，"果子药"切合应用。四一般不开"倾家荡产"之品，富济世度众风格。五在苏州名医如林的环境中，鹤鸣九天，震撼当代，以布衣身份走完人生，并为后起之秀徐灵胎、尤在泾、缪宜亭、唐大烈所折服，更觉难能可贵。老朽咏之以诗：秋雨梧桐奈何天，手摇虎刺走人间，艺术曲直任君说，皓月仍明洞庭湾。

❖ 尤在泾吸收叶桂章法

清代乾隆时期叶桂、薛雪、缪宜亭称吴门三医家，未有论及徐大椿和尤在泾二人。尤氏治学严谨，功底深厚、淡泊名利、隐于花溪，甘做白丁，然其刀圭成就，则超出群英，章太炎很崇拜之。据苏州民间传说，他调理外感基本不分伤寒、中风，凡有汗者投桂枝汤，无汗的用麻黄汤，已打破风寒界限。治温病不株守《伤寒论》芩、连、栀、柏、膏、知、硝、黄，除师法马元仪，亦吸收叶派经验，以桑叶、薄荷、牛蒡子辛凉透表；开芦根、滑石泻热生津；人参、玉竹、石斛、山药保护胃阴和中气。遗有清鲜保液汤，计桑叶 10g、薄荷 10g、人参 6g、鲜地黄 10g、麦冬 10g、蝉蜕 6g、连翘 10g、银花 10g，水煎分 3 次服，具治疗内外双向作用，是一首综合处方。

❖ 尤怡研医可法

老朽之业师耕读山人谈及《伤寒论》诸家时，提到清代尤怡，他在苏州医生如林之区，淡泊名利，洁身自守，人品最佳，不月旦人物，与仕途绝缘，和叶桂翁相似，以平民身份度过人生。徐大椿自称"朴鲁寒儒"，因两次晋京为皇室诊病，已失去老百姓的美誉。其挚友在泾先生与之分道扬镳，走的是另一条道路。所以马元仪老人收尤氏作弟子，心明眼亮，感慨地说，得一人胜多人。虽写了《伤寒贯珠集》，却未完全站在经方行列，亦受时方派影响，处方稳中见奇，临床遣药喜投清淡、平补、甘凉，坚持慎开麻桂、芩连、膏黄、姜附一类大辛、大苦、大寒、大下、大热，过度发散、攻邪之品，有时代风格。

❖ 尤怡遗方

清代名家苏州尤怡，处于医林繁荣之位，重视读书、研究学问、从事临床，虽和叶桂、薛雪、徐大椿先生均有交往，但不露锋芒很少评论他人，抱中庸态度，乃一代良师。民国时期曾见其流传一首处方，治腹痛泻下，是《金匮要略》

薏苡附子败酱散加味汤，有薏苡仁 15g、败酱草 9g、附子 3g、山药 15g、诃子 9g、泽泻 9g，水煎分 2 次服。老朽不断应用，对痢疾、慢性肠炎，均见效果，亦可给予结肠炎、肠功能紊乱、肠易激综合征。

❖ 薛雪处理杂症，亦长袖善舞

潘大珂《实证论言》，谓清代叶桂、薛雪二家矛盾，实有此事，薛视叶无有官帽为凡夫俗子，声誉在其之上心存芥蒂，称书房名扫叶斋，但对他的技术成就飞闻大江南北，有时亦赞叹称道。薛氏擅长调理湿热，尽人皆知，然治疗杂症也长袖善舞，由于所医多属诗人墨客、花翎人物，故而处方遣药比天士翁更显"轻灵"，夏季感冒恶寒无汗开薄荷、香薷、荷叶宣散解表局限 9g 以内。咳嗽不投干姜、细辛，用桑叶、杏仁、贝母、沙参，在 6~9g 之间。治湿热，干姜、黄连配伍同用时，将干姜泡淡再行入药，防止燥热伤阴灼液，点燃邪火缠绵难愈。老朽实践，如干姜量小，无必要水中漂淡，况湿热仍以祛火为主，干姜燥湿处于辅佐，仅占黄连一半或三分之一，不易为虎作伥，若尚怀恐惧，可改换苍术，即入保险箱了。

❖ 徐氏肃降肺气验方一首

《德仁堂方药配本》记有徐大椿零拾，谓其非经方、时方家，应属杂方派，举着尊经旗帜，批判当时迎合官僚阶层索隐行怪或谧开果子药，不一定是指叶天士、薛生白、缪宜亭，乃地方沿袭不正之风。其与尤怡志同道合，思维广阔，对外科亦很精通，随园诗人袁枚推为医林圣手、天降之才。给污吏诊病，发热腿疼，处方内加入马通、鸡屎白、人中黄来羞辱他。先生留有验方一首，专医肺热停饮、气逆上冲、痰多咳嗽，计杏仁 9g、枇杷叶 15g、半夏 9g、桑白皮 9g、茯苓 9g、竹茹 9g、沙参 9g、桔梗 9g、贝母 9g，每日 1 剂，水煎分 2 次服。老朽应用，宜于支气管炎、支气管扩张、肺气肿、间质性肺炎，平淡易效，具廉验两大特色。

❖ 温热派亦用东垣法

清贤薛生白所写《周易粹义》周廷珪手录稿本（台北故宫博物院藏书），沈归愚序言谓其"融会古人，出以新义"，简而能达，朴素多文，"义取专明人事"，结合临床进行考究，他重视现实，人为之力可以改变病情，由凶象转向化吉，使邪去呈祥。曾于天平诊一低热患者，卧床数月，投胡连、银柴、丹皮、地骨、白虎、解毒，百乏疗效，乃以青蒿鳖甲汤加减治之，亦无反响，在困兽犹斗的压力下，仿照《兰室秘藏》法，按元气不足、阴火上乘土位处理，做最后一招，开人参 6g、黄芪 9g、升麻 3g、柴胡 3g、白术 6g、甘草 3g，每日 1剂，水煎分 2 次服，连用 4 天，热度开始下降，效未更方，继续饮之，凡 15 剂竟然痊愈。这说明温病派前辈也掌握多方面知识，并非仅守一隅以待桑阴，灵活的辨证施治，都会体现在大师们身上。老朽经验，甘温除热法，对体虚外感、功能性低热持续不退，有一定作用，但升柴腾阳散火药，切勿超过 6g，否则欲明反晦功败垂成。

❖ 王孟英遣药准绳

老朽少时曾见一两卷手抄本《草堂忆梦》，谓习医术须先奠立基本功，先学《素问》《伤寒论》《千金方》《本经疏证》，其次则涉猎金元四家，然后参考清代叶、吴、王的著作。指出先贤王孟英，既属时方亦入杂方派，其功底深厚，并不逊于经方家，却发展了古人学说，是一位优秀师范。他善化古为新，冲破历史屏障，按着麻杏石甘汤，打开表里界限，只要发热、热邪停留，就投石膏；胸闷气机不畅，照痰饮阻塞调理，即用菖蒲开窍利浊加入小陷胸汤（半夏、黄连、瓜蒌）中；内热便秘，重视疏通胃肠道障碍，拄杖配合荸荠、海蜇著名的雪羹汤。从王氏医案内找出施治经验，很有实际意义。

❖ 王孟英三绝

老朽幼年与同窗班孟然，为文字学家丹鹤先生之子，随父读书近二十年，脑中知识浩如海洋，乃大医任笑天嫡传弟子。喜欢研究时方，欣赏叶派学说。认为叶天士、吴鞠通、王孟英、费伯雄系统，能摆脱陈旧体系，善于吸取新知，治学严谨，并无浪漫色彩，除费氏遣药呆板，均独领风骚。王氏成就属中流砥柱，非一般可比。他说睡乡散人王孟英临床有三项特色，习称"三绝"，一是调理气机，开胸祛痰，重用半夏、陈皮、枳壳、白蔻仁、石菖蒲、黄连、瓜蒌；二是治暑热，口渴、发热、出汗，津液缺乏，重用石膏、知母、滑石、麦冬、西洋参、石斛、白芍、荷梗、西瓜翠衣；三是诊疗霍乱，腹泻、转筋，重用蚕沙、木瓜、扁豆、薏苡仁、白术、海金沙、丝瓜络、通草、车前子。投予得当，功效显著。老朽曾撰俚诗一首，赞扬其虚怀若谷，生平不计名利，愿做平民：手握一支半秃笔，喜写医林是与非，古稀过后人犹在，红绿未失瘦与肥。

❖ 王孟英经验可法

王孟英先贤，因家境贫寒，十五岁便赴金华盐务局打工，失去了读书光阴，由于勤奋好学，刻苦自修，其知识之渊博，写文章如行云流水，诗词对仗工整，令人惊骇、瞠目。当时许多文坛巨子，都与之往来，称世间少无。所留医案，内容真实、笔下潇洒，引人入胜，好似醍醐灌顶，反复诵之，如大梦醒觉。新闻界陆士谔的整理本，在文字方面，更显得超脱风流，被誉为杏林一宝。他于案例中，突出介绍自己经验，批判社会上习惯势力，业医者固守门户之见不求进取，山穷水尽已到顶头，温补派景岳学说，占统治地位，吃人参、熟地黄风气深入了医患心理；处理热性病不敢投芩、连、栀、柏、膏、黄、银、翘清火解毒，延误治疗时间；时方为经方的补充、继续，不能以经方代替进化的时方；若干杂证与气滞、血瘀、痰邪有关，通过宣散、化解、通利、荡阻、开窍即可清除，给予枳、朴、瓜、木、蕤、橘、菖、藿、半、曲、香、代、覆药物，收效较速，盲目补、塞，则得不偿失，甚至走向反面，结果祸不旋踵。这些论言，很有参考价值，宜专心研究。

❖ 王孟英用药亦存在偏颇

老朽在山东中医药大学执教期间，结合临床实践，常将先贤经验投药列为重点，如王孟英治霍乱转筋用蚕沙、木瓜、薏苡仁；伤暑尿少用滑石；湿热腹泻用白扁豆；汗多虚脱用人参；开结化浊用枳壳、桔梗、石菖蒲；呕、吐、哕用半夏、竹茹、芦根、枇杷叶、石斛；胸腹胀满用瓜蒌、厚朴、大腹皮；身有黄疸用连翘、茵陈、绿豆皮、丝瓜络；内寒腹痛用吴茱萸、高良姜；夏季感冒无汗用香薷；口渴、高热用石膏，外挟风寒加紫苏、荆芥、生姜，内有痰饮加半夏、厚朴、石菖蒲、橘红。强调清热泻火，上焦用黄芩、中焦用黄连、下焦用黄柏，三焦通治用山栀子。他受叶派影响，散邪、解郁几乎不开柴胡，恐其宣发、挑动湿热，带来蒙蔽清窍的意外灾害，属特点，也是未窥全豹，使后人感到遗憾。

❖ 王孟英是实践家

民国初期史料记载，王孟英和费伯雄医术水平相颉颃，实际并不雷同。王氏诊病能排除众议，敢于投严峻之药，虽均继承叶桂先贤，费氏则否，讲求平淡，力主久服，从来不开令人称奇处方，属于各立门户的分水岭。孟英生年坎坷，安贫乐道，幸有亲朋资助，得以执业四方，临证快刀斩乱麻闻名杏林。他活动在战火纷飞的太平天国时代，开展工作极其困难，生活缺乏保障。临床喜用保合疗法，突出开、凉、祛痰、降下调理气机，实现拨乱反正，形成一大特点，常开瓜蒌、石膏、枳壳、杏仁、石菖蒲、郁金、厚朴、旋覆花、薤白、楝实、海蜇、白豆蔻、竹茹、橘红、半夏、天竺黄、胆南星、枇杷叶、十大功劳，香燥之品敬而远之，有独到风格。老朽师法其遣药规律、循证组方，获效甚佳，不愧为真才实践大家。

❖ 王孟英亦用热药附子

旁观者质疑，叶桂、吴瑭、王士雄为何畏惧肉桂、附子各种热药，除所医温热疾患占据首位，亦与地区、当时气候环境有关，并非流行性温病单一治疗者，正由于此，接诊其他杂症相对减少，成了这方面专家。但从遗留医案看来，也涉及另外学科，如叶氏养胃阴、治疼痛活络，吴氏诊治妇、儿，王氏论述霍乱、肠胃都很出色，所以不要一叶障目独开双眼。1948 年老朽见一手抄本叶吴王《三家医案》，载入投予附子者 21 例，书内王孟英诊妇女产后流血过多，面容萎黄，懒言，出汗，畏冷，消瘦，神疲，无力，卧床两月余，他断为血亏阳虚，给予附子 15g、桂枝 10g、白芍 10g、黄芪 15g、人参 10g、白术 6g、龙眼 15g、干姜 6g、五味子 10g、甘草 6g，每日 1 剂，水煎分 2 次服，连用 10 天，病情即减，方药未更，又饮 7 剂，逐渐转愈。这充分说明，切勿误解，绝对不是大热之品的淘汰者。

❖ 费氏遣药平中有奇

清代费伯雄，与王孟英同时，为孟河医家开创者，有徐灵胎第二之称，临证遣药力主平淡，俗中生奇。除擅长介类潜阳，亦喜疏肝理胃、抑木和中，常投白蒺藜、青皮、郁金、厚朴、木香、砂仁、苍术、佛手，宽中促进消化，对肝郁气滞、土被木凌，有良好作用。适于胃炎、胃下垂、胃溃疡、胃潴留、胃神经官能证。且重视调营抑制肝气横逆，通过滋养方法来收敛其冲，从根上解决，善开当归、川芎、白芍、丹参、大枣，并配入相应方剂内，也是一大特色。老朽实践，从中吸收不少经验，确属生平精华。

❖ 陆九芝遗方一首

清代苏州名医如雨后春笋，层出不穷，超越皖南新安，甲于全国，温热、杂病学派占绝对优势，伤寒家居次要地位，从陆九芝先贤出山，大倡经方，批评叶天士、黄元御、王清任，振兴仲景先师学说，医风有所改变，起了中流砥柱作用，然收效不大，未有挽回狂澜，但其自己却鹤立一生，令人仰慕。同学兄徐衍千告诉老朽，曾见过一首处方为陆氏所开，乃小陷胸汤加味，治肝气冲胃食欲低下，胸膈痞闷、疼痛，呈堵塞感，功效颇好，计半夏6g、瓜蒌9g、枳壳6g、黄连6g、干姜6g，每日1剂，水煎分2次服。老朽给予胃炎、消化不良，以腹胀为主，疗效甚佳。加郁金9g、丹参30g，亦可用于心脏冠状动脉粥样硬化的心绞痛、心肌梗死。

❖ 师法叶、王二家用药

《小樵说医》记门春晓经验，师法叶桂要注意开药少、主次明、组方好，升脾阳不投升麻、羌活、白芷、柴胡，降胃阴保护中气、甘寒滋润，用麦冬、山药、沙参、玉竹、石斛、芦根、枇杷叶、大枣、蔗浆、白芍，每剂不过九味。学习王孟英品种多、加减妙、涵义巧，重视开结、通调、滑下，顺畅气机，排除邪毒，以轻、奇、熨剂为特色，常投枳壳、半夏、地栗、海蜇、白萝卜、石菖蒲、茯苓、蒲黄、丝瓜、荷梗、蜣螂虫、川楝子、功劳叶、杏仁、桔梗、神曲、青果、竹茹、白豆蔻、薤白、黄连、郁金、胆南星、陈皮，很少给予大黄、元明粉。处方遣药在十味之上。二家临证以平淡称长，虽用海产之物，为数不多，凡有毒者均远离不入，尽管被砭为"果子医"，其救死扶伤的业绩仍昭示人间，尊为温病学派"栋梁之仙"。

❖ 马培之肥儿糕

江苏武进飞伯熊、巢渭芳、丁甘仁、马培之，称孟河四家。其中马培之为费氏门生，以养生而业医因给慈禧治疾名动公卿，在北京与薛福辰、李德元、薛宝田号四大医家。主张外科内治为本，对胸腹之病不投辛香耗气品，以量小"果子药"见重于时。喜用麦冬、沙参、山药、马料豆、人参、黄芪益气养阴，创有肥儿糕，有苏叶、苏梗、桑叶、大黄、红茶、炒白术、炒麦芽、炒山楂、白砂糖组成，轧如块状，调理小儿消化不良、停食宿积，可健脾、开胃、促进运化、吸收、通利肠道、解除便秘，起保健作用，至今仍服务不衰。

❖ 赵海仙施治特点

兴化名家赵海仙，医术精良，闻者称奇。调理大头瘟（头面丹毒），不投清热解毒，亦不用犀角、大黄，给辛凉宣散药；治癃闭小便难下，以大剂麻黄开鬼门、洁净府，发汗利水；医身体毛孔溢血，诊为肌衄，用当归补血汤，外以地衣敷之；咽喉肿痛，水谷不入，取牛蒡子煎汤日夜口服，均见捷效。为临床治疗头面丹毒汲取其法，专开银花30g、连翘20g、白芷10g、蒲公英30g、紫花地丁30g、黄芩15g、柴胡10g、野菊花30g、桑叶15g、浮萍10g，每日1剂，水煎分3次服，3~6天即愈，属于辛凉改进方。

❖ 张锡纯临证四特色

因气候、环境、体质差异，南北遣药不同，原则讲，南医轻灵，北方量大，张锡纯前辈代表北方特色，一善用生药，不加炮制，如乳香、没药；二重视活血、收敛、保阴，如以三七参、白芍、山茱萸、山药为笼中品；三投量超线，如山茱萸开到100g、石膏250g；四有时每天2剂，日夜兼进；五敢于负责，对病家怀有恐惧的药物，如石膏过多，于天津应诊给一富翁处方上写入"甘愿偿命"，其弟子谈及此事辄二郎担山振臂大呼，师道"义气千秋"，杏林罕见。老朽受张氏影响，以白芍15g、山茱萸60g，加麻黄根15g、五味子20g、牡蛎60g、黄芪30g，治体虚易汗、自主神经功能紊乱、围绝经期阵发性出汗，有良好作用，每日1剂，水煎分3次服，7天即收显效。要戒酒，忌吃辣椒、芥末、大蒜、胡椒、咖喱、浓茶刺激性食物、饮料。

❖ 张锡纯开石膏四大特色

中国文学小说界涌现两大奇著，一为曹雪芹《红楼梦》，二为蒲松龄《聊斋志异》。医学领域出了两大实践家，一是王清任《医林改错》，二是张锡纯《医学衷中参西录》。王氏着重补气、活血，创制补阳还五汤、通窍活血汤、少腹逐瘀汤；张氏突出药物研究，对石膏、三七参、山药、白芍、山茱萸 20 余种的临床论证，明确了其主治疗效。锡纯翁出身农家，河北盐山张边务人，知识广泛，曾在沈阳、天津开业，成立中西汇通医社，出版医刊，遥从问业称弟子者不下千人，极一时之盛，尊为岐黄名师。因用石膏超过传统之量驰誉中外，绰号"石膏大王"。他投石膏有四大特点，一取明净者，砸之较软，无杂质；二均开生的，认为煅后内服伤人；三配合阿司匹林，外汗内清，表里双治，退热快捷；四是石膏属良性药物，很少发生毒副作用，量小无效，在热性病中每剂达到 45g 以上，恐滑肠腹泻，加入山药即可避免。这些经验，值得学习。

❖ 张锡纯止痛喜开三方

张锡纯先生在天津继续开办中西汇通医社，诊疗痛证，喜投三七参、乳香、没药，争相师法。老朽也受这一影响，经常应用三品，但乳、没二味均用醋炒，以免刺激胃腑发生恶心、呕吐，降低食欲。老朽调理腰痛，包括腰肌劳损、腰椎间盘突出，久疗不愈，改取温化肾经与发越、宣散，消除沉积郁结，大补为主，开通为次，专题给予外科名方阳和汤加上述 3 种圣药，计熟地黄 60g、鹿角胶 30g、肉桂 6g、麻黄 3g、炮姜 3g、白芥子 3g、甘草 3g、制乳香 6g、炒没药 6g、三七参 6g，每日 1 剂，水煎分 3 次服，15~30 天为 1 个疗程，信息反馈，均称有长期功效。

❖ 丁甘仁喜开芦根、通天梗

武进丁甘仁先生，开始在家乡行医，业务清淡，有一段跌宕史，到上海后情况逐渐改变，从举办中医学校培养岐黄人才，如众星捧月声誉大起，成为时方大家。他临证遣药方大量少，有毒之物避之唯恐不远，能吻合客观环境，掌握"平妥"二字，难见速效，也不会损人，适于十里洋场，未因医疗锋芒发生过纠纷，这是一大特色。喜投芦根、通天梗（荸荠在水内上升之梗）养阴清热治口干而渴、咽喉吞咽不利，配入相应汤头中充为佐、使，均可发挥功效，老朽不断仿照应用，实属良品。

❖ 曹氏公布民间验方

曹颖甫前辈，清末中举，以治学纯朴、功底深厚闻名，生平不贵耳贱目，有自己见地独立风格，对角逐官坊、阿谀奉承嗤之以鼻，乃医界豪杰。他虽属经方派，写过《伤寒发微》《金匮发微》，并不泥古，能抒发个人看法。对南方潮湿地区吃精米缺乏维生素导致的脚气病足肿、麻痹、气急、心悸、胸闷，介绍民间疗法，取白矾 100g、地浆水 10 碗、杉木 4 片，煮水放入木桶中，乘热泡脚，穿厚衣发汗，便可得愈。多人试之，确有效果。

❖ 夏应堂的经验

时方派上海夏应堂，为许菊泉弟子，师承叶桂、薛雪、王孟英，认为王氏所言肺主身表、肝主内里，五气感染从肺入，七情之伤由肝起，论述深刻，恰中肯綮。指出调理肝气、肝阳注意气分；阴津、汗液考虑血分。温病要宣肺开气，清热保津，杂病平肝疏利，和营通络；妄投刚燥，伤害胃阴，养阴避开滋腻，以免影响气机升降。慎用汗法，可健体保津，育阴药剂则会养胃，并突出治病护胃气为本。老朽认为其学说切实易行，应持肯定态度，并补充一首处方，专疗热性病发热液亏，兼解表透汗疏利气机，有柴胡 15g、黄芩 15g、蝉蜕 10g、杏仁 6g、生地黄 10g、麦冬 10g、芦根 60g、半夏曲 9g、牛蒡叶 15g，水煎分 3 次服，名内外双化汤。

❖ 张氏桑杏合剂

上海嘉定张山雷，属时方派，乃中医教育家，推崇王孟英学说，投药轻灵、稳妥、易觅、脱俗，善于调理内、外科杂证，能超越其师黄醴泉、朱阆仙。对于风热型咳嗽，气短痰多、呼吸不利，喜投桑叶 30g、沙参 10g、杏仁 10g、茯苓 10g、甘草 6g，即桑杏合剂，嘱患者每日 1 剂，水煎分 2 次服，连续应用，不必更方，10 天便会获愈。兰溪友人告诉老朽临床效果很佳，切莫以平淡而忽视之，是叶、王的心传。老朽曾介绍给山东中医进修学校，建议编入辅导教材，发挥参考作用。门生王寿卿爱不释手，并加入桔梗 10g、白前 10g，治疗肺炎、支气管炎、支气管扩张所致之各种咳嗽不愈证，这首"果子方"可伸援手，疗程半月便会转为安然。

❖ 恽氏也开时方药

上海恽铁樵先生，虽属伤寒派，然调理暑温即夏季温热证，亦结合时方药物，发热无汗投香薷；口渴加石斛；汗多尿赤用银花、连翘、白薇、黄芩、薄荷、六一散（滑石、甘草）；挟湿加苍术；胸闷开厚朴、黄连；转为阳虚口和、多汗、畏寒给予桂枝、附子，但中病便止，禁忌久服。这些经验比较适用，老朽临床也常师法，惟对桂、附二味须严格控制，防止发生事故。

❖ 地方门派

民国时期上海中医界，人才辈出，思想、学说、传承有若干体系，总体来说，可分两大系统，一是丁甘仁、谢利恒、秦伯未、张赞臣时方派，经方家曹颖甫虽为其中教师，影响较少；二为恽铁樵、祝味菊、陆渊雷、徐小圃等人的经方派，成员少，不占优势，然其著述传播颇广，缘临床喜投麻黄、桂枝、细辛、附子、干姜热性药物，地方习惯畏之如虎，业务均不兴隆。家父与恽氏为友，老朽亦受铁樵先生影响，醉心《伤寒论》《金匮要略》二书，由于兼读其他医籍，思想过杂，非地道的伤寒家。诊治经方派应用理法方药十分严谨，几乎不加杂品，山东刘彤云老人就是例子，治外感风寒开麻黄汤，风热用去桂枝加石膏，很少添入他药，笔下一百余味，运用自如，在当时被呼独门，形成学派的特色。

❖ 谢氏头痛处方

丁甘仁为马培之入室弟子，谢利恒来自东吴大学，恽铁樵出身商务印书馆小说月报编译，均为江苏武进人，在上海创办中医学校，培养后继人才，从学者如秦伯未、张赞臣、陈存仁、陆渊雷、章巨膺乃当代俊秀，三老对学术研究、蹉跎人生抱有不同见解，往来较少。谢利恒属中医教育家，虽出任中央国医馆常务理事，但非临床名将。他曾留有一首处方，调治肝阳上升头痛、耳鸣，计龙胆草6g、天麻6g、石决明15g、僵蚕6g、龟甲10g、白芍6g、牛膝10g，每日1剂，水煎分2次服。清火、降冲、养阴、潜阳，表现时方思想，堪称进化派。老朽投过此汤，有一定疗效，宜加生地黄、女贞子壮水制热，达到息风目的，标本双向，能雪里送炭，提高功效。

❖ 周氏感冒治疗法

同道周莲汀,业医数十年,主张研究《伤寒论》方药,博中求精,济世活人很有建树。他以麻黄汤(麻黄 10g、杏仁 10g、桂枝 10g、甘草 6g)为例,调理风寒感冒,开创周氏治疗法,值得仿效。投药时加入藿香 10g,宣散四时不正之气;头痛加白芷 10g、羌活 10g;鼻塞流涕加辛夷 10g、苍耳子 10g;咳嗽加干姜 10g、细辛 6g、款冬花 10g;咽痛加桔梗 10g、附子 10g;口渴加人参 6g、麦冬 15g;烦躁不安加石膏 30g。老朽曾按图施治确属简易捷径。还对老朽说,解表发汗过多,亡阳开桂枝汤加附子,伤阴化燥的用调胃承气汤(甘草、大黄、元明粉),事实证明,调胃承气汤局限于东汉末年,若在今天则应授予吴瑭《温病条辨》增液汤(玄参、麦冬、生地黄),其力已超过前人所定之方了。

❖ 赵氏临床特色

医家赵绍春,为山东民国时期经方派领头雁,曾注释《伤寒论》充作教本,未及出版便与世长辞。经验丰富,方小量大,配伍不同。遇重病大刀阔斧,破釜沉舟,能背城决战。治热性疾患,投白虎汤加青蒿 20~30g,不突出石膏作用。阴寒证开四逆汤,附子 30~90g(先煎 2 小时),干姜居次,甘草第三,均不超过 15g,冲锋陷阵举附子为帅,打破干姜量低不热的陈规旧习;若伴有气虚血亏、面色㿠白加人参 10~15g、当归 10~15g、大枣(劈开)15~20 枚,因滋腻碍胃、偏凉熄火,很少给予熟地黄、白芍,独树旗帜,自成一家。老朽对比疗法,注入理论、实践,有一定效果,但要据情布阵,且忌盲从。

❖ 纪氏运用经方实践

民国时期医家纪春江前辈,为伤寒派传人,诊病投经方,加减也是如此。治脾虚胃寒开理中汤(人参、白术、干姜、甘草),泛酸加吴茱萸、文蛤,疼痛加葱白、附子;心痹开瓜蒌薤白半夏汤(瓜蒌、薤白、半夏、白酒),胸闷加干姜、黄连、枳壳,隐痛不止加桂枝、白芍;关节红肿开桂枝芍药知母汤(麻黄、桂枝、白芍、甘草、白术、知母、防风、附子、生姜),汗多加黄芪、龙骨,小便不利加防己、茯苓;风寒咳嗽开小青龙汤(麻黄、桂枝、甘草、干姜、细辛、五味子、白芍、半夏),哮喘加厚朴、杏仁,痰涎上涌加紫菀、泽漆、桔梗;浅睡、失眠、多梦开酸枣仁汤（酸枣仁、知母、茯苓、川芎、甘草），心烦加黄连、山栀子，恐惧不安加龙骨、牡蛎、紫石英；温病发热开白虎汤（石膏、知母、甘草、粳米），口渴加人参、麦冬，体温不降加黄芩、柴胡、竹叶；妇女围绝经期五心发热、月经先后无定开温经汤（当归、吴茱萸、川芎、白芍、人参、桂枝、阿胶、牡丹皮、半夏、麦冬、甘草、生姜），易怒，暴躁加山栀子、大黄，阵发性出汗加浮小麦、麻黄根。老朽不断师法这些经验，疗效令人满意。

❖ 薛雪传人用药

《葵园杂志》谓清代苏州薛雪与叶桂存在学术观点、业务矛盾，看到叶桂《温证论治》问世，写出《湿热条辨》与之偕行，造福社会，医林受益良多。薛派传人甚少，同叶氏对后世影响比较，几乎断而欲绝。民国时期有一巨商，深通刀圭学术，遣药轻淡灵巧，自言乃薛门继承者，临床特点，投药突出主药，善调湿热蕴结，喜开黄芩、苍术、藿香、滑石、黄连、海金沙、车前子、薄荷、荷叶、白豆蔻、芦根、大豆黄卷，一般不用葛根、柴胡、升麻、白芷，很少提及东垣老人升阳散火的处方。他七十岁时曾诊一头面右侧太阳穴疼痛，认为肝风上扬，应降火升水，采取上下合治法，该女告顽固难医，却莞尔一笑，即以菊花30g为君，白芍10g、生地黄10g、玄参10g为臣，龙胆草10g为佐，珍珠母30g潜阳为使，水煎分2次服，共饮8剂，便解决了这个神经性头痛。经验娴熟，据病发药，旗鼓相当，效果可观。其中两点值得论证，一是方小药少；二为君、使之量同一，非君药之外都开小量，属于研究的目标，总之，需要探讨。

❖ 叶桂遗方

中医学研究家马君向老朽讲，清代苏州先贤叶桂，声闻全国，以平民身份过着白云野鹤的生活，学术思想，影响巨大，实至名归。对温病赫然创立卫、气、营、血辨证，是施治热性疾患的克星，乃中国岐黄艺术发展过程中的一大飞跃。从处方观察，常投轻描淡写之品，诊疗对象可能包括不少达官贵人。香岩翁自己并未利用升天梯子扶摇而上，放弃纱帽，甘居田野，令人钦佩。批评者抓住"果子药"大做文章，否定其济世成就，纯属偏见。目前见到一首验方，传说为天士药笺，专治肝火过旺、内风上扬，头痛、郁闷、烦躁、失眠，含菊花 10g、夏枯草 15g、石决明 15g、白芍 10g、山栀子 15g，水煎分 2 次服。每日 1 剂，连用 10 天，均有不同程度的效果。老朽临床不断遣之，却如所言。

❖ 易水河间学说异同

金元时代易水学派强调脾胃、元气、阴火，喜投风药，强调升阳散火，鸟在山头射而取之；河间学派突出寒凉，重视攻邪，虽然丹溪提倡养阴保本，其《相火论》亦为治病祛邪的演说，尽管观点、施治不同，从思想深处讲，都是正邪双向调节的典型，可以列入一个系统。易水侧重内伤，温补兼散虚火；河间疗法指向怫郁，六气皆从火化，力主内外双解，以祛逐热邪为先导。老朽针对火旺之疾，除给予黄芩、石膏、黄连、大黄、山栀子、元明粉，并加入有宣发作用的风药，如薄荷、浮萍、小量紫苏、荆芥、藿香、防风，效果很佳，能减少结束疗程，缩短服药时间，符合快、好、省的目的要求。柴胡一味，不受限制，表里均可应用，开量多少无框架界定。

❖ 温病派遣药商榷

时方派的温病学家，调理外感、伏邪热性疾患，亦医内科杂症，遣药特点以寒治热、以热治寒，用同一疗法，习称一路货色，与经方派寒热共投、攻补兼施，大相径庭，殊异其趣。喜开清淡药，无重浊气味，易于口服，颇受欢迎。弱点不敢大刀阔斧针对客邪，缺少干姜、黄连、大黄、附子反正两面综合性处方。张锡纯先生虽名"石膏王"，但未站在温病流派行列，基本归属时方医家。老朽生世晚，没见其风采聆听教言，据该弟子讲，他身居时方，学习经方用药，和温病派无缘，对叶、王诸贤临床量小、平淡，抱有批评意见，认为贻误病机，拖延时间，夜长梦多，能令情况加剧，甚至恶化，都在预料之中。此说确有道理，值得研究参考。

❖ 叶桂用杂方之药

叶桂翁调理风湿侵入经络，四肢游走疼痛，不局限一处，指称周痹，即久病归络。《临证指南医案》处方，取虫类攻逐，投全蝎、蜣螂虫、地龙、穿山甲、乳香、川乌、露蜂房通络、驱毒、消炎属一级良品，徐灵胎先哲批评的胡蜂本药马蜂窝，误伤了乾坤之才。

❖ 张锡纯不属攻邪派

河北医家张锡纯，生平喜投石膏，重点调理外感温病，声闻全国，应诊处方内清外解，表里双治，是由《伤寒论》白虎汤加味而来。开腠理透汗用连翘、薄荷、蝉蜕，寒凉疗里用大量石膏，配合知母，药味很少，祛邪周到，如寒解汤（石膏、知母、连翘、蝉蜕），无论有汗、无汗，只要体弱气虚均加人参，打破表证恶补之说；防大便溏泻则加山药，属施治典范。老朽少时学习《医学衷中参西录》，常听及议论，言先生思路偏颇，短于应对内伤，专门宣扬石膏功力，无整体全面观点，是极端鼓励主义，原则上归入攻邪派，虽非汗吐下三法执行者，仍为刘完素、张子和系统的传人。实际不然，从他研究人参、白芍、山茱萸、山药、三七参诸药，且提倡服务临床，还含有补养家的风采，几乎见大黄敬而远之。

❖ 流派临床有独到之处

地方学派，身后影响不大，河间医家未有奉行刘完素学说，正定、义乌亦无继承东垣、丹溪衣钵，随着社会发展，人们集思广益，不墨守一家之言，争取做一位全面性的岐黄良才。以人为主的学派，除师承关系，亦有私淑者，如叶桂派、孟河派，在大城市已经淡化，上海丁甘仁属孟河系统，门下诸君不名孟河或丁派恽铁樵弟子亦未称武进派与恽派，乃时代的进化，和数典忘祖不同，历史变革形成新的杏林天地。山东昌邑黄元御著述等身，思想、学说自成一家，影响很小，无有传人，湖南、陕西尚存数名传承者，恐即将断档。家父曾说，要给元御大师培养接班人，国难抗战爆发未得实现。门派特色富倾向性，学术主张偏颇，却暗含绝招。陆少康先生告诉，北方一叶派医家，调理胃炎，善于掌握火候，甚见尺度，气虚投人参不过6g，扁豆达15g，防降低纳呆；制酸便秘开小茴香6g，溏泻改为左金丸10g；消胀用大腹皮10g，更衣困难改换厚朴10g、大黄2g；止痛不给芳香药，怕损气伤阴，遣使川楝子、醋炒延胡索。

❖ 伤寒学派用药亦分南北

经方伤寒派系统分南北二派，虽皆推崇仲景先师学说，运用其理法方药，临床实践却不相同，最明显常表现在遣药上。除刘民叔、萧琢如、陈伯坛、吴佩衡四家，南派大都投量较小，味数偏多，以麻黄、桂枝为例，每剂不超过9g，石膏、附子不逾15g，与气候、地区、居民体质有关。华北、东北一带大刀阔斧开量惊人，据实际情况，麻、桂用到15g，膏、附升至40g以上，大黄给予20g，不谈岭南，在江、浙也很少见。清末苏州陆九芝麻、桂谨开数克，石膏、附子、大黄少不足言。山东大瓢先生投附子50g，盐山张锡纯尽管不属伤寒派典型人物，把石膏开到60g，还有伤寒名手治疗精神分裂症患者给予大黄40g。这一些值得师法，但应谨慎。

❖ 叶派用药存在偏颇

温病学派叶桂体系，投药重视清灵，在"果子药"中杂入食品，所开稆豆就是例子。稆豆亦名黑小豆、马料豆，喂马的饲料，皮称稆豆衣。认为滋养阴血，医烦热，盗汗，肝阳上亢头痛、眩晕、耳鸣，性味甘平，属于保健良药，实际难以见到明显作用，反而成了点缀花瓶。吴七先生指出，幸亏不是独立处方，否则贻误病机"堕为杀手"。家父同这一系统有不少往来，但临床不开稆豆，发现功力有限，类似东郭先生。其二尚遣"俏皮药"，如冰糖水炒石膏，无任何意义，等于喝甜味水，还会把火煅的石膏转成毒害之物，改变性能，夺走了寒凉，换来了劣货，加重病情，天下本无事，庸人自扰之。通过上述，不难了解，新兴的学术领域，也存在许多问题。

❖ 叶氏养胃不适于实证

《临证指南医案》非叶桂先贤亲写，由弟子多人编集，从徐大椿眉评看，确是其代表作，书中所载内容，基本符合他的思想、学说，组方、选药，很富逻辑性，以恐耗胃汁、劫肝阴为例，生平几乎不投葛根、柴胡。主张升脾降胃，虽未见所开风药，给予玉竹、麦冬、山药、莲子、沙参、天花粉、芦根、知母、梨汁、石斛、白芍、香豉、麻仁、粳米、枇杷叶、瓜蒌，实现了降仓廪之阴。老朽学习其经验，除医外感温病，重点师法内科杂症。对胃弱消化障碍，吃山楂、神曲、麦芽消积化食反而加重，即取叶氏疗法，以和、润、降三字为主，远避逐开，则会转好，不仅改变纳呆，满、闷、胀也随着日渐亡失。这说明养胃阴这一妙招，是大师由三折肱得来，但遇水饮、停食、积聚、气结要退下三舍，否则盲目用之，能为虎作伥，走向反面，就易发生祸端。

❖ 叶派在山东影响

《蓼汀记闻》谓钱塘医界受叶桂影响不大，亦非丹溪、景岳信奉者，无明显学派色彩，以绍兴为例，也无阵营旗子，和江苏不同。山东典型的叶派传人，并不多见，虽读其书，不等于立雪程门，曾在微山湖上遇一外来女医给渔民治病，投桑叶、玉竹、麦冬、山药、石膏调理胃虚停热，收效甚微，由另一杂方老者接诊，开了半夏、黄连、神曲、谷芽、鸡内金，数剂即愈，说明鲁南藏有高手大家，正因这样，叶翁经验、遣药不易广泛传播。老朽了解，山东民风淳朴、宽厚，从不排外，能吸收新知，有一定医疗水平，天士先贤的影响客观存在，但完全师法他的思想、学说者，则寥若晨星。

❖ 温病论亦用经方

伤寒与温病派观点不同，是学术发展的必然，并非门户各异，或言温病由伤寒系统脱出，有数典忘祖之嫌，殊欠公平，等于挑动楚汉相斗，伤害花放争鸣。老朽所知温病派人物，亦喜用仲景先师处方，如白虎汤、黄芩汤、泻心汤；以叶桂、王孟英二家为例，也常开小陷胸、瓜蒌薤白、麦门冬、猪苓、小承气、竹叶石膏汤，学派对立之说，为能存在。同道何慕莲为地方温病名家，被称掌门人，调理肝炎、胆囊炎，给予小柴胡配合茵陈蒿汤，很见特色。老朽多次见其组方，计柴胡 15g、黄芩 15g、半夏 6g、人参 6g、甘草 6g、茵陈蒿 15g、山栀子 15g、大黄 3g，每日 1 剂，水煎分 2 次服。对消除炎变、改善肝功、降低转氨酶胆红素，都有较好的作用，说明该派之开经方，能同伤寒家平分秋色，打破了人为的派别划线。

❖ 消除派别门户之见

伤寒与温病、攻邪和补养之争，由来已久，各有说项，实际都是古圣先贤的一脉相承，智者喜同，愚人好异，逐渐形成门户对立、学派分家。虽然开弓无有回头箭，药店不卖后悔品，但分歧可以弥合，不再人为站队，强调亮相，消除派别，使人归于一统。家父生平从不介入如是纠纷，提倡无色彩的学术见解，推崇杂家，集思广益，择善而从，掌握先进技术、突出业务更新，不打无意义的口水战。曾告诫老朽，思想存在偏见，祸及无辜，也害自己，有一同道属薛立斋、张介宾、李中梓系统，专尚温补，诊发热病人仍主张保本，投人参、附子、熟地黄，不用芩、连、知、膏，幸由他医接手，否则铸成大错。另一名家长于攻邪、寒凉，隆冬遇到风寒，不予解表，反开瓜蒂、大黄，上吐下泻，导致患者不能起床。这些经验教训，均应记取，莫踏覆辙。老朽已及耄耋之年，仍遵守庭谕，且转介门生作为格言，执刀圭处方遣药如临深渊、如履薄冰，警示勿忘。

❖ 对王孟英先贤评价

在中国医学史上，岐黄界涌现不少知名人物，广收弟子，著述等身，遥从者亦多，往往只称思想家、学术活动家，非真正临床家。理论空洞，与客观不能吻合，前贤所言脱离实际的内容，不属学问，是月宫丹桂、天上瑶池，应当归入闲谈构思，遐外设想，难以兑现。清代先哲王士雄表里如一，写作、临床推为一流，乃务实的大家，处方遣药亦有局限性，除时代、地域、环境、对象的制约，叶派学说影响，形成先入为主，还存在施治偏颇，生平还避柴胡，躲开桂、附，怕热药缠身，绊住了他的实干后腿，留下不足弱点。家父曾说，王氏一张纸剪成两半，功过居八与二比。其优势也受到赞扬，善投石膏，量却不大，用枳、朴、菖、连，量并不小，乃一大特色，调理风湿痹痛、霍乱转筋，专开晚蚕沙，为拿手绝招，值得可师、效法。

❖ 贵阳贱阴非仲景中心学说

岐黄界人士，有不少误及《伤寒论》处理疾病的主导思想，认为有贵阳贱阴倾向，从遣药观察，大都偏于温热，虽有黄连、白虎、承气诸汤，和麻桂、姜附相比，均居次等地位。对后世提倡温养、温补学说开了先河。故时方派视此善闻乐见而不欣赏，根源就出在麻桂、姜附方面，形成敬而远之。老朽执业数十年，并非坚守仲景先师家学传人，根据实践，约有60余首经方投予临床，功力甚伟，超过其他习用之剂，占强大优势。无可讳言，应位列上宾。贵阳贱阴论，须灵活看待，芩、栀、连、膏、知、芍、硝、黄，书内也未划入禁忌范围，尽管给予不多，是症情所需决定的，若以数量统计则十分机械。先师耕读山人曾警告后昆评判前贤得失，要研究当时客观情况、未解影响、施治对象、技术局限性，防止以今日事揣度历史情，强调后来居上、独霸鳌头，陷于幼稚穴窠。

❖ 温胃要用理中汤加吴茱萸

叶桂翁处理胃病，强调甘凉濡润，肃降胃阴，对虚热类型易于建功，若寒邪犯土则不适宜。经方派批评所开玉竹、麦冬、白芍、沙参、石斛、百合、天花粉、扁豆、旋覆花，起不了中流砥柱作用。凡生冷内伤、胃寒不能腐熟水谷，等于灶下无火，束手无策，反而加重病情，只有授予理中汤才符合疗本施治。白术健脾养胃，人参补气生津，提高三力（免疫、抵抗、修复），干姜温里祛寒，甘草扶正和中，共同组方，有竹报平安的价值。老朽据此重订其量，计人参 10g、干姜 15g、白术 10g、甘草 6g，加吴茱萸 6g，突出干姜辛热核心，使药效上升半倍。临床观察、病历统计，反映良好。能和叶氏经验投药，同步医林。补土先驱李杲虽也重视养胃，因侧重升阳，未有凸显补与温里，却举起降阴火的旗子，和这一研究风马牛不相及，属于另一个学术领域，无共通之处，乃门外事。

❖ 太阳神与三大火焰

岐黄界之火神派，泛指投热药者，当中主开附子、乌头、天雄的医家，名医林黑煞，习称太阳神。他们所用三大火焰附子、乌头、天雄，不包括干姜、肉桂、硫黄。据说太阳神临床特色，只开黑色附子、乌头、天雄，分生、炮二种，无有淡、熟、盐制品。量大，超出正常范围。配伍药物，多为干姜、桂枝、仙茅、鹿茸、吴茱萸、菟丝子、紫油桂、肉苁蓉、人参。对调理阴寒疾患、命门火衰，很见效果，能挂头牌。在历史上成员极少，王好古亦不够标准。近代经方家提议，将陈伯坛、刘民叔、萧琢如、吴佩衡四人应选，未获通过。写出供同道了解，备作参考。

杏林杂谈

❖ 引《易》入医突出一个变字

老朽学习《周易》多年，非以卦爻为主，重点探讨其中奥理，抓住一个变字，应用到岐黄领域。除业师及父亲所授外，不墨守一家之言，常将历代理论精华与经方、时方、杂方结合一起，根据临床实际，提出个人观点、组建新的处方，摆脱死的窠臼。1980年诊一百会穴头痛患者，病史3年，曾按头风、寒邪、瘀血、痰火、肝阳调理，西医断为颈椎病、神经衰弱、颅压增高、脑供血不足、占位病早期，吃过许多药物，均如水投石无有回响。山东省立医院委老朽治疗，给予吴茱萸汤、羌活汤、川芎茶调散、通窍活血汤、逍遥散、天麻丸、息风汤、小定风珠加减，也兵败街亭。老朽反复揣摩，和络脉郁阻有关，须用虫类搜剔，循叶氏法，制定七虫入络汤，计全蝎9g、蜈蚣2条、僵蚕9g、䗪虫9g、水蛭6g、蛴螬虫6g、虻虫3g，每日1剂，水煎分3次服，连用10天，颇见效果，嘱患者继续饮之，凡1个月，完全获愈，追访半年未再发作。由此可知，虫药的功效，需要深入研究，有较好的开发价值，是未来的一个方向。

❖ 论师门传授

既往无有中医院校，学习本门学术，培养接班人，除家传则为师授。师授分两种形式，一是自学问道，多见于成年人，自己读书，药店学习，遇到疑问向业师求教，取得解惑，寻重点、抓关键；二为跟班学艺，多属少年，由师指点经典著作，诊病见习，主要继承师门医术，掌握内容侧重实践，理论少，成品多。老朽习业从家父开蒙，拜师深造，走的第一类型，讲究博览群书、集思广益、不受派别拘囿，未守一家之言，尽管如此，仍染着门庭色彩，是家父、业师的传人，因性鲁技拙，学乏长进，没有叛变。老朽师耕读山人世袭门规，必须选择熟诵《内经》《难经》《伤寒论》《金匮要略》四部文籍，临床筛录，不捧花瓶，凸出实用，将《伤寒论》第二名麻黄汤，分为两折，风寒感冒哮喘、咳嗽，推荐麻黄、杏仁、甘草；注意提升量小，汗少腠理不开，重用桂枝，超过麻黄投量。亡阳给予桂枝汤加附子。生者久煎，改桂枝换肉桂，可增强功效，乃传统一贯疗法，和他家遣药不同。这些宝贵经验，书上很难觅得。

❖ 秦越人为山东济南长清区人

扁鹊姓秦名越人，提出切脉、望色、听声、写形，寻病之所在，为发展四诊开了先河，望、闻、问、切合参，谓之神、圣、工、巧。籍贯在战国时代郑地，今之山东长清境内，称卢城洼。济南尚有鹊山，庙中香火不断。学界对其故里存有争议，老朽于学术研讨会上即席发言，就现所掌握资料、文献、物证来讲，他与郑州无缘，若得到新的论据，便将大师迁出齐国，不作空谈。闭幕后山东大学刘敦愿教授在趵突泉委老朽把考证文稿提前发表，并写一诗纪念，乃书数语以雅正之：春到人间雨如酥，寒崖百丈冰已无。湖山艳装齐竞秀，柳绿花红观趵突。

❖ 黄元御学说不宜淹没

山东乃东夷族后裔，以先进齐鲁之邦闻名古今，名医辈出，如扁鹊、淳于意、王叔和均载入史册。到了清代，尊经派黄元御振臂高呼研习经典，要学习黄帝、岐伯、扁鹊、张机四家著述，探寻心源。戴着复古帽子，被指为"贵阳贱阴"，长期锁在温补笼中，直至今日，仍未获得解放。实际大师思想深处，是提倡学有所本，掌握源流，不应于枝叶上讨究竟，他的医药作品十一种，堪称等身，可同张介宾先贤比类，从历史瞭望并不多见。老朽临床受其启迪，对脾肾虚寒、命门火衰，喜投人参、干姜、桂枝、附子，味少量小，给予白领阶层，改变体弱乏力，使精神焕发，夜间工作者、教育界、新闻界十分欢迎，将"贵阳贱阴"转成"用阳保阴"了，令"旧疑雾除，宿障云消，蚌开珠露，沙落金呈"。

❖ 张景岳亦属养阴专家

医友傅炳翰，善调阴寒证，为温补壮阳派，告诉老朽，人体阳虚阴盛者多，常投桂、附、姜、黄，古方火焰、霹雳散，从思想深处言，乃客观需要，与贵阳贱阴之倾向不同，黄元御的学术见解，对其毫无影响。认为经方四逆汤、白通汤、吴茱萸汤，能兴奋细胞、散发全身活力，重笃、疑难大病非此药难以起死回生，是久历不爽的经验，已成事实。他曾语重心长地说，《景岳全书》只盯住人参、熟地黄，把肉桂、附子、干姜、吴茱萸弃诸一边，属一大缺陷，归根结底张氏不宜列入温补系统，而应绰号为养阴的专家，老朽当时感到论点偏颇，也如久梦初醒，思绪万千，的确有理。

❖ 读《景岳全书》要对照实践

老友吴味雪为八闽书法名手，医学方面亦有精深成就，于福州向老朽讲，明贤张介宾才华横溢，著述等身，乃岐黄界罕见人物，对熟地黄的论言和应用，堪称古今一绝，委托在探讨刀圭过程中须将张氏推上第一线，尊为闪闪的明星，把熟地黄具有阴阳双向作用的疗效发扬光大。老朽洒然有省，谈思维、写作，景岳翁名列前茅；头脑聪明、运用辨证法则剖析入里，属一流作家；有真知灼见，宜得金牌。但其喜出人头地，投药呆板，缺乏集思广益，带有说客风度，无赞美贤良精神，令人别怀所思，因此《履冰堂论药》批评理论有余，实践经验并不丰富，和清代王勋臣比较，玉田尽管少口若悬河之笔，却是临床大家，他要退避三舍，让出第一把交椅了。

❖ 重视精神养老

人到老年转入另一世界，应持乐观态度，戒怒、知足、洒脱，养浩然之气，要一身轻。支持新生事物，读书、阅报自娱。少回忆过去日丽在午，多看些美景，游览山水胜地。让老夫婆婆风月，委儿孙修理乾坤，有放手退居当太上皇的精神，饮酒不足半杯，吃饭八分即饱，别死板空谈公平正义，当人面霸王横秋，争取做一个平民百姓。对后起传、帮、带作用，作出表率。待驾鹤西归或乘槎飞去，留下半幅陶然画面。钟声响了，便赴佛国玩耍。

❖ 服药时间体现烧山火、透天凉

烧山火、透天凉，为针刺医术手法，药物治疗未见应用，民间医家牟宏昌调理风寒外感身体疼痛，授桂枝 20g、乌头 15g、独活 20g、生姜 10 片、红枣（劈开）20 枚，水煎从中午至夜半分 3 次服，阴盛之时，谓之烧山火；高热持续不退，用寒水石 30g、黄芩 20g、山栀子 20g、白萝卜 60g、大黄 2g，水煎由夜半到中午分 3 次服，阳旺之时，谓之透天凉。老朽曾试过数次，颇有功效。

❖ 烧釜得水靠气化

气化增液疗法，临床并不多见，老朽受吴七前辈影响，根据保元汤（人参、黄芪、甘草、肉桂、糯米）内有肉桂，能蒸动命门气化，对津液亏乏口干、尿少，形体消瘦之证，投西洋参、麦冬、石斛、玄参、熟地黄、白芍、阿胶、知母、沙参、芦根、大枣、山药、黄精、女贞子、当归、桑椹子、稽豆、龟甲、何首乌、枸杞子过程中，加入肉桂 1~3g，令水气上腾，转为津液，可使症状消失，取得较好效果，民间称作烧釜得水。

❖ 奇谈一则

民国初期尉迟沂，为医学理论家，好研究历代人物得失有"雌黄癖"，其见解不同，往往一针见血，击中要害。谓李东垣、薛立斋、张景岳，皆系"养正积自除"执行者，看似强调固本，实际忽略了刘河间、张子和的攻邪，亦是保人汤主张，因为"邪非人体应有，邪去人即自安"，仍属健身护命的治疗措施，观点、处理有异，究诸根本则一，并无二致，只能说一为柔法，一称刚法，如何转圈子，出不了如来之手，归于"求本"二字。外界不了解内含，反树立"异端"学派，毫无必要，殊感多事。类似评议常载于《葫芦杂记》。被时杏林指为强词夺理，故意挑衅，但却存在哲学性反向思维，不可封存抹杀。他言《伤寒论》伤寒、中风二病，投麻黄汤、桂枝汤只杏仁、白芍一药之差，实际中风不忌杏仁，发汗之麻黄汤也能开白芍，非表邪未解的禁品，若邪入无汗不得用白芍，那么小青龙汤内的白芍，就成为大错、谬误处方了。老朽曾对门生讲，要抬望眼绰号"怪异"先生的论点，这值得争鸣探讨。

❖ 拜师学医样板

清代、民国时期，岐黄界拜师学医形式是，先摆礼堂，悬上四圣（黄帝、岐伯、扁鹊、张机）或五圣（加神农）灵牌，写××先师之神位，由业师先行叩首礼，依次家长行视，业师与家长对拜，然后学生向诸圣叩首，再朝业师行礼，业师站在一旁，口呼为先人招收弟子，躬身受拜。礼毕，业师执教鞭开讲医规，谈济世活人之道，自称学疏才浅，敬请家长相助，共同完成门业。家长合十感谢，退出。民间尚有不规范带徒者，让学生打柴，洗衣，汲水，烧饭，抱娃子，兼着学艺，属于另一途径，与此不同。道友胡子凯告诉老朽，习医时其师还让饮香砂六君子半杯，谓可随机应变、香气四溢、医德高尚，成为被人爱戴的人物；送给八个字"亲贫远富，爱民讹官"，讹是指百姓吃药，要贪官付钱，这很有意义。

❖ 开成方宜加减运用

赵养葵、张介宾，活动于同一时代，均为浙江人，都属温补派，因不相识，无有往来。赵氏突出命门水火，主张投六味（熟地黄、山茱萸、山药、茯苓、牡丹皮、泽泻）、八味（六味加桂枝、附子）丸；张氏强调肾中阴阳，推荐用左归饮（熟地黄、山茱萸、山药、枸杞子、茯苓）、右归饮（熟地黄、山茱萸、山药、枸杞子、杜仲、肉桂、制附子）。二家虽有志同道合之处，但临证见解各异。前者开古方认为成熟不予加减，保持原味，避免降低疗效，得到吕晚村的高度赞扬；后者明确表示利弊兼存，只有进行化裁，才能适应现实病情，举六味地黄丸为例，如不去掉茯苓、泽泻、牡丹皮，即人们所说的三泻，滋阴壮水的作用便被抵消，反而变成燥药，清初三大思想家之一黄梨洲对其一再称颂，范时崇序《景岳全书》时则称其"医而仙者"。老朽也曾探讨这一论说，认为可以并存，突出辨证施治则倾向介宾先贤。

❖ 代替品与俏药

从清初到乾隆时期，苏州地区岐黄之业兴隆，旅居和当地名医如林，伤寒派、温病派相处百年，通过交流、著述传播，促进了学术的发展，像喻嘉言、吴有性、张路玉、王洪绪、周扬俊、徐时进、王子接、祁正明、柯韵伯、马元仪、舒驰远、程郊倩、沈明生、叶桂、薛生白、徐大椿、尤在泾、缪遵义、唐大烈，皆为拔尖人物。由于地理、环境、客观影响，产生了介于伤寒、温病之外另一时方医案，在杂证方面独出心裁，遣药广泛，制法特殊，称"异路旁开"，他们虽身居伤寒、温病系统中，却有个人创新，如马元仪解表用过桥麻黄、麻黄水泡大豆黄卷；叶桂以青蒿代柴胡；缪遵义治声音嘶哑投败叫子（唢呐旧哨）。还有的开生地黄加蛤粉拌打，冰糖水炒石膏，绿萼梅煮香附，百合水蒸玫瑰花等，实际效果并不明显，呼为"俏药"。

❖ 君药量大一方二主也要如此

张又陶先师为经方家，临床数十年，卓有成就。他对老朽讲，《伤寒论》遣药少而精，学者为了保证疗效应放大投量，始可见其伟绩，否则并不理想，失于功亏一篑，药少、量小焉能攻克病邪。麻黄汤中麻黄、桂枝，桂枝汤中桂枝、白芍，小柴胡汤中柴胡、黄芩皆属君药，每剂须达到9g，白虎汤中石膏在30g以上，超过知母二倍。桂枝加附子汤要尊附子为君，白虎加人参汤仍以石膏当家，突出清热退热作用，切勿平分秋色、一样对待。还说研习《伤寒论》者众多，但知一方二主的少，只有从配伍与功效观察，授量居次。这一特殊见解曾轰动医林，值得认真研究。

❖ 太阳伤寒误为温病

老朽临床过程中，发生一例"失手"案，误把伤寒当温病医治，1956年春诊一铁路系统的干部，头痛、口渴、发热、无汗。因不恶寒，给予白虎汤加银花、黄连，吃了3剂依然如故，体温仍居高不降。患者另邀外地乡村一老年医家接治，认为属太阳伤寒，大内风证，乃投大青龙汤，其中麻黄21g、桂枝15g、石膏60g，开剂量很大，将处方交老朽鉴定，此时如姜维出世，已兵败牛头山，在进退维谷的情况下，怂恿试服，观察疗效。每剂水煎分3次用，6小时1次，连饮4天，逐渐汗出热退，感觉轻松、凉爽，头痛、口渴消失了，已经痊愈。由于着重口渴、发热，未考虑无汗现象，缺乏实际经验导致失误，小渡沧海未见水，仰望天空不识云，只有刻苦学习，才能果腹充饥，难哉医也。

❖ 自学中医、学校教育与家传师授的区别

学习中医有两条渠道，一是自学或专业学校，为书本知识，比较空洞，有理论但缺少实践内容，口若悬河，写文章倚马可待，诊病时落笔发呆；二为家传、师授，属经验传承，无系统理论，却能学以致用，客观效果突出，在临床上占据优势。民国初谢文波先生从父习医，读书即在家中，一无学历，二无职称，三无官帽，号称"三无"，社会人士均推为岐黄名家，"当代神医"。他说，事实证明，麻黄非解表猛药，与活血通络之桂枝相伍，发汗作用增强，否则其力不显，《伤寒论》"汗出而喘"并不禁忌，麻杏石甘汤适应对象就是例子。桂枝既不发汗也非止汗之品，同白芍配合方治中风汗出未解，发挥收敛作用，尚有生姜、大枣调和营卫共同形成这一功能。

❖ 吕晚村未固守六味、八味丸

民国初绍兴医家喜搜集失佚、散失医药文献，裘吉生辑有《珍本医书集成》、曹炳章《中国医学大成》，校刊、出版，受到称赞，有功医林。然亦漏掉若干，且俗写、笔误未能完全纠正。如《张隐庵医案》《吕晚村医案拾零》均未收入，属于损失、憾事。岐黄界所言吕晚村先贤崇拜赵养葵学说，常开六味、八味丸，从其医案看来，并非尽然，作为一代学者，不会只读《医贯》，亦旁通他家经验，若一锤定音，似乎武断，贬低了吕氏的知识范围。《拾零》内计有治气虚外感法，指出保本解表给予补中益气汤（人参、黄芪、当归、柴胡、陈皮、升麻、白术、甘草），师承东垣升阳散火，发热症状即可解除，无有墨守唯命门阴阳二论。

❖ 医家四戒

杏林先辈常言，业医有四戒，一是迎合官僚阶层耗费国家巨资乱开奇药；二是邀功避罪投补益不痛不痒之品，借机敛财；三是为犯罪提供大毒之物，送刀杀人；四是厌贫敬富，青白二眼。老朽之业师生平反对昂贵，喜与小方，对经济困难者，风寒感冒嘱其用大葱、生姜，腹泻用扁豆、山药，发汗用麻黄、荆芥、紫苏，咳嗽用紫菀、五味子、款冬花，呕吐用竹茹、橘皮、少许大黄，胃呆用山楂、神曲，腰腿痛用狗脊、独活、牛膝，湿热下注小便灼热用瞿麦、

海金沙，均水煎服之，同样有效。

❖ 对中医医疗机构提出五点建议

1985 年老朽应邀参加菏泽地区中医会议，讨论人才培养与学术发展，提出五点意见：一是书写病历，不套西医名称，突出理、法、方、药；二是中医临床治疗范围较广，不宜一律按照西医学划分科室，如免疫室、内分泌组、神经内科；三是立法，用中医病名、部分西医病名，死亡报告，尽可能也写中医诊断、治疗，防止西医化；四是建设图书馆、阅览室，供从业人员读报纸、杂志、医药文集；五是办短训班，执业者 4~6 年进修 1 次，提高技术水平。闭幕时门人要求留诗纪念，乃仿毛主席词写咏柳长短句一首：白雪送冬归，桃李迎春到。湖光山色来竞秀，风吹柳枝俏。袅娜小蛮舞，为把游人报，待至百花烂漫时，絮飞空中笑。

❖ 上热下寒升降并用法

李杲先贤临证特点，喜投补中益气，升清阳、降阴火，解除火与元气不两立，一胜则一负，亦是预防"内伤脾胃百病由生"的措施，创造性地开辟了调治上热下寒的法门。民国初医家郭文仪据此曾组建一方，轻骑出击，药味很少，专医口苦咽干、头面烘热、大便不实、溏泻，或次数较多，谓之升降两用汤，有柴胡 6g、黄芩 6g、黄芪 6g、白术 15g、炮姜 3g、甘草 3g，每日 1 剂，水煎分 3 次服。功效较缓，要连服不停，6~9 天转愈，方便廉验。老朽用之，其效可观。

❖ 痞满、结胸勿拘于泻心、陷胸汤

胸闷硬满、疼痛、厌食，开始均按痞治，投泻心汤。无效改为小陷胸汤。实则开胸药物很多，不应局限于《伤寒论》范围，《医笺丛话》载有一首处方，据云乃鄂医给曾国荃诊疗结胸证，为后人流传，其中有枳壳 10g、瓜蒌 15g、黄连 10g、半夏 6g、厚朴 9g、枇杷叶 15g、薤白 6g、佛手 9g、石菖蒲 9g、苍术 6g、砂仁 9g、桔梗 6g，每日 1 剂，水煎分 2 次服，7 天便愈。以行气、降逆、消积、化食、祛痰、解郁达到宽胸之目的，属综合疗法，考虑全面，居优越地位。老朽运用时，将半夏换成半夏曲 9g，可提高功效；加干姜 6g，通过辛散来增强速效。

❖ 先石膏后附子疗法

老朽临床注意祛邪，主张宣散开结，不轻投攻下，以拨转人体气机为重点，应用经方加减，常配时方药物，故自名杂方派。由于《伤寒论》《金匮要略》根基较深，思想体系仍固守仲景先师学说。因秉承父师之门，虽蒙吴七、大瓢二家教诲，影响很大，却非直传弟子。两老学识渊博，经验丰富，属实践大师，有独到见解，称医林魁首。大瓢翁对经方的运用，表现一绝，脍炙人口，治流行性热证，持续高热，又出现气阳双亏，不用白虎汤加附子、人参，写 2 首处方，一为柴胡、黄芩、石膏、知母，水煎服，4 小时后，另给人参、附子，再水煎饮下，一开一补，一祛邪一扶正，很见功效，称交替遣药法，避免舆论石膏、附子不可合用，也于退热之后强化补虚，防止心力衰竭，起双重疗能。

❖ 治疗肺炎的用药思路

张公在医科大学毕业后改习岐黄，为川沙陆渊雷遥从弟子，在香港创办新中医药月刊，编辑许多书籍，乃西学中的先驱。他和旅港上海陈存仁、广东谭次仲、东华三院卢党愚时常往来，治学观点相似，呼吁社会重视传统医学，已转成杏林一员。对处理肺炎强调清热解毒、祛痰止咳，主张投与银花、天竺黄、石膏、半夏、沙参、百部、鱼腥草、黄芩。老朽经验，肺炎有急、慢性之分，临床症状表现不一，应在辨证的前提下组方遣药，看号入座不易获得满意效果，张氏所荐药物虽皆属良品，仍要区别给予。

❖ 补气阴血三用汤

《双棠医论》认为四君子汤中不应有茯苓，因其祛痰利饮下通小便不属补药，应转换黄芪才能吻合益气之剂，否则名实不符。六味地黄丸亦可减去茯苓、牡丹皮、泽泻，增入麦冬、女贞子、何首乌，比较恰当，成为真正滋阴方。通过临床精选创制一首补气阴血三用汤，由当归、熟地黄、人参、白芍、黄芪、女贞子、何首乌、山茱萸、枸杞子合成，根据需要每味 6~15g，水煎服，对身形虚弱、未老先衰、疲乏无力、体质消瘦、营养不良、劳脑过度、活动量少、久病健康待复者，最为适宜，也能用于诸消耗性疾患，作为保健剂，提高体力、免疫功能，改善内亏外羸的状况。这些见解与设想，很有可行性，值得进一步验证，投向实践。

❖ 俏皮药不起作用

老朽之业师耕读山人曾言清末常熟一饱学鸿儒，科甲出身，兼通医学，受叶桂流派影响喜开清淡药，求诊者常为达官贵宦，饮后称好。对脾胃失调、食欲欠佳、身体虚弱之人，常开西洋参6g、藿香叶水浸扁豆6g、半夏曲6g、砂仁6g、枳壳水泡槟榔6g、佛手6g、化橘红6g、冰糖水炒山楂6g、甘草3g，名中州健运汤，每日1剂，水煎分2次服。看来有些巧弄玄术，却临床见效。因此遇到类似情况，要结合地区特点、所治对象，深入研究，且勿盲目否定妄加批评，但不宜师法。该派传人炮制"灵药"，已越过香岩翁，在社会上留下了被讥笑柄。

❖ 普通方剂暗藏精兵

清末岐黄家步云冠，少时在庙堂打扫卫生，从老僧授业精研医术，四子、五经张口背诵，《伤寒论》《金匮要略》信手出方，才华横溢，属著名学者。据其三传弟子讲，遣药与众不同，按兵法布阵，进退自如。调理阴盛阳虚、汗多亡阳，不投四逆汤、白通汤，天马行空，采取明修栈道、暗渡陈仓办法，迂回施治，先温后热、阴三阳七、早振元气、挽救命门火衰。尚举一例，若体质羸弱，汗出恶寒、手足发凉、脉沉微，专开保元汤，用人参15g、黄芪30g、甘草6g、肉桂6g，加附子40g（先煎1小时）、干姜15g、山茱萸15g、五味子15g，阴阳双益，气液合补，外围虚张声势，内藏附子精兵。这一疗法，得到许多人称赞，也有批评包子肉少，草根、树籽杂入期间，功力不易突出，有巧立名哗众取宠之嫌。对本汤整个搬用，老朽缺乏经验总结，但临床给予对证患者，都反馈见效。1980年于临沂诊一五十岁干部，素有神经衰弱史，近来每况愈下，发生里寒阳气虚脱现象，喜暖怕冷，好蜷卧入眠、体重下降、爱吃热物、稍动即汗、面色干白、懒于活动，就授予此方，每日1剂，水煎分3次服，连饮14天，病情转佳，继续未辍，约2个月康复如初。这说明此方确切可用。

❖ 发热四个类型

老朽临床凡外感发热，体温迅速升高，能达到 40℃，风寒额头灼手，恶寒，用麻黄、桂枝、柴胡、荆芥、紫苏开表发汗；风热口干、舌红，用银花、青蒿、连翘、浮萍、黄芩微启腠理则愈。阴虚发热，骨蒸、潮热、下午转重，体温不超过 37.5℃，用胡黄连、地骨皮、黄柏、银柴胡、白薇清热凉血；烦躁，舌绛无苔，二便正常，手足心有烫感，用生地黄、牡丹皮、知母、麦冬、白芍、山茱萸壮水制火即可解除。

❖ 疏利气机须用香燥药

司马芝前辈，以医鸣世已逾甲子年，推崇局方，喜投香燥药，认为芳香化浊、健运醒神、能疏利气机，对丹溪补阴学说产生质疑，提出异议。谓熟地黄、山茱萸、何首乌、猪脊髓阻塞经络，黏闭孔窍，影响人体生理活动，障碍气血循环，起了遏伏作用。曾创制一方，名疏气汤，由香附 10g、乌药 10g、川芎 10g、苍术 10g、白芷 10g、砂仁 10g、石菖蒲 10g、佛手 10g、白豆蔻 10g、玫瑰花 10g 组成，调治胸膈、胃脘疼痛，运用辛香走窜解除病情，很见功效。老朽仿照给予气滞不疏，胸闷、胁痛、慢性胃炎、肋间神经痛患者，均有疗效。

❖ 调理惊恐不要离开枣龙牡

闻道吴二俊，饱学多识，经验宏富，久居农村为乡民服务，备受青睐。调理精神不安、心悸、惊恐、心动过速、噩梦纷纭，认为阴虚血少、肾水亏损、肝阳扰子，投滋养潜下汤，是《金匮要略》酸枣仁汤加减方，有酸枣仁 30g、茯神 15g、川芎 3g、龙骨 30g、牡蛎 30g、五味子 6g，水煎分 2 次服。其中酸枣仁、龙骨、牡蛎居于帝位，不能削弱，每味可开到 60g，少则力微难见功绩。老朽临床常给予神经衰弱、忧郁、焦虑、失眠、狐疑、自我恐怖、歇斯底里小发作证患者，皆有明显疗效。

❖ 解除表邪分阴阳两虚

经方家袁桂秋，临床诊疗出奇制胜，与众不同，常自举旗帜，卖药南北，所到之处人皆迎接乐道，称其医术拔尖。治风寒感冒无汗、开腠理解表时，阳虚者投麻黄汤（麻黄、桂枝、杏仁、甘草）加附子 10~30g（先煎 60 分钟）；阴亏的用麦门冬汤（半夏、麦冬、人参、甘草、大枣、粳米）加紫苏 10~15g，发展了先圣施治学说。认为附子温里、通经络，助麻黄开鬼门防止伤阳；人参、麦冬居发汗药中保护津液，不致因解表而损阴；紫苏宣透逐邪，力量较小，不会雪上加霜害及人体，乃扶正却邪的综合疗法，前贤未有提出，故补其缺。对麻黄汤加附子补充阳虚，麦门冬汤加紫苏给予解表，二者虽然不一，实殊途同归。对此应持肯定态度，但紫苏启动玄府发散力低，较苏叶逊色，若更换之，能上升效果，有麦门冬汤作基石，"有效无殒"，绝无亡阴骤变。他讲曾将附子、紫苏二味合组一方，调理外感风寒阳虚发汗，成绩不如麻黄汤加附子，存在欠缺。并追述说，余乃野郎中，既非复古，亦不属维新，而是我行我素，一个孤家独行的经验派。

❖ 怫郁要表里双解

刘河间学说，依据《素问》认为六气皆从火化，由于人体感受外邪已经化火，产生"怫郁"现象，即聚结一起，非清解、宣散、通利二便不可，所以喜投凉膈散、六一散、防风通圣散，进行表里、上下双解，将"怫郁"打开，通过凉、散、汗、下、尿来排除之，不再固守先表后里的陈规疗法，有多快好省的优点。老朽临床遵照这一思想与经验，曾组建肘后处方，计薄荷 9g、黄芩 9g、山栀子 9g、连翘 9g、大黄 6g、元明粉 3g、滑石 9g、麻黄 6g、荆芥 9g、石膏 15g、柴胡 9g，每日 1 剂，水煎分 3 次服。宜于发热、体温升高，内外均热患者，3 天便收功效。

❖ 打饱儿汤的药物组成

医家贝雁洲精于选方，数味小药能医大病，深得师道薪传，调理胃呆消化不良，无食欲感，常开打饱儿汤，用山楂 15g、神曲 15g、砂仁 15g、石菖蒲 15g，每日 1 剂，水煎分 3 次服，连饮 5 天明显见效。对老朽讲，石菖蒲不仅芳香化浊，取其开窍，还有健胃宽胸促进运化的作用，和砂仁配伍最占优势。神曲生者富于宣发，炒后消食化积转佳，散的功效大减，应掌握这些技巧，使箭不虚发，水到渠成。贝老语重心长，令人感慨。

❖ 犀羚作用质疑

关于犀羚争论，老朽与友人所持观点，认为犀角、羚羊角临床疗效多大，试验者甚少，医林先贤提出以水牛角、山羊角代替，减轻病家经济负担，实现不再伤害世界级保护动物。经验证明二角如不同他药配合，单方一味，其力并不明显，几乎缺乏独效功能，人们怀疑滥竽充数，是东郭先生混入医疗队伍。由于物稀而贵，被迷信为发热的"圣品"。老朽经验，犀角与银花、牡丹皮、紫草组方，始见凉血解毒作用，羚羊角和全蝎、僵蚕、蜈蚣同开，有镇痉止抽的作用，否则收效很微，因此值得深入研究，揭出真实面目。不致让名牌再倾患者之家，投予人玩火自焚。

❖ 黄芪建中汤可应对亚健康

黄芪建中汤即小建中汤加黄芪，有桂枝10g、白芍10g、甘草6g、生姜3片、大枣（劈开）10枚、胶饴（冲）30ml、黄芪30g。调理气血两虚，易汗、腹内隐痛、心悸、面色苍白无华，适于神经衰弱、身体乏力、胃溃疡、慢性肝炎、疮疡化脓不破患者。加当归15g、香附10g，医产后下腹部拘急、痛引腰背。加人参10g，治夏季伤暑出汗过多、精神不振、倦怠懒言、心慌嗜睡，功效超过生脉散。老朽以之益气养血，给予亚健康患者，加红景天15g、阿胶15g、枸杞子15g、山药30、当归10g，名补身返原汤，每日1剂，水煎分3次服。对先天不足或平素羸弱之人，都有改善作用，起到保护疗效。

❖ 调理妇产科病有十招

《论证随笔》作者晏家兴从事岐黄工作，积有大量临床资料，经过分析、统计、总结，提出调理妇产科运用十面埋伏，解除月经、带下、妊娠、哺乳等疾患。一是健身保护冲任二脉，防止失调，以当归、熟地黄为基石；二是温经活血，治月事延期、量少。以川芎、丹参为基石；三是固阴止血，治崩漏不已，以白芍、阿胶为基石；四是疏肝理气、解郁，治情志不舒、烦躁，以香附、柴胡为基石；五是通经行瘀，治月事延后、经闭停潮，以红花、益母草为基石；六是镇痛，治经来腹痛，周期发作，以没药、延胡索为基石；七是运化脾湿，收摄带下，治阴道超量分泌物，以白果、黄柏为基石；八是补肾安胎，治先兆流产，以桑寄生、菟丝子为基石；九是软坚散结，治乳腺小叶增生，以橘叶、瓜蒌为基石；十是催乳下奶，治乳管分泌障碍，以穿山甲、王不留行为基石。其他辅助药物，按所需加入，组成有效处方。此说可供参考，但应灵活对待。

❖ 坤医的五大门神

妇产科名手召华章，功底深厚，能背诵《内经》《难经》数十篇，谈及《金匮要略》如瓶泄水，见者叹绝。曾对老朽讲，柴胡、香附、白芍、当归、益母草，为坤医执业者五大门神，"十个大夫九个五"，言其投用之多遍及国中。他将该药组织一起，称菩萨汤，计柴胡10g、白芍10g、当归10g、香附10g、益母草10g，专调女性肝郁气滞、脾胃不和、精神抑制、内分泌紊乱，临床表现易怒、纳少、胸闷、胁胀、腹痛、月经量减、周期延后、浅睡多梦、阵发性出汗，每日1剂，水煎分2次服，连续饮之，作用良好。老朽照法施治患者，其病情得到不同程度的改观。

❖ 女病四仙

冯四嫂业医数十年，精妇科，亦助产接生，常言香附调气止痛、当归温中养血、益母草祛瘀生新促进子宫复旧、川芎活血行滞，称女病四仙，调治妇产疾患，都应加入，乃保本药物，在疏肝理气、通利月经、解除烦恼、散结止痛方面，能发挥理想性作用，是不可离者。老朽临床也不断投予这坤药四仙，然体会较少，但论其功效则推为第一。四嫂出身知识分子家庭，勤奋好读，实践经验超人，因生理缺陷被丈夫赶出婆门，以操刀圭糊口，年八十余卒于白衣庙中。

❖ 行气活血可止痛

同道沈雁声以医鸣世数十年，善于调理各种疼痛，无论内外、脏腑、肌肉、骨骼，常投白芷、延胡索、白芍、乳香、没药，跌打损伤则加血竭、三七参，效应如响。曾说除白芍收敛，其他均通过行气活血来实现，或言中医无止痛药，道理在此。所组之截痛汤有白芷15g、荔枝壳15g、白芍15g、川楝子15g、延胡索15g、制乳香10g、炒没药10g、生姜6片，每日1剂，水煎分2次服，用途广泛，可给予内、外、妇、伤多科杂症，是值得探讨的不倒翁方。

❖ 食疗数则

老朽处理各种疾病，除药物治疗，主张配合饮食调养，利用保健促进恢复安康。高血压吃山楂、香蕉，糖尿病吃苦瓜、山药，惊悸失眠喝牛奶、吃龙眼，体虚无力吃鸡蛋、羊肉，腹泻吃大蒜、莲子，白带淋漓吃白果、芡实，咳嗽吃杏仁、罗汉果，血脂高吃鱼油、玉米须，便秘吃蜂蜜、芝麻，尿少吃西瓜、赤小豆，乳汁缺乏吃牛鼻、猪蹄，精神不振喝绿茶、咖啡，都能起到良好辅助作用。

❖ 处方应化古为新

韦怀玉与老朽友善，信奉顾松园、林珮琴、王孟英学说，博览群籍，见解独特，阅历广多，为时方名家。强调学习医术，要向前看，吸取新知，抱着厚今博古的思想，开创自己的风格道路，发先贤所未发，叶桂、费伯雄就是代表人物，能在艺术上捷足先登，将传统方技加以改进，适应时代潮流，才会发挥圣绩。曾把《金匮要略》蜀漆散、小柴胡汤予以加减，组成截疟汤，计柴胡15g、黄芩15g、蜀漆（常山嫩苗）10g、半夏7g、草果6g，每日1剂，水煎分2次服，治疗疟疾恶寒、发热、出汗三症状定时发作，很见效果。还以白虎汤为基石加入银花、连翘、薄荷、牛蒡子给予中暑与夏季热体温升高患者，3剂即愈。

❖ 温病无神昏忌服二角与虫类

田大姐调治温病，为拿手好戏，认为由口鼻而入，属外感之邪引起，有恶寒现象。所谓伏气内发比较少见。开始解表，投桑叶、银花、连翘、浮萍、薄荷；入里口渴、高热，开石膏、知母、黄芩、山栀子、黄连苦寒泻热，如大便燥结，则加大黄、元明粉，通过攻下，瓦解其毒，排除火邪，处理并不复杂。曾说若无神昏、抽搐，犀角、羚羊角、全蝎、蜈蚣不可盲用，反之引邪深入加剧病情，等于开门揖盗。言简意赅，乃经验良语。

❖ 温病不存在邪入心包

同道赵穆宾，精论证，善于分析研究，曾提出温邪内陷逆传心包，为香岩所言卫、气、营、血发展五步之一，实际此说乃子虚乌有，并不存在。热性疾患处于高热阶段，出现神昏、谵语、惊厥，谓之脑伤三症状，应清火、解毒、息风，投大剂银花、郁金、黄芩、石膏、黄连、山栀子、羚羊角便可回苏，只有抽搐方会加入全蝎、蜈蚣、僵蚕三大虫宝。数日不更衣或热结旁流，加入大黄、元明粉，按肠阳明腑证施治，都能转凶为吉，走向痊愈，添上一个热陷心包，反倒成了赘物。对这一观点，老朽虽难赞同，但作为学术争鸣，仍有参考意义。

❖ 业医汲取众长，不得守一家之言

老朽少时作文记中秋，写有"广寒宫嫦娥献媚，清虚府桂树飘香"两句，得到周华煜年伯首肯，曾告诫说，学习要扎实，步步为营，深入浅出，攻读前人遗籍，认真掌握、节选，最忌浮光掠影，水中捞月。指出刘河间外感六气皆从火化，比较片面，忽视了《伤寒论》三阴寒化证；张子和力主汗吐下三法，丢掉了气血两虚，封闭人参、附子；叶天士防"炉烟虽熄灰中有火"，大开寒凉之门，犯了矫枉过正、病能转化的治疗禁忌。这些问题应深思熟虑考量全局，只有如此处理方可见的发矢，症去人安，不留余邪。老朽秉着大师观念，指导实践，避免走向偏颇，获益良多。

❖ 平安粥

农历五月五日端午节，为纪念屈原，包粽子、赛龙舟、舞狮、踏歌、跳神、跑车、抬杆、高跷、唱戏、望江、耍旗、放河灯，进行各种活动。同道屈一农则用北方黄黏米1.5kg，加大枣、桂圆、枸杞子、莲子、百合、杏子、甜瓜、板栗、花生、红糖煮成十珍饭，阖家同吃，谓能令人长寿，不多过问闲事，称团圆平安粥。

❖ 发汗止泻逆流挽舟

《金匮要略》"下利腹胀满"，应先温里，属正当治法。又言"下利清谷"不可攻表，"汗出必胀满"，并非准则，不然调理肠炎就难以投予"逆流挽舟"法。因此读古书要考虑历史背景、条件限制，切忌"照搬"二字。防止身陷牢笼，影响了学术的发展。先贤愚师法前人说教，能灵活运用，为其一大特色。《德仁堂方药配方》载有他治冬季感寒泻下，开《伤寒论》麻黄汤加味，即麻黄 10g、桂枝 10g、杏仁 6g、甘草 6g、附子 10g、干姜 10g，通过发汗解表、逆流挽舟法，起到内外双疗，腹泻停止，为后人树立了一面镜子。

❖ 老医谨慎亦能误病

未属撰人《万卷楼误书记》言一农民换漏成伤寒腹泻不止，日行数次已两年余，由客居江苏常熟为老医喻嘉言调理，按脾虚论治嘱其吃理中丸无数，巧求长洲风华正茂的张路玉继诊，他认为湿热蕴积，应换清凉药，乃授予《伤寒论》葛根芩连汤，计葛根 15g、黄芩 15g、黄连 10g，加泽泻 10g，并突出升提，发挥葛根升发作用，共 10 剂症状即减，逐渐转愈。通过这一慢性肠炎案，可以得到三点启示，一是久病必虚，属口头禅，不一定尽皆如此；其次喻氏雪雁飓风，探花即钱塘谦益推为国手，老人亦有考虑不周处；第三璐翁初出茅庐诊断较细胆大有识，与农家思想保守爱惜羽毛不同，故"一战成功"，若产生骄傲情绪，也会走向失败，谦虚、谨慎、好学、深思，应奉为座右铭。

❖ 调理热证时方药物应重点掌握

石昌五为民国时期医家，属时方派大使，八十八岁犹临床诊疗，耳聋严重，以笔代听。曾说银花、连翘、黄芩、板蓝根、柴胡、大青叶、蒲公英、黄连、虎杖清热解毒，有抗生素作用，对外感温邪，流行性热病，头痛、流涕、发热、咽喉红肿，起特殊功效，一般 4 剂便可解除，比投白虎汤加薄荷或浮萍，有过之而无不及，应重视掌握。在量上要达到高标准，即每剂分别给 10~20g，甚至 30g，否则延误施治时间，会影响效果。并告诉银花须稳定 30g 左右，贫困家庭可取忍冬藤代之，增加三分之一量。

❖ 保护阳气能延年益寿

同道夏雨农，枕经抱史，知识渊博，为医界文豪，治学思想，倾向明代张景岳学说。提出人身以阳气为贵，保护阳气才能维持生命活动，死亡者躯壳仍在，然阳气已绝，故诊病应掌握补益二字，需平补、温补，不要凉补、热补，方可化为动力，防止出入自废、升降停息。比较理想的药物首推人参、白术、黄芪、当归，通过益气、助阳、温化，当养阴生血，巩固根本，达到增龄颐寿之目的。他创制了延命汤，有人参 10g、黄芪 15g、当归 6g、於白术 6g、山药 10g、甘草 6g、大枣（劈开）10 枚，水煎分 2 次服。依据实际情况，宜于久用。对祛病健身，延长生命时间，起到良好的作用。老朽表示称赞，亦有补品等于仙草的质疑，但作为营养保健品，可供参考，以慰其良苦之心。

❖ 对《太平惠民和剂局方》药物要持两面观

同道杨凡民，喜研究宋代《太平惠民和剂局方》（简称《局方》），锲而不舍，从中寻找施治经验。他说，丹溪翁批判其香燥伤阴，加薪助火，虽有道理，却未考虑能调和气机、发挥醒脾、有利疏泄的一面，是活泼人体促进催化的新兴疗法。朱氏大补阴丸，胶柱鼓瑟，属于呆补，吸收较难，非救急良方，后世失察，群起效尤，反蒙祸害。就以"阳有余阴不足"而论，亦非对证之品，滋阴抑阳，也能灭阳，阳去阴孤，破坏了阴平阳秘，生命即寿终回归天国，因此应振兴《局方》以为今用。老朽表示称赞，但对香燥耗液竭津，经常保持警惕，不然摁下葫芦水起来，溢出容器，以偏纠全，只剩一偏。

❖ 湿疹外洗亦有疗效

《伤寒论》与《金匮要略》为兄弟异本，一论流行性热病，一诊疗内、外、妇科杂证。《金匮要略》所载百合、狐惑、阴阳毒、跌蹶、奔豚已很少见。惟浸淫疮则发者颇多。前贤考证，指黄水疮、疥、癣，从外涂黄连粉研究，乃湿热所致，可能属于湿疹之类。或云是下肢臁疮，实际同小腿溃疡并不一样。老朽调治湿疹，根据其顽固性、复发率高，除黄连尚用他药，取夜交藤 30g、川椒 15g、苦参 15g、芦荟 15g、百部 15g、狼毒 10g、硼砂 10g，煮水外洗患处，每日 2~3 次，收效甚佳，连用 10~20 天。

❖ 悼俞君辞世一周年

老朽与俞慎初为老友，因拜访陆渊雷医家识荆在申门，当时上海中医界贤达聚集，百花竞放，治学观点、方法分为两个群体，一是祝味菊、陆渊雷代表的中学融西派，二为秦伯未数家主张研习经典发扬国粹，称作传统派。俞兄源自秦伯未体系，却博采众长，无门户之见，实属难得。此后关山阻隔，音问较少。拨乱反正，学术活动增多，曾专函邀老朽赴闽参加清贤陈修园学说研讨会，旧雨重逢，回忆往事，不禁慨然。其道德风范、勤于著述，遐迩均知，被推华表。君谢世一周年，谱元曲调寄《兰香令》以怀念之：游客若梦，走完旅途，八十年阴晴圆缺，历尽风雨沧桑，不无坎坷。献身国医，奋斗岐黄大业，沥心呕血，孤灯下写出耀光篇章，留给后昆，权作前贤续编。而今已矣，始知白驹过隙，幸有遗爱泪洒人寰。

❖ 轻方小药亦能误病

济南医家韦继贤、吴少怀执业多年，经验丰富，常开平淡小方，不超过十味。对老朽讲，城市居民、公务员所患多为小恙，如胃炎、肠道疾病、神经衰弱、围绝经期综合征，且身体较虚，不耐药力，不宜投予大剂，清化之品便可解除。若量重、妄用猛烈，反增病情，迁延难愈，影响处方人威信声誉，确系肺腑良言。老朽从而联想时方、杂方派名家爱惜羽毛回避苦寒、大热、攻坚、有毒药物，走向明哲保身，有其内在苦衷，正因畏首畏尾防失心严重，也导致邪进正退、体形亏损。要从根本上解决这一问题，最好给中医临床立法。

❖ 镇静止痉非疗本之药

热性病小儿高热痉挛，角弓反张，四肢搐搦，民间谓之抽风，一般都投三虫（全蝎、蜈蚣、僵蚕）、三宝（紫雪、至宝、安宫牛黄丸）、三水丸（龟甲、鳖甲、玳瑁壳），有一定效果，已成施治规律。赵晓寒前辈对此持另一态度，认为医标而非疗本，所起镇静即抑制作用，害多益少，易留后遗症。因此他主张清热泻火、柔肝息风、滋水养阴，从根上解决，配合介类潜阳，方属明眼调理，以避开刚燥见长，乃一大特色。曾创制宁热定痉汤，由白芍 6~9g、生地黄 6~9g、牡蛎 9~15g、石决明 9~15g、重楼 6~9g、石膏 9~15g、板蓝根 15~30g、羚羊角 2~4g、钩藤 9~15g、麦冬 6~9g、地龙 3~6g 组成，每日 1 剂，水煎分 4~6 次服，或鼻饲之。老朽试用功效良好。

❖ 宫外孕服药、手术两种准备

子宫外孕，指输卵管妊娠，孕妇在两个月左右时突然少腹部剧痛，开始一侧，逐渐扩展到全腹，反射至后肩部，阴道流血，严重者腹壁隆起，能触及块状物，易发生晕厥、贫血现象，应迅速救治，忌投止血药，最好住院诊疗，以防延误造成危亡。老朽所医，一输血，二做好手术准备，三配合中药，投张锡纯先生活络效灵丹加味，用丹参 15g、当归 10g、制乳香 10g、炒没药 10g，水煎分 3 次服，6 小时 1 次，日夜不停，情况稳定方内加三棱 10g、莪术 10g、桃仁 10g，改为每日 1 剂。急救过程中，若晕厥持续、腹痛不止、妊娠试验仍然阳性，可立即手术解决。

❖ 子痫的四大症状

子痫为妊娠重笃证，又称怀孕晚期中毒，开始头痛，视物模糊，胸内有紧迫感，逐渐精神呆滞，双眼发直，口角肌肉蠕动，颜面抽搐，随之全身痉挛，咬牙切齿，口吐涎沫，俗名抽风，持续 1~3 分钟，转入昏睡状态。临床时要抓住高血压、水肿、蛋白尿、抽搐四大症状。早期调治，可防止发作。老朽常投镇痫汤，计天麻 10g、钩藤 20g、黄芩 15g、桑寄生 20g、生地 9g、石菖蒲 6g、白芍 9g、夏枯草 15g、马宝（结石）1g（冲），水煎分 3 次服，6 小时 1 次，病情稳定转为日饮 1 剂。一般不用三虫（全蝎、蜈蚣、僵蚕），避免对胎体不利。如疗效较慢，考虑引产中止妊娠，挽救孕妇生命。

❖ 外用局部疗法

中药碾末外敷或煮水浸泡，利用药物高分子通过皮肤向内部渗透，称局部疗法。通利经络、温阳散寒、活血化瘀、行气破结、祛痰解毒，调治许多疾患，如胃痛、腹泻以干姜、吴茱萸入肚脐，关节炎以乌头、乳香、没药包在痛处；妇女痛经、慢性盆腔炎以丹参、红花、延胡索置于少腹部，亦可用水调匀，盖上胶布，取热水袋反复熨之；高血压、失眠用夏枯草、夜交藤所煮之水泡脚 15 分钟。这些方法均能改善症状、消除炎变，促进恢复健康。这些虽属铃医技术，却易见功效。

❖ 酒渣鼻的外治法

赤鼻证，又称红鼻子，因饮酒加重，亦叫酒渣鼻。除局部毛细血管充血，与螨虫窝居有关。鼻炎、两颊发红，光亮，逐渐出现丘疹、结节，或小脓疱，日久软组织增生肥厚，结节互相聚合，形成鼻赘，称兜隆囊。老朽临床所见，根治较难，可饮活凉二血汤，计生地黄 15g、川芎 10g、当归 10g、红花 10g、赤芍 15g、牡丹皮 15g、黄芩 15g、黄药子 10g、白花蛇舌草 20g、丹参 10g，每日 1 剂，水煎分 3 次服，连用 15~45 天为 1 个疗程。外以大黄 30g、硫黄 30g、大枫子仁 30g、水银 10g、雄黄 10g、百部 30g、狼毒 10g，碾末，猪油调成糊状，涂抹患处，日敷 4 次，日夜不停，收效良好。

❖ 传统技艺留下一招

从遥远的古代，百工技艺无论家传、师授，在传艺过程中，均留一手绝招，据说为了生存和后人反亲、脚踢师门，不能全部交与子女、门生，倾囊而授之。岐黄界亦客观存在，然起于何时，难以确考。自学成才之书本医家，则无人强调执行此规。老朽学习这一专业，是继承父、师衣钵，也曾口头提示将先人所传遗训继续下去，要求只留一二特殊技术，诊断、验方皆可。老朽自认腹笥太空，学少长进，知识贫乏，同二老相比，等于太阳下的一盏油灯，愧无绝技保存，若天赐年寿，便当努力读书，认真总结经验，寻觅妙招奇术，丰富寒身。

❖ 老人便秘综合疗法

老年人便秘，有多种原因，肠道狭窄排出大便变细、如带状，结肠痉挛似羊屎，直肠积粪坚硬粗大，结肠炎秘与便溏交替出现，直肠癌、结肠癌进行性发生，腹胀、痛、呕吐可能为肠梗阻，应及时检查确定真相。老朽所言者，肠道能力减退、水分不足、蠕动无力，或长期缺乏运动，肠黏膜应激功能低下，形成大便燥结难以下行排出体外。调治方法，要戒烟、酒，少饮茶，切勿久服大黄、番泻叶，宜加强身体锻炼，每天步行三四公里，打太极拳，早晨起床空腹喝白水 1 杯、牛奶 300ml，日食蜂蜜 100ml，早、午、晚上耸肩膀 40 次，收缩肛门 15 次，多吃含纤维的青菜与芝麻油。

❖ 小儿良药承气化积汤

司徒丰与老朽的父亲同窗，精医学，重点研究经方，能背诵《伤寒论》《金匮要略》，记取《千金方》四百方，执教师范学校，业余为患者服务。调理胃呆厌食、消化不良、浮肿胀满、大便排出困难，常开小承气汤加四消饮，功效甚好，名承气化积汤，计大黄 2~6g、厚朴 5~15g、枳壳 5~15g、山楂 5~15g、神曲 5~15g、谷芽 5~15g、槟榔 5~15g，每日 1 剂，水煎分 2 次服，6~10 天为度。老朽习投此方治疗小儿消化系统疾病，对净化胃肠、消积化食、解除胀满、促进营养吸收，很有作用。也可加冰糖和药碾末，水泛为丸，每次 3~6g，日吃 2~3 次，同样获得效果。

❖ 治自汗量大奇观

单开旭先生治阳虚自汗，稍动即出，甚则湿透内衣，以上身为多，下肢较轻，投药兼补阴血，一般不开附子，用桂枝汤加味，表现"量大奇观"，似韩信将兵众者取胜。计黄芪 80g、白芍 30g、桂枝 10g、五味子 30g、甘草 6g、生姜 6 片、大枣（劈开）20 枚、龙骨 60g，突出益气固表、收敛津液，使腠理封闭，每日 1 剂，水煎分 3 次服，10~20 天为 1 个疗程，无副作用，功效极佳，称"风吹树摇根不动"方。

❖ 高热下后伤阴开三鲜

镇江大港派又名沙派，数代业医，声闻南北，其中沙玉书承前启后属关键人物，他是叶桂系统传人，怀抱特殊秘诀，临床喜投辛凉宣散、甘寒保阴，对热性病提倡大量吃西瓜，利尿降温称上上妙法。白虎汤石膏开至 250g，取得明显效果。诊断为肠道燥结，不拘守腹内胀满、舌生芒刺，或阳明与非阳明，只要胃家实就开大承气汤；鉴于高热伤阴，下后即给予鲜地黄、鲜石斛、鲜麦冬补充津液，形成一系列经验疗法。在时方阵营中独树一帜。老朽仿其调治程序、处方遣药，可令患者迅速得愈，沙翁刀圭之术，应当重视、介绍推广。

❖ 柴胡越鞠汤优于丸剂

越鞠丸能疏肝、健胃、开结，调理气、血、痰、火、湿、食诸郁，对胸腹满闷、泛酸嘈杂、消化不良、食欲懒进、嗳气打嗝皆有作用。同道贝毅夫信奉丹溪学说，善调肝胃不和气郁不伸证，针对妇女患者，常将本丸改作汤剂，又加柴胡，收效甚好，名柴胡越鞠汤，投量为苍术 9g、香附 9g、川芎 9g、神曲 9g、炒山栀子 9g、柴胡 12g，每日 1 剂，水煎分 2 次服。老朽用于临床，感到巧妙，只有少数人反映发生恶心现象，添入大黄 2g 即行消失，增强降下功效，并助推他药发挥疗效，进一步提高了效果。

❖ 三苦一解汤统治热证

老朽青年时代，遇到一医家。在农村悬壶，名法门僧，自称凡夫俗子，不是和尚。其性格洒脱，豪放，知识渊博，七十余岁，好似世外高人。他调治热证有一系列成熟经验，凡春温、暑温、风热感冒、原因不明性低热，习开三苦一解汤，有大青叶30g、大黄3g、板蓝根30g、浮萍20g，每日1剂，水煎分3次服，病情严重，按时间应用，4小时1次，分4次饮下，昼夜不歇，直至痊愈。他说，此方表里双解，只要无恶寒现象，不忌大黄，能导热下行，属特殊疗法，是河间薪传，虽大便正常同样可服，尚起釜底撤火作用，乃折肱所得。老朽曾镜中求影，确见疗效。

❖ 治偏瘫要考虑三降一扩

脑血管意外血栓、梗死、溢血后遗症，谓之中风，常出现口眼歪斜、口角流涎、语言不清、半身不遂、瘫痪卧床，大都投予《医林改错》补阳还五汤。老朽认为方内缺少降血压、血脂药物，影响功效，因而加入了三降一扩（降血压、血脂、血黏稠度，扩张血管），予以综合治疗，组成十二味汤，计黄芪90g、川芎15g、地龙10g、当归10g、红花10g、葛根15g、山楂15g、夏枯草15g、茺蔚子30g、桃仁10g、何首乌15g、丹参30g，每日1剂，水煎分3次服，2个月为1个周期，成绩较好。黄芪有三善，即降血压、扩张脑血管、帅血运行，可大量应用，开至250g，除不利睡眠，无任何毒副作用，是纯正良品。

❖ 夏天常服防暑保身汤

夏季气候炎热，暑邪伤阴，口干舌燥，出汗过多，食欲不振，全身乏力，精神萎靡，脉象微弱，有气虚津液亏损症状，老朽除投生脉散、竹叶石膏汤外，尚开《折肱濡墨》防暑保身汤，计生地黄10g、白芍10g、麦冬10g、石斛10g、西洋参10g、山楂10g、冰糖（冲）10g、大枣（劈开）10枚，每日1剂，水煎分3次服，对防暑降温、益气护阴、生津补液、促进化源能起到良好的作用。其中山楂不仅健胃改善纳呆，还可降血压血脂，通过酸敛制止大量出汗，防止虚脱。

❖ 热证初愈用大保汤

热性病无论伤寒或温病，热退、便秘解除之后，不可再投白虎和承气汤，要以益气生津为主促其恢复健康。老朽经验，补充身体亏耗，应用吴瑭增液汤加味，计人参 10g、生地黄 15g、麦冬 15g、玄参 10g、山楂 10g、炒神曲 10g，水煎分 3 次服，连饮 3~6 剂。方中所开健胃药，能助食欲改善纳呆，命名大保汤。同道叶允杰最善用之，指出有三大优点，即扶正、返原、纠虚，利于患者。

❖ 崩漏缘于血失故道

老朽之业师治病，其处方方小量少，灵巧第一，君臣佐使，朗若列眉，患家收藏，称"逸仙宝笺"。民国时期，曾治疗一妇女排卵型子宫出血，月经周期正常，来潮后淋漓不止，诊断为冲脉郁滞运行障碍，血失故道，应活血祛瘀、通利居先，投佛手散加味，开当归 9g、川芎 9g、丹参 9g、桂枝 3g、益母草 15g，每日 1 剂，水煎分 3 次服，5 天便愈。寓攻于补，藏活血于养正之中，是太极图中两仪相互依存，各无所伤，益母草促使子宫收缩，压迫血管窦，奉为重点，起了主导作用，真乃巧夺天工。老朽临床调理此证，即照是法，获效甚伟。

❖ 田氏经验两则

伤寒派大家田春耕，与老朽之父友善，治疗风寒感冒不投麻黄汤，开麻黄 9g、葱白 9g、淡豆豉 9g、生姜 9 片、解菘（白菜）根 60g、红糖（冲）30g，水煎分 2 次服，8 小时 1 次，盖被卧床发汗，3 剂可愈。他医风湿性、类风湿关节炎，坐骨神经痛，不开乌头、附子，用白芷 30g、制乳香 10g、炒没药 10g、独活 30g、汉防己 20g、老鹤草 50g、干姜 15g、甘草 10g，称三痹汤，每日 1 剂，水煎分 3 次服，1~3 个月为 1 个疗程。曾说，乌头、附子、天雄，有毒，伪品多，缺乏标准，勿过度迷信。对此，老朽颇有感触，信古而不泥古，才能有所前进，墨守陈规则新生事物即被扼杀，科技就难发展了。

❖ 慕氏治疗疮疡经验

时方派医家慕东林，精外科，长袖善舞，以调理疮疡、皮肤病闻名，治湿疹瘙痒日久不愈，取苦参 100g、狼毒 100g 煮水浸洗；颗粒型痤疮（青春痘）不投银花、连翘清热解毒，用蒲公英 30g、野菊花 30g、败酱草 30g、大黄 6g，水煎分 3 次服，复发率低，有远期疗效；急性蜂窝织炎、淋巴管炎、头面丹毒泻火当先，防止化脓，用大黄 6~15g、大青叶 20~40g、板蓝根 15~40g、野菊花 15~30g、紫花地丁 30~60g，水煎分 3 次服，重者 6 小时 1 次，日夜不歇，直至痊愈。

❖ 蒲氏回生丹的广泛用途

正骨专家蒲兰亭，世袭三代以伤科闻名，对患者以笑相迎，被称为蒲乐仙。老朽少时曾获其一首验方，有大黄 20g、蟅虫 50g、血竭 50g、三七参 100g、制乳香 50g、炒没药 50g、柴胡 50g、肉桂 30g、丹参 50g、川芎 50g、当归 50g、桃仁 50g、藏红花 30g、炮山甲 30g、孩儿茶 10g、郁金 50g、细辛 10g、麝香 3g、鸡血藤 300g（煮水打丸），碾末，水泛为丸，每次 6~10g，日 2~4 次服。治跌、打、挫、扭损伤，筋断骨折、闪腰岔气、局部瘀血肿痛，或脑震荡头痛、眩晕、恶心、呕吐。还投予关节炎、肩周炎、股骨头坏死、颈胸腰椎间盘膨出、坐骨神经痛、泰齐病（肋间神经痛）、各种软组织伤害，都起作用。老朽临床，喜开此药，疗效确切，命名蒲氏回生丹。

❖ 泻火解毒首选栀子金花丸

黄连解毒汤加大黄，名栀子金花丸，由黄芩、黄连、黄柏、山栀子、大黄组成，专医邪热毒火充斥三焦，口燥咽干、身发斑疹、吐衄出血、疮疡疔疖、大便秘结。如去大黄，可治妇女功能性子宫出血。陈绍英先生调理牙痛、头面丹毒、腮腺炎，喜投本方，并加入大青叶、石膏、板蓝根，收效甚佳。所开剂量，颇为骇人，老朽曾见其给予丹毒患者将黄芩用至 30g、山栀子 20g、大青叶 50g、板蓝根 50g、大黄 15g，水煎分 3 次服，不论昼夜，6 小时 1 次，3 天病去大半，被称圣手。

❖ 应当推广五虎汤

古方研究家赤竹青，善于化裁经典方转为新意，最多者出自《伤寒论》。曾将四逆汤加人参、黄芪、桂枝，赋以创造名，称五虎汤，除调理阳虚内寒、汗多、手足发凉，精神疲惫、下利清谷，重点强化心脏，促进气血循环，提高新陈代谢，改善体质营养，挽救虚脱，回苏功能衰竭，上升白细胞减少。所开之量附子 30g（先煎 1 小时）、干姜 15g、甘草 6g、人参 15g、黄芪 30g、桂枝 15g。水煎分 3 次服，6 小时 1 次，日夜不停，4 天即可由危变安。比单独投予四逆汤，功效超过 1 倍。老朽临床遭用时，把桂枝减去改为肉桂 8g，可使疗效增强，迅速得愈。

❖ 补中益气汤加量升提大气下陷

补中益气汤，临床应用较广，主要调理中气不足，劳倦内伤，四肢无力，清阳下陷，自汗频仍，易于感冒，血压低，胃下垂，脱肛，重症肌无力，子宫掉出。《秋水医案》强调治疗大气陷下，头目眩晕、心慌气短、阴火上升、颜面烘热、精神不振、纳食减少、喜卧嗜睡，指出添入红景天、生姜、大枣。他的投量特殊，独成一家，收效甚好。计黄芪 30g、人参 6g、当归 15g、陈皮 10g、升麻 3g、柴胡 3g、白术 6g、甘草 3g、红景天 15g、生姜 6 片、大枣（劈开）30枚，取胶饴 30ml 矫味，每日 1 剂，水煎分 3 次服。感冒低热增柴胡至 9g，妇女功能性子宫出血加阿胶 30g，汗液多把黄芪提升到 60g。

❖ 验方筋骨肉痛麻丸

圣来禅师留有一首验方，名筋骨肉痛麻丸，由牛膝 100g、当归 100g、独活 200g、红花 100g、丹参 100g、羌活 100g、制乳香 100g、炒没药 200g、川芎 100g、制乌头 100g、制草乌 100g、红曲 100g、杜仲 100g、狗脊 100g、续断 100g、肉桂 100g、细辛 50g、木瓜 100g、白芷 100g、两头尖 100g、秦艽 100g、露蜂房 100g，碾末，水泛为丸，每次 6~9g，日 3 次服。专医肩背、腰膝、四肢、周身疼痛、麻木，宜于肩胛炎、关节炎、股骨头坏死、坐骨神经痛、强直性脊柱炎、末梢神经炎、腰椎间盘突出症，都有不同程度的疗效，能长期应用。老朽经验，无不良反应，可控制反复发作。

❖ 爽胃饮的临床观察

时方派医家调理胃炎、十二指肠炎与溃疡病，有两大绝招，一是甘凉濡润、和中降火，投叶氏养胃方；二是顺气止痛，不开芳香燥药，用爽胃饮，即一贯煎类，由当归 6g、川楝子 15g、瓜蒌 15g、茯苓 6g、半夏 9g、佛手花 9g、绿萼梅 9g、生姜 3 片、大枣（劈开）5 枚组成，对肝胃不和引起的呕恶、厌食、嗳气、脘胀、打嗝、隐痛，皆见功效，和轻描淡写之方不同，占平、稳、廉、效四字，临床运用，医患两家均感觉满意。

❖ 心动过缓重用附子、鹿茸

心慌、心动过缓、脉搏变迟，习称神经或功能性心脏病，老朽在读书过程中发现前贤按阳虚、血运不良调治，很有意义，但少标准处方，尔后由《伤寒论》内将桂枝去芍药加附子汤抽出投予此证，即可缓解，亦有远期疗效，计桂枝 15g、附子 10g、甘草 10g、生姜 6 片、大枣（劈开）5 枚，每日 1 剂，水煎分 3 次服，连用 15~30 天。若药力较慢，加人参 10g、鹿茸 3g，对改善心律起特殊作用。门生霍春峰验证，称为良方。

❖ 三化汤能改善偏瘫症状

戈云浦同道为汉学家，精通刀圭术，以善投经方闻名遐迩，被称济世老佛。开《金匮要略》桂枝加龙骨牡蛎汤专题治疗男子遗精、女子梦交、小儿遗尿、睡见噩梦，长时饮之能收良效。其量为桂枝 6g、白芍 9g、甘草 6g、生姜 6 片、大枣（劈开）6 枚、龙骨 20g、牡蛎 20g，小儿酌减，每日 1 剂，水煎分 3 次服，连用不停，病愈则止。老朽临床发现短期功效不太理想，成年人需 30 天方显端倪。患者坚持到底，十分有益。他说中风后遗症即脑血管意外留下的半身不遂，往往便秘，可给予《伤寒论》小承气汤加羌活，俗名三化汤，可改善偏瘫症状，计大黄 3g、厚朴 6g、枳壳 6g、羌活 6g，方小药少，微量久服，1 个月为期，转化率占 60%。

❖ 达原饮减味即理胃汤

《彭翁医案》喜化裁古方以为今用，曾将《温疫论》达原饮减去黄芩、知母，更名理胃汤，调治胃炎、胃溃疡、胃神经官能症，脘胀、腹痛、嘈杂、灼心、纳呆、舌苔厚腻、经常有呕恶感，计槟榔 10g、厚朴 10g、草果 6g、甘草 6g、白芍 9g，加藿香 9g、高良姜 9g，每日 1 剂，水煎分 2 次服。老朽应用时根据随证进行损益，侧重胀满增厚朴至 15g，胃酸缺乏增白芍至 15g，大便不爽增槟榔至 15g，修补溃疡加入制乳香 6g、炒没药 6g，有幽门螺杆菌加入蒲公英 30g、紫花地丁 20g，粪内潜血加入小蓟 30g、三七参 6g。20~40 天为 1 个疗程，效果颇佳。

❖ 健身饮料天地人汤

夏季气候炎热，出汗多，人体丧失津液，导致气虚阴亏、口干、无力、神疲、倦怠、消瘦，习用生脉散。据说清末状元刘春霖常将三才丹改成汤剂加乌梅、冰糖，作为清暑补益健身饮料，处方：人参 6g、天冬 6g、熟地黄 9g、乌梅 9 个、冰糖（烊化）15g，即天地人汤，每 2 日 1 剂，水煎分 2 次服。老朽仿照制成汽水，酸甜可口，易于饮用，收效甚佳。

❖ 增强健康甘霖汤

胡羡蒲据豆棚瓜架雨如缘所写《田野纪闻》，谓佛门苦禅寺藏有一首甘霖汤，有当归 10g、枸杞子 30g、葡萄干 30g、红景天 15g、人参 10g，每日 1 剂，水煎分 2 次服。治疗亚健康体质，气血双虚，全身乏力，面色无华，自汗频仍，腰软腿酸，精神不振，嗜卧好眠，脉象沉弱，大便稀薄，履下似棉，蝉联应用，有明显效果，是普度众生的良方。老朽实践观察，的确如是，宜投向临床。

❖ 身痛验方两则

《藤荫碎语》载有诊疗风湿身痛方，有麻黄 15g、白术 30g、木防己 20g、独活 30g，每日 1 剂，水煎分 3 次服，对调理多种痹证，如肩胛炎、关节炎、手足麻木、坐骨神经痛，都起作用。老朽临床常给予兼有寒性的腰、腿疼痛的患者，加入杜仲 15g、牛膝 30g，连用 15~30 天，功效显著，小方易饮，很受欢迎，够得上不倒翁汤。同时又介绍一首专医身体肌肉疼痛如木杖鞭打，按气液不足经络障碍论治，投《金匮要略》芪芍桂苦汤，将苦酒减去，只取黄芪 30g、白芍 30g、桂枝 15g，水煎分 3 次服，症状消失为度，也可供选择参考。

❖ 强壮丹的适应证

《巴蜀闻记》所载验方，调理气血不足肾肝亏损，四肢麻木、筋骨痿软、腰膝酸楚、腿足削瘦、行走无力、全身疼痛，用强壮丹，有木瓜 50g、钻地风 50g、千年健 100g、鸡血藤（煮水入药）300g、当归 100g、川芎 50g、制乳香 70g、炒没药 70g、秦艽 50g、牛膝 100g、五加皮 50g、人参 50g、黄芪 50g、仙灵脾 50g、熟地黄 50g、乌药 50g、木香 50g、枸杞子 100g、红花 50g、续断 50g、杜仲 50g、红曲 100g、肉桂 50g、制乌头 50g、细辛 50g、苍术 50g、制草乌 50g、木防己 50g、独活 100g、干姜 50g、羌活 50g、白芷 50g，碾末，水泛为丸，每次 6~10g，日 3 次服，共 1~3 个月，对风湿性、类风湿、尿酸性关节炎，肩胛炎，颈椎、胸椎、腰椎间盘突出，下肢瘫痪，肌肉萎缩、强直性脊柱炎、神经元病，都起作用，通过临床观察，乃上乘有效之剂，应予推广。

❖ 冲和汤加味扩大用途

胃病分寒、热、燥、湿四型，均与炎证、溃疡有关，肿瘤例外。贺秋江老人调理本病，常以平胃散加减，组成冲和汤，有半夏 9g、陈皮 9g、厚朴 9g、砂仁 9g、甘松 9g，每日 1 剂，水煎分 2 次服。泛酸加黄连 6g、吴茱萸 6g；嗳气加代赭石 15g、枇杷叶 15g；厌食加炒神曲 9g、炒山楂 9g；腹胀加木香 9g、大腹皮 9g、炒麦芽 15g；疼痛加丁香 6g、高良姜 9g；肋间不舒加香附 9g、柴胡 9g；便秘加大黄 3g、元明粉 3g；矢气多加沉香 9g、槟榔 15g；吐血粪黑加三七参 9g、仙鹤草 15g。老朽仿照授予患者，信息反馈，异口同声"见效"。

❖ 治傻汤的应用

吴七先生处世观，对外热情帮扶，自己冷对人生。认为婴儿出生第一声就是哭，故佛教言世界即苦海。他医精神疾患，情志不舒，思绪万千，怀才不遇，抱负难酬，导致喜怒失常，因不了解大千苦海，属愚昧无知病，除启发、旅游、改善环境，还应药物调理，以开窍、凉通、泻火为主，投治傻汤，用大黄 3g、石菖蒲 10g、龙胆草 3g、丹参 10g，每日 1 剂，水煎分 2 次服，忌吃辛、香、燥、热食物，逐步使头脑苏醒。这一疗法，看来似乎奇异，但颇富情理。据其弟子符晨熹兄说，方小药灵，确有功效。录出供作研究且启开眼界。小儿出生啼哭，从医学角度分析，由于缺乏羊水保护，又不能吞咽羊水，空间环境还未适应，同时也是一种呼救现象，乃自然本能，可和释家之说并存。

❖ 二陈汤加味治胃病也用柴胡、黄芩

同道梁书人，善理消化、泌尿系统疾患，饱经风霜，髭鬓尽白，阅历十分丰富。调治胃、十二指肠炎与溃疡病，喜投二陈汤加味，主张清热和中、行气祛邪。认为乳香、没药修复损伤黏膜，改善局部营养；延胡索消炎、镇痛，促进血液循环；香附疏肝散气，防止木克阳土；蒲公英清热抗菌，解除炎变，抑制蛋白质合成，对幽门螺杆菌发挥特殊作用，超过他药，是一枝独秀。所组处方称疗胃肠汤，计半夏 6g、陈皮 6g、蒲公英 40g、香附 10g、延胡索 10g、制乳香 6g、炒没药 6g、柴胡 6g、黄芩 6g、甘草 6g，每日 1 剂，水煎，分 2 次服，连用 10~20 天，久饮无毒副反应。并说柴胡、黄芩二味，为《伤寒论》小柴胡汤内君药，升降、健运不宜忽视，辅助动力可提振全局。

❖ 六味丸的适应证

老朽之业师耕读山人调理阴虚口干、无泪、尿赤、便秘、舌红、五心烦热、身形消瘦，投六味地黄丸时，减去茯苓、泽泻，保留牡丹皮。认为泻火凉血有利津液恢复，与行水伤阴的苓泻不同，且清热还能保阴，仍属必备之品。曾说老人阳旺易怒、火邪缠绕，或久病健康在恢复过程中，均可应用，计熟地黄 200g、山茱萸 150g、山药 100g、牡丹皮 100g，加女贞子 100g、白芍 150g，碾末，水泛成丸，称六味丸，每次 7~10g，日 3 次服。老朽临床给予患者，功效甚佳。亦可施治妇女围绝经期综合征头面烘热、盗汗频出、失眠多梦、过度兴奋、狐疑善感，30 天为 1 个疗程，反馈满意。

❖ 麦味地黄丸壮水制火

《世间黄粱》载，郑板桥"作画题诗双搅扰，弃官耕地两便宜"，挂印返乡，尚言"七品官耳"，兴化医家谓其肝火旺，仍未摆脱啼笑人生、悲惨世界，殊未了缘，劝他吃麦味地黄丸改为汤剂，计生地黄 15g、山茱萸 10g、麦冬 10g、五味子 10g、山药 10g、牡丹皮 6g、茯苓 3g、泽泻 3g，即八仙长寿汤，每日 1 剂，水煎分 2 次服。并怂恿学习唐代韩愈开始辟禅，拒绝迎佛，而后反入佛门求经顶礼膜拜，远离凡海。老朽临床验证，本方滋阴便可泻火，应当久用，有长期疗效，能壮水之主以制阳光，六分半书先生吃了就会"难得糊涂"。

❖ 阳毒证需要清热解毒

《金匮要略》阳毒证，"面赤斑斑如锦纹，咽喉痛，唾脓血"，极为罕见，1956 年春遇一 30 岁男子，头面红肿，体温升高，身发紫色且热，咽喉充血，疼痛不已。医院诊为丹毒、猩红热、多形红斑，打针、吃药无效，委老朽中药调治，当时进退维谷，无良法可施，只有投升麻鳖甲汤试之，开升麻 20g、当归 10g、蜀椒 6g、鳖甲 30g、甘草 6g，连饮 3 剂，症情如故，因雄黄剧毒，未敢应用。乃改予大量清热、消炎、解毒药，计银花 30g、连翘 15g、大青叶30g、野菊花 15g、败酱草 15g、蒲公英 20g、紫花地丁 30g、板蓝根 15g、金果榄 15g、山豆根 10g、金莲花 15g、金灯笼 15g、黄芩 15g、寒水石 30g，水煎分4 次在 24 小时之内服下，孰料功效甚佳，共 6 剂，病况大减，善后将量压缩一半，直至痊愈。这说明此证客观存在，但升麻鳖甲汤作用却非良剂。

❖ 芳香疏气、降开运转八字治胃

近代医家吕华奎为时方名手，善调胃病，然与叶派主张甘寒润养不同，突出芳香疏气、降开运转八个字，临床功效颇好，患者津津乐道。两组处方有木香 9g、砂仁 9g、白豆蔻 9g、半夏曲 9g、大黄 1g，称振中汤。对厌食、纳呆、胸闷、腹胀、饭后消化不良，均富疗效，适于慢性胃炎、胃下垂、胃潴留、胃溃疡等症。疼痛较重加制乳香 6g、炒没药 6g、白芷 6g，每日 1 剂，水煎分 2 次服。其中大黄起催化作用，妙不可言。

❖ 调理虚损以补为主

肺结核古名痨瘵，由来已久，与虚损不同，二者易于混淆，《十药神书》《理虚元鉴》《不居集》所载处方，可以同用，仍以治虚损为主。中药百部、人参、黄精、胡黄连、银柴胡，只要乏力、咳嗽、潮热、盗汗都能内服，但在抗结核杆菌方面，其力很低。调理虚损证，以补为重点，脾、肾双疗，叶桂翁上承元人经验，常开血肉有情之品，利用滋养益气生血，提高人体三力（免疫、抵抗、修复），促进恢复健康，甚有意义。杂方派医家继续这一施治精神，抓住纳呆、消瘦、无力、疲劳，给予人参、黄芪、山药、大枣、红景天、半夏曲、当归、白芍、熟地黄、陈皮、白术，并组成保身汤，计山药 15g、大枣（劈开）

15 枚、红景天 15g、当归 10g、熟地黄 15g、陈皮 10g、半夏曲 10g，每天 1 剂，水煎分 2 次服。咳嗽加玉竹 15g、茯苓 10g，易汗加五味子 10g、山茱萸 15g，口渴加麦冬 10g、石斛 10g，低热加牡丹皮 10g、银柴胡 10g、地骨皮 10g，失眠加酸枣仁 15g、何首乌 15g，腰膝疼痛加杜仲 10g、续断 10g、狗脊 10g，厌食嗜睡日喝绿茶 3 杯，烦闷吃黄花菜。配合增加鱼、肉、虾、蛋、牛奶、蜂蜜、红糖、水果、蘑菇、鸡、鸭等，通过膳食助力营养，可早日获愈。

❖ 吴氏对大闪风的调治

吴七先生调理风寒感冒全身疼痛，甚至不能起床，认为邪入太阳经络与人体抗病功能相争，又称寒气侵犯肌肉骨骼，俗名大闪风，严重者呼叫呻吟。经验是仍以开玄府发汗为主，加祛风散寒药，常给予麻黄汤。若不用启鬼门疗法，邪无出路，易转化为慢性腰、腿、关节疼痛证，缠绵难愈，时起时伏，留下病根。处方有麻黄 10g、桂枝 10g、杏仁 10g、甘草 6g，加羌活 15g、独活 15g，水煎分 3 次服，5 小时 1 次，日夜不停，连用 3~5 剂便可得愈。先生指出乃家传所制，符合验、便、廉要求，无不良反应、毒副作用。经验证明，的确见效，如再加露蜂房 10g，其力更强。

❖ 怫郁聚结用防风通圣丸

《驼背翁随笔》记，民国初兼通岐黄学者周澄之在北京患感冒无汗，自拟麻黄汤加味无效。袁世凯侍医给予荆芥、防风、苏叶、羌活、柴胡，亦如水投石。头痛、发热、口苦、舌红、咳嗽、二便不畅。由药店为其代聘一坐堂普通大夫接诊，谓外邪入里，怫郁聚结，应内外合治，投刘河间双解法，以防风通圣丸 60g，纱布包煎，分 2 次服。药后证情锐减，汗出热退，又饮 1 剂，病即霍然而愈。从此案可知，邪与火相结，表里怫郁，确为完素先贤经验，单纯开腠理发汗，已经过时，加配洁净腑下利二便，能令上、外同启，属于釜底抽薪、借道伐虎、顺手牵羊三招并举，这位先生堪称杏林高手。

❖ 腰痛日久重点补肾

腰为肾之府，许多患者腰酸、疼痛、感觉软弱疲劳，均和肾虚有关，前贤重视补肾之阴阳两面，主张投予桂附八味丸。老朽将其改成汤剂，添加相应药物，对腰肌劳损、腰肌纤维炎、腰椎间盘突出症，有良好的作用。处方：熟地黄 15g、山药 10g、山茱萸 10g、茯苓 5g、牡丹皮 5g、泽泻 3g、炮附子 10g、桂枝 10g、续断 10g、狗脊 10g、木瓜 10g、杜仲 10g、牛膝 15g，每日 1 剂，水煎分 3 次服，连用 15~30 天，效果甚佳。如功效不显，曾入张锡纯先生活络效灵丹：当归 10g、丹参 10g、制乳香 10g、炒没药 10g，即迅速缓解，逐渐得愈。

❖ 调理痹证应加虫类药物

海渡一叟对风湿性、类风湿关节炎，肩胛炎，身体游走性疼痛，喜投虫类药物，通过搜剔经络行气破滞、活血逐瘀、通利骨骼肌肉，才能彻底祛除病邪，常开蚂蚁、全蝎、䗪虫、水蛭、鼠妇、蛴螬、蜈蚣、九香虫、僵蚕、蜓蚰、乌梢蛇、蟾蜍、白花蛇、地龙、蝎虎、蟋蟀、蜣螂虫、蜻蜓、蝼蛄，曾组织七星镇痛汤，有全蝎 10g、蜈蚣 2 条、水蛭 6g、䗪虫 10g、白花蛇 10g、九香虫 10g、地龙 10g，加秦艽 15g、独活 15g、羌活 15g，水煎分 2 次服，每日 1 剂，连用 1~3 个月。老朽也不断应用此方，效果可观。

❖ 哮喘方内加白萝卜

云林居士，为佛门信徒。暇时给人诊病，属杂方派，被称岐黄泰斗。投药精巧，开量大小不一，突出将帅。老朽曾见其调理哮喘咳嗽，痰多，呈阵发性，倚墙而坐，不能卧床，痛苦不堪。延聘数位医家，均言危笃，拱手而去。他提三条件，一改善环境，把患者迁到农村，能呼吸新鲜空气；二戒烟酒与刺激性食物；三暂时离开家庭退居二线，不再操持家务。乃处方：地龙 15g、麻黄 6g、杏仁 6g、葶苈子 20g、茯苓 9g、半夏 3g、白萝卜 500g，水煎分 3 次服，6 小时 1 次，日夜兼进，连用不停。3 剂后证情大减，原方不变，转为日饮 1 剂，逐渐得安。从量上推敲，地龙、葶苈子属主药，它品均系臣、佐，独萝卜降气化痰引经是一大妙处，如再添入青果 10 枚，就可命名独味青龙白虎汤了，很值得学习探讨。

❖ 处方宜加引经报使药

老朽之业师临床常在主治方中加引经报使药，作为辅助药，如咽喉不适、多痰，加青果 5~10 枚，白萝卜 100~200g，即青龙白虎汤；素有内热，大便不爽，加地栗（荸荠）5~10枚、海蜇 50~100g，即雪羹汤；调和营卫、养胃止呕加生姜 3~6 片、大枣 5~10 枚，即姜枣汤；气逆哮喘加麻黄 6~10g、杏仁 6~10g、厚朴 6~10g，即宣化汤；感冒咳嗽加干姜 6~9 片、细辛 3~6g、五味子 9~15g，即三灵汤；肠道干结便秘难下加大黄 3~6g、元明粉 3~6g，即二通汤；睾丸炎坠痛阴囊肿大加大黄 2~4g、制乳香 6~10g、炒没药 6~10g，即消下汤；风寒湿痹身体关节疼痛加秦艽 10~15g、独活 10~15g、徐长卿 10~15g，即活络汤；纳呆消化不良加炒神曲 10~15g、炒山楂 10~15g、鸡内金 6~10g，即开胃汤。单独应用，也有高效。

❖ 解除风热表邪桑叶、浮萍最佳

近代杂方医家，采纳各派经验，投药广、味数多。以调理外感风热为例，同道鲁一帆常开桑菊饮，加浮萍、薄荷，清化解表，疗效很佳，一般不用香薷，恐其性温过度发汗，导致阴虚火邪转盛。并说夏季炎暑正炽，虽寒凉刺激亦不宜大启玄府，改善环境使身体津津，不开鬼门而汗自出，应抓住这一特点，防止造成误治。他推两种良药，认为大量桑叶 20~30g、浮萍 15~20g，对风热解表比较理想，利用凉散寒开，即可获愈，处方内切莫"须臾离也"。诚意关怀，纯粹是心得语。

❖ 寇氏药对

寇云仙老人指出临床处方，开白术要加砂仁，不影响食欲，避免胸膈胀满；开白芍加白芷，提高镇痛作用；开石膏加黄芩，清热泻火力强；开附子加吴茱萸，温里助阳提升一倍；开半夏加干姜，降逆止呕双得；开代赭石加大黄，下噫气迅速，鼻衄、吐血立止；开柴胡加白芍，疏肝养阴抑制烦躁；开麻黄加苏叶，发汗解表超过与桂枝合用；开山楂加神曲，能助运化，改善纳呆，消脂肪，不发肥胖。这些皆属经验之谈，可资参考。

❖ 正确对待错杂用药

《伤寒论》组方遣药，寒热、攻补兼用，除具有疗效，亦受当时客观条件制约，也是学者感到困惑、师法趑趄之处。医家冯少康提出不仅时方、杂方派持有异议，就连患者都拒绝服之。此点被讽为辨证模糊，缺乏阴阳、表里、虚实界线，如黄连与干姜、石膏与桂枝、大黄与附子一方合用，杂乱无章，令人不敢接受。深望执业人员仍抓八纲，掌握分证施治，投药上下、内外透明，一目了然，订立准则。其说有一定道理，惟抛开既往的经验，否定大论之方，须慎重考虑，避免因小暇而掩大瑜。

❖ 阴寒便秘也可少加大黄

凡身体虚弱，喜热怕冷，出现习惯性便秘，肠内如水遇风寒结成冰块，统称阴寒燥结，在老年人并不少见，大都授予半硫丸（半夏、石硫黄）。老朽之业师鉴于硫黄有毒，非常用之品，乃改开自制大附蓉汤，计大黄 3~6g、制附子 10~15g、肉苁蓉 15~40g，每日 1 剂，水煎分 2 次服，3 天 1 剂，连饮 1 个月，即可得到纠正，转为 1~2 日排出 1 次。老朽临床给予患者，皆欢喜应用，谓能药至病撵。

❖ 广谱消炎六神汤

拙著《空谷足音录》记有南地中西汇通一医案，调理人体内外炎症，凡遇急性喜投银花、连翘、大青叶、败酱草、蒲公英、紫花地丁，谓之六神汤。尤其以之治疗乳腺炎、胆囊炎、盆腔炎、淋巴结炎、毛囊炎、蜂窝织炎，应用最多。清热解毒乃消炎的唯一妙术，在急性期无第二法门，效如桴鼓。老朽通过临床实践，发现大青叶、败酱草、蒲公英，只要大量，每剂 30~50g，能建奇功。若加入大黄 2~4g 泻下火邪，会立竿见影。但需配合他药，组成复方，则可充分发挥这一伟力。

❖ 六味地黄丸变化运用

同道汪雪堂，攻读《医贯》，信奉赵献可学说，喜投六味地黄丸（熟地黄、山药、山茱萸、牡丹皮、茯苓、泽泻），与众不同处，常拆方重组用于临床。凡阴虚血亏以熟地黄、山茱萸为君，加当归、白芍、阿胶，治口干舌红、面色无华、皮肤干燥、月经延后量少；气血不足以山药、熟地黄为君，加人参、黄芪、大枣，治头眩乏力、颜面㿠白、视力下降、阳痿早泄；脾失健运以茯苓、泽泻为君，加桂枝、白术、猪苓，治纳呆、尿少、四肢浮肿；水亏火旺以牡丹皮、山茱萸为君，加女贞子、胡黄连、麦冬、地骨皮，治面红目赤、五心烦热、月经提前。应用适宜，均有疗效。

❖ 虚性哮喘加保本药附子

同道沈友菊，善于调理内科呼吸系统病，有成熟的经验。曾说虚弱人哮喘，不论心脏性、肺气肿、慢性支气管炎，只要无有热象都要加保本之药，即熟附子。临床常开《金匮要略》桂枝去芍药加麻黄细辛附子汤：桂枝 10g、麻黄 10g、细辛 6g、熟附子 15g、甘草 6g、生姜 10 片、大枣（劈开）10 枚，每日 1 剂，水煎分 3 次服。无汗以麻黄、桂枝、细辛为君，生姜为臣；有汗以熟附子为君，小量麻黄、细辛为臣。兼有咳嗽不已，加紫菀、款冬花、五味子。绝对不要盲用麻黄杏仁石膏甘草汤。老朽亦欣赏此方，平妥有效，属实践的袖珍精华。

❖ 商氏经验三方

民国时期河北前辈商梅峰，十九岁中举，投其舅父转习岐黄，喜开古方，善于加减，常和铃医交往，被称平民大家。弟子秦君厌官厌富，曾告诉老朽他遗有三首处方，一是治风寒咳嗽、慢性支气管炎、间质性肺炎，有紫菀 10g、桔梗 10g、款冬花 10g、白前 10g、干姜 10g、细辛 6g、五味子 10g、旋覆花 10g；二是调理热证口渴、出汗、发热，有麦冬 15g、知母 10g、黄芩 15g、寒水石 30g、大青叶 20g、西洋参 6g；三是疗水臌，即肝硬化腹水，有制甘遂（冲）0.5g、制大戟（冲）0.5g、炒白术 30g、泽泻 15g、大腹皮 10g、益母草 15g，均水煎分 3 次服，功效甚佳。老朽临床经验，能如所言，以旋覆花肃肺、寒水石代替石膏、益母草化瘀利尿，属一大特色。

❖ 起用附子白薇

何惠仙《吴七师门纪实》谓先生治一女子夜间睡眠时，梦与男人同床，交后排出大量分泌物，头昏目眩，全身无力，处于瘫痪状态，久医不愈，视如鬼祟。他受到《金匮要略》桂枝加龙骨牡蛎汤的启迪，给予《小品方》二加龙骨汤，有白薇 10g、熟附子 6g、白芍 15g、龙骨 30g、牡蛎 30g、甘草 6g、生姜 9 片、大枣（劈开）10 枚，每日 1 剂，水煎分 2 次服，以养阴凉血、固涩为主，兼用附子振阳祛邪。安定心猿意马、杂念纷驰，连饮 10 剂，收效很好，逐渐转向正常，未再复发。通过本案可以窥见梦交和梦遗男女都有，此方的应用价值既往曾遭到非议，实际确属经验所载。大师不开原方而予《小品方》者，就是为了起用附子、白薇二药。

❖ 百节风宜宣散活血

《挑竿记》谓感受风寒，全身感关节剧痛，俗称"百节风"，宜投疏散加活血化瘀药，参考《千金方》和《医林改错》治法，推荐给予麻黄独活汤，有麻黄 10g、独活 30g、桂枝 10g、制乳香 10g、炒没药 10g、生姜 15 片，每日 1 剂，水煎分 3 次服，连用 5 天。老朽临床观察，功效颇佳，在此基础上添入老鹳草，更能提升疗效。事实证明，这一小药应同传统的大方比类，值得普及运用。门生马少华专题研究运动系统疾病，列为课题探讨，结果有效率可达 70%。

❖ 热证退热三仙汤加石膏

历代医家调理热性病喜投石膏的，为数不少，但给予大量者则屈指有限。他们不仅重用、量大，且加配相应之品，增强了助力，伤寒派常添入柴胡、黄芩、大青叶；温病派添入浮萍、重楼、板蓝根；杂方派添入青蒿、连翘、山栀子。在降温退热方面，很有临床作用，惟易引起滑泻便溏，若按张锡纯所言，每剂加山药 15~30g，刘蔚楚加黄连 10~15g，即能避免。老朽曾依照此法，确见效果。切忌盲开利尿药，防止伤阴，缺水制阳，使火邪炽盛延长治疗时间。老朽实践，同石膏组方，其中青蒿、大青叶、板蓝根最好，民间谓之三仙汤。南派医家经验，口服石膏煎剂，如功效欠显，可改为寒水石，用量同石膏一样，效果较强。

❖ 身体萎弱吃大量熟地黄

调理阴虚血亏，强化温补，大量投予熟地黄，自明代吴竹庭、张景岳开创先河，邯郸学步者屡见不鲜。1950 年目睹华姓医家诊疗一四十岁妇女症见纳呆、面黄肌瘦、行走无力、迎风欲倒、脉沉而细，医院诊断为肌无力、缺铁性贫血、原因不明类瘫痪证，病已 2 年，吃药、打针均乏效果，他确定阴血亏损，气失统帅，应突出大补，患者委以重任，求全力救援，处方：熟地黄 90g、人参 15g、当归 15g、砂仁 10g、炒山楂 5g、炒神曲 5g，即两仪汤加味，增入开胃药。每日 1 剂，水煎分 3 次服，连用 15 天。情况转佳，客观检查症状减轻、能够进食、血象上升，有明显改善。将量减半，继续服用不停，半年后竟恢复原来的健康。学习此案可获到两方面知识，一是熟地黄药力平妥，大量无毒副反应，纯属良品；二是滋养阴血之功效可靠。

❖ 治抑郁四药

《善门记事》载，一老僧来家化缘，托钵求助，从布囊内取出数十粒药丸，谓可医妇女肝气不舒、易怒、胃呆、不断打嗝、有抑郁感。按法用之，果然见效。尔后又来献佛手，询诸所含药物，乃直言不隐，有大黄 10g、炒柴胡 30g、醋香附 20g、炒神曲 30g，碾末，水泛为丸，每次 2~4g，日 2~3 次服，庙中方丈所传，已历五代，专送施主。该方老朽曾配制多料，患者反馈，功效良好，个别人大便稍溏，日行 2 次，无其他反应。老朽命名禅院丸。

❖ 调治鼻渊五品

清末封疆大吏合肥李鸿章，外出与各国谈判常显示才华，因流涕而痛苦，据说有慢性鼻炎，不断发生鼻塞、打喷嚏，且痰多，感冒加重，俗称鼻渊。既往舆论刊物报道，他曾购藿香、白芷、苍耳子、辛夷、露蜂房、细辛、茯苓、桑白皮服之，很见功效。其实此药遣用已久，非近代开始。老朽投予时，在量上突出藿香、苍耳子、辛夷、白芷的疗效，次则露蜂房。计藿香 15g、辛夷 12g、苍耳子 12g、白芷 12g、露蜂房 10g，细辛 6g、茯苓 9g、桑白皮 15g，每日 1 剂，水煎分 3 次服，连饮 7~15 天。

❖ 稳定心率宜开四将

高僧空源，研医很精，虽师法《伤寒论》，然遣药有别，发展了经方学说，治疗心慌、脉迟、动悸不安，认为心阳不足功能亏损，主张温补、通畅血脉，要强化君主之官，常以附子、桂枝挂帅，配入其他药物，名大保汤，在佛门所开处方内，有炮附子 15g、桂枝 15g、甘草 10g、生姜 6 片、大枣（劈开）10枚，每日 1 剂，水煎分 2 次服，连用 7~15 天。气虚乏力加人参 10g，易汗加黄芪 30g，叉手喜按加当归 15g。老朽经验，调整、稳定心率，良品虽多，仍以人参、桂枝、甘草、甘松平妥属首选，投予得当，功效明显，号称四将。禅院此方，切实宜用。

❖ 白芍乌头为关节炎克星

民国时代，医界出现了黑白二家，一为张锡纯前辈善开白色石膏，二是毕天舟先生专用黑色乌头，寒热不同，对象有异，各具春秋。毕氏久于临床，无暇著述，乃经方权威，对风湿性、类风湿、尿酸性关节炎，喜投乌头桂枝汤，以乌头、白芍二药为君，剂量相等，把桂枝放在次要地位，保护人体，补养气血，突出大枣的作用，属一大特色。处方：桂枝15g、乌头（先煎90分钟）45g、白芍45g、甘草15g、生姜10片、大枣（劈开）20枚，每日1剂，水煎分3次服，30天为1个疗程，巩固功效，可继续不停。老朽曾师此法，令人满意，和其他处方比较，应列上乘，宜深入研究，使"毕乌头"经验获得公认。天舟翁用乌头不加蜂蜜，重视久煮，乃另一妙招。

❖ 三把火

老朽《蒲甘札记》写有民间疗法，名三把火，有附子15g、吴茱萸15g、干姜15g，每日1剂，水煎分3次服，专门调理内在虚寒，经常大便稀薄，腹中隐隐作痛，医院诊为慢性肠炎、肠系膜淋巴结炎症，久治不愈，颇富功效。通过大热温里，补命门火衰，便能驱寒，邪去则痛自止。虽有炎变，同样可用，不要被上下二火吓住，急吃清热解毒药，则雪上加霜，增重病情，这属经验教训，也是西医观点失败的总结。

❖ 醒神丹的施治对象

医界先贤对神志不清、意识昏糊、精神障碍、语言迟钝、非老年性健忘，主治给予芳香化浊、开窍、行气、活血药，宜于脑梗死、老年痴呆、脑萎缩、中风后遗症，转化率较佳。所遣药物有：苏合香20g、石菖蒲100g、郁金50g、木香30g、安息香20g、冰片5g、麝香2g、远志（去芯）100g、大黄3g、砂仁30g、厚朴30g、丹参100g、川芎30g、细辛5g、藏红花20g，碾末，水泛为丸，每次2~4g，日2~3次服，连用不辍。对此，老朽经验不多，虽按法配制投向临床，1~2个月方见功效，能改善症状，起一定作用，但仍须进一步观察、统计，了解其真实效果。可命名醒神丹。

❖ 简易方治头晕眼花

痰饮上冲颠顶，头晕目眩，眼冒金花，西医学诊为神经性疾病，表示不易调理，中医伤寒派以苓桂术甘汤加龙骨、牡蛎大显身手，功效一般。老朽从吴七前辈处方中发现简化药物，同样生效，遂以半夏10g、茯苓30g、天麻15g、胆南星10g四味组方，命名夏苓麻星汤。1964年于合肥编审中医大学教材时，逍遥津公园一干部求医，发病2年，曾断为脑震荡、大脑功能失调、梅尼埃病，老朽从其血压、睡眠正常，痰多、不欲饮水、脉弦滑，按痰饮病治疗，未予加减，即给予此汤，每日1剂，水煎分3次服，连用10天，转化较好，嘱咐把量减去一半，继续不停，凡1个月，病况消退，已经获愈，追踪询问，未有复发。尔后又授予多例患者，均说成绩可观。本证切勿错认风邪内动，开菊花、钩藤、白蒺藜、何首乌、羚羊角一派养阴、抑肝、息风之品，不仅无益反而害之，但介类吸上摄下含有收敛作用的，如牡蛎、珍珠母、鳖甲、紫贝齿、龟甲、石决明，则不禁忌。

❖ 草黄乳没丸的验案

门生赵君来访，临别老泪纵横，老朽赠之以诗：生老病死难追还，桑田不易变青山，人世原为短残梦，无有所求度自然。赵君对老朽说，曾调理一例类风湿关节炎已变形的患者，中西药物同进，剧痛不止，投予附子、乌头，照《伤寒论》《金匮要略》法施治，将二味开至每剂60g，收效不显，嘱其改服铃医方，即草乌、大黄、乳香、没药合剂，制成水丸。事隔1年，患者电话告诉效果良好，使用了3个月，基本治愈，停药后未再复发，也无毒副现象，称为仙丹，并命名草黄乳没丸。

❖ 邪哭神散的治疗验案

《金匮要略》所记的心虚血少，"邪哭"，恐惧，"合目欲眠，梦远行而精神离散，魂魄妄行"，临床并不多见。1980年遇一患者，发生以上症状，且每夜坐卧不安，曾按痰饮调治，吃了十枣汤、礞石滚痰丸，皆无效果，由莱芜医院邀老朽处理，从脉沉迟无力形似醉人，稍动易汗，诊为失眠、多梦、阴亏、阳气外越，当时十分困扰，选不出可用之方，乃取酸枣仁汤加味试服，计酸枣仁 30g、知母 10g、川芎 10g、茯苓 30g、甘草 6g，加百合 15g、龙骨 40g、牡蛎 40g、熟附子 15g、大枣（劈开）30 枚。每日 1 剂，水煎分 3 次服。7 天后情况大减。继用 1 个星期，已基本治愈。通过此案得知，先贤所言乃亲身经历，古方兼见重予组建不失原义又有新效，如高粱地种豆，一耕双收。

❖ 清暑消夏白菊饮

赵亦彭老人才华出众，年末参加殿试，以贡士终身，在民间业医，自称草泽遗民。老朽见其应诊，先听患者主诉，然后询问病情，将切脉放于次要地位，处方不超过十味，先开主药，以其命名。如《伤寒论》麻黄汤、桂枝汤，君臣佐使排列层次分明。曾把所制白菊饮推为清暑消夏汤，计白菊花 20g、竹茹 15g、薄荷 10g、木瓜 10g、佛手 10g、山楂 6g、西洋参 6g、六一散（布包）6g，每日 1 剂，水煎分 2 次服，调治炎日当空，气温升高，头昏脑胀，汗出过多，食欲不振，体液亏乏，口干尿少。虽属"果子药"，都有防暑降温作用。老朽早年在药店坐堂时，逢三伏土涌褥湿季节，便投向社会，告诉广大群众，当作保健饮料，加入冰糖少许用之，能养阴生津、益气解渴，乃强身护命佳方。

❖ 水肿证亦加二草三虫

老朽少时曾见一河北纪姓名家调理水肿病，凡心源性、肾炎、肝硬化腹水，在相应处方内常加入二草汤：益母草 15~20g、猫眼草（泽漆）15~20g；三虫散：蟋蟀（又名促织、蛐蛐）5~7 个、蝼蛄（又名土狗）1~3 个、蜣螂虫（又名屎壳郎、大将、推车客）1~3 个，焙黄碾粉，混于药物汤中，均分 3 次服，能使小便通畅，尿量增多。老朽实践验证，疗效明显，无毒副作用，值得研究为临床服务。

❖ 肺热干咳无痰开清燥救肺汤

西昌老人喻嘉言，为医界才子，其《秋燥论》被传诵不衰，所组清燥救肺汤，治热邪伤阴焦肺，干咳无痰，舌红少苔，脉搏虚数，气逆而喘，宜于肺萎缩、支气管炎、哮喘证。老朽以之调理间质性肺炎，干咳日久不愈，把人参改为西洋参，比较理想。投桑叶 15g、石膏 15g、西洋参 9g、胡麻仁 9g、阿胶 9g、麦冬 9g、杏仁 9g、枇杷叶 15g、甘草 6g，每日 1 剂，水煎分 3 次服，连饮 10

天，易见功效。津液仍少，加麦冬至 30g；逆气不降加枇杷叶至 40g；喘息严重再添苏子 9g、紫菀 9g、款冬花 9g；肺与大肠相表里，如便秘难下，加瓜蒌 30g、玄参 20g。

❖ 随症减量有两大优点

夏时霖兄之师陶丈朴民，临床常开缩量法，凡大证、久病在调治过程中，服药情况好转，嘱其继续连用，将处方之量减去三分之一，十日再减三分之一，只剩三分之一，痊愈则止。这一方法有两大优点，一是能巩固疗效，不产生药物依赖性；二是防止多饮伤身，顾此失彼，影响今后的健康，值得学习研究。

❖ 处方遣药少而精

老朽的父亲之同门杨荣野，处方奇特，六味药为界，很少超过八味，以精炼著称。他调治四时普通或传染性感冒，只开 4 种药，计柴胡 20g、黄芩 20g、青蒿 20g、大黄 2g，每日 1 剂，水煎分 2 次服，7 小时 1 次，连用 3 天，发热、流涕、咳嗽症状即退。物美价廉，就诊者门庭若市，被呼为"杨四剂"。老朽少时欲拜其为师，执弟子礼立雪阶下，因年幼寡知、顽皮难训、无有前途拒绝。今日思之，犹怀念不已。1955 年开始悉老人逝世，泪出如涌，悲痛万分。

❖ 杂方亦见大效

鲁子久为伤寒派传人，善开小巧杂方，声誉鹊起，被称一代宗师。调理高血压证，常投黄芪 60g、夏枯草 20g，每日 1 剂，水煎分 2 次服。头眩加天麻 15g、钩藤 30g；目赤加菊花 15g、决明子 30g；耳鸣加黄芩 15g、石决明 30g；失眠加莲子心 15g、酸枣仁 30g；血脂高加山楂 20g、何首乌 20g；肢体麻木加丹参 20g、豨莶草 30g；便秘加槐米 20g、茺蔚子 20g（均打碎）；身痛加三七参 10g、千年健 20g；偏瘫加川芎 15g、当归 15g、水蛭 10g、独活 15g、大黄 2g、黄芪升至 100~200g。老朽临床，也曾应用此法，简单易觅，远期疗效可观。

❖ 临床投药有倾向性

张机先师喜用桂枝、庞安时用大青叶、张介宾喜用熟地黄、廖仲淳喜用酸枣仁、李士材喜用人参、黄元御喜用浮萍、马培之喜用白术、陈莲舫喜用当归、张锡纯喜用石膏、吴佩衡喜用附子，都有施治依据，乃其特色。民国时期乡村医家富三荣喜开大黄，几乎每方皆有，但投量不同，独具风格。健胃消积、焕发食欲，与山楂、神曲、麦芽、鸡内金一起，给予1~3g；肠道秘结，排下燥屎，与麻子仁、元明粉、槟榔配伍，给予6~10g；身体疼痛，络脉郁阻，活血散瘀，与桃仁、红花、丹参、没药组方，给予2~4g；精神错乱、毁物骂人，登垣上屋，狂闹不已，与胆南星、芦荟、黄连、礞石、甘遂、元明粉合作，给予15~40g，均有较好的功效。他说：暴邪、实证，皆为大黄攻除对象，是救人疗疾的良药，在一般小病中加入该品，可起通经、利结、调达气机、推陈出新、提高药力、发挥助力作用。一言以蔽之，属保身、健运、攻坚、逐邪并起护命的圣品。

❖ 黄氏富有高级思维

山东黄元御是个怪杰奇才，著作等身，笔下能扫千人军，锋芒太露，被误为骄傲不可一世，若心平气和熟读其书，即感到可亲。贵阳贱阴学说，闻着刺耳，实际是批评时方肆投寒凉，能伤气戕阳，摧残人体生机，使出入废、升降息，转向寂灭，性命终了留下皮囊，形成阳亡阴在的局面，乃空前绝后的高级思维，对事情的研究超脱，并不逊于顾炎武、黄梨洲、王船山三大思想家。

❖《伤寒论》整理者功不可没

《伤寒论》内容排列特点，先证后方与药物加减，形成三者结合，有利学习，非常规律。《药事杂议》认为经王叔和编次，虽有不少刊误，但功绩不宜埋没，若非其苦心整理，则后世难见圣书，乱加指责等于战胜杀马令人感寒。曾说在附篇中所收处方，也有良剂，如治霍乱之理中丸（人参、干姜、白术、甘草）、瘥后劳复之竹叶石膏汤（半夏、石膏、竹叶、麦冬、人参、甘草、粳米），临床应用，都有疗效，且投予范围比较广泛。要垂手肃立三谢叔和，对此老朽俯首表示同意。

❖ 继承医学遗产要古调选弹

老朽之业师耕读山人，认为学习岐黄术，虽属古调重弹，并非古调完全重弹，更不是亡调再弹，应科学地继承历史遗产，就是说将能为现实应用的医疗技术发扬光大，目的为人类服务，若不分青红皂白见古就挖，则失去了意义。老朽已年逾九旬，常遵此训研究这门学科，开展业务，受益良多。师法前贤要剪浮汰劣吸取精华，最忌徒读书不予选择，使泥沙随宝石混下，或捡起芝麻丢掉西瓜，得不偿失。

❖ 医生评级要以临床能力为标准

老朽认为评议职称，对临床医生要以治疗成绩为据，不应按发表论文多少或何种杂志作标准，尤其考虑老年中医的难度，否则失于公平，能遗漏人才。为此曾填有减字醉花阴以记叙本事：炎夏如火消永昼，握笔汗已透。佳龄到中年，流光各半，刀圭见成就。业绩要评甲子后，把论文作秀。莫道无书魂，风送丙丁，人随灯影瘦。

❖ 现代中医有四忧

近日老朽到外地出诊，归后有感，口吟俚句：调寄增字一支笔，妙手传神颂老医，目瞪口呆吾未知，抱拙济水刀圭业。柳荫下，闲来写小诗。忆当年，诸友争论道，正春红夏绿，发言犹怕迟。到而今大半凋谢，白发持杖亦不支。得、得、得，别想了，痴人说梦，豆棚瓜架雨如丝。

宁波友人裘沛然对老朽讲，中医院校培养的后起新秀令人担忧，一是古文根基较差，无法阅读古代原始文献，甚至不会断句；二是执此专业，有畏难、自卑情绪，矮人一等，思想动摇；三是跳槽经商，或转向西医行列；四是采用西医病名，仿照其诊断，专开成方，死投中药，抛去辨证施治。老朽认为确实存在这一现象，宜呼吁从源头着手妥善解决。

❖ 学岐黄术要树立自信

同道四川李重人，因修审中医教材，在合肥相处数月，性豪爽，善书法，曾以隶字馈赠，欲以兰竹相报，缘"文化大革命"祸起未果。他说：中医发展应靠自身建设，不宜依赖外力推动，首先消除"貌不惊人"的心理，任何学术优缺点并存，五千年历史，要多看到长处，纠正误区，悲观的论调，无法扶起衰颓的事业。这一见解和老朽意见不谋而合，业此者要奠定信心，既继承、发扬，也吸取新知，等待与无所作为的思想可彻底扫空。就目前来讲，年长者陆续凋谢，如不考虑抢救，则损失更大。老朽口吟小诗八句，作为记言：弱冠未至提药囊，想探蓬莱海上方。天客指引入仙境，学道先喝两仪汤。归喜身依葫芦笑，亲朋见了呼韩康。尔今八五春不在，雪降寒冬人沧桑。

❖ 时方、经方、杂方学派应当并存

江淮以南因气候、地区、传承关系，清末时方风行，虽有经方医家参与其中，仅为寒鸦数点而已，他们大都师法叶派，学说与处方遣药自成体系，平淡无奇，亦能应对经方系统《伤寒论》《金匮要略》所载诸病，常用苏叶、荆芥代替麻黄、桂枝，以漂淡附子、干姜、吴茱萸代替四逆、乌头汤。老朽仿照如是疗法，也走"平安吉祥"路，摆脱"汉药"束缚，同样获得皆大欢喜，症去病除。因此老朽希望多种学派并存，通过争鸣，促进社会发展、医术创新，使古为今用、今为后开、事业繁荣，改变陈规迎接未来。

❖ 杂方派无有贬义

经方内所开麻黄、桂枝、石膏、附子、白芍、柴胡、黄芩、葛根、山栀子、龙骨、牡蛎、茵陈蒿、茯苓、半夏、瓜蒌、大黄，重点应用之品，大都来自《神农本草经》，并非由《伤寒论》《金匮要略》二书起始，时方医家投予临床，有的上承仲景先师经验，乃正常现象，不存在盗取问题。且叶桂、王孟英、费伯雄均对麻、桂、升、柴、葛、附、大黄敬神而远，另寻他途，自立门径，被批评背离南阳学说，实际是社会发展、学术的进步，无可非议。老朽执业数十年，也有倾向性，因多次讲授《伤寒论》，指为经方传人，从思想深处言，仍遵循先师遗训，多读书、广临床、博采群芳，走入杂方派中。

❖ 厚古影响发扬前人经验

老朽少时，见一风雪道人，不知姓名、来自何方，医术精良，堪称人魁。曾言时方平妥易用，很少异常反应，谓之果子药十分恰切，非针砭语。若起沉疴，功效逊于经方。经方单刀直入，效强价廉，处于优势，投予对证杯覆可瘳。就以石膏、附子、大黄而论，斩关夺隘独当一面，使患者垂危得苏，二千年立于不败之地，时方望尘莫及。因此应努力探讨《伤寒论》《金匮要略》二书与其前后流传处方，是继承、发扬的不二法门。老朽之思想领域，亦有宿感，但对于大师的厚古观念则不敢苟同，后世属新生事物，往往登先人之梯逐渐居上，时方中含有经方，配伍不一，也非专开该药，乃古今合流、前为后用的综合疗法。

❖ 方杂而效高

经方派强调处方遣药，要按《伤寒论》系统加减，谓之有序规律，如风寒感冒开麻黄汤，烦躁加石膏；口渴加人参、天花粉；哮喘加杏仁、厚朴；咳嗽加干姜、细辛、五味子。杂方派看来，过于局限，不能满足病情需要，应扩大范围，曾予以补充，哮喘再加地龙、苏子；口渴加麦冬、石斛；咳嗽加桔梗、紫菀、象贝母、款冬花。此外，若头痛加白芷、羌活；鼻塞流涕加藿香、辛夷、苍耳子；咽喉疼痛加玄参、金灯笼、金莲花、金荞麦。能兼治、提高功效，比大论所定之品加速疗程，呈现后来者居上现象。不了解这一进化现象，作茧自缚，不易获得理想的效果。老朽首肯是说，确为高瞻远瞩，起助推性贡献。

❖ 杂方派用药群英会

中医杂方派临床处方，不受任何限制，经方、时方、验方、单方顺手拈来，根据病情随意遣药，疗效往往居上。眼界宽阔，知识面广，能汇集大量经验，为最好的优点。固无汤头加减，总结困难，学者不易掌握，存在庞杂、饾饤凑数之弊，乃严重的缺失，被人讥称"杂烩菜"。尽管如此，仍属一大门派，长多短少，还可立于不败地位，师法其术者，至今尚成群结队三致意焉。

❖ 经、时、杂方各具春秋

老朽临床诊疗，投经方约占半数，其他则为时方与杂方。经方优点：药少而严，加减变化有规律性，运用得当，很易掌握。时方则否，无成熟规范，能据证随意损益，笔下自如，乃二家的不同处。杂方遣药较广，不受限制，包括经方、时方、单方、验方、铃医方、地区民间方，属出家的和尚，和世俗断缘，转入另一世界，存在一个繁字，称"皆大欢喜"，实际蒙羞，但于病多、证杂的环境下，却居上风，扛全医大旗，颇受欢迎，在过去的分类中，乡村医生多，儒医少，不可忽视的一点，他们经历广泛，解除了若干无名之恙，为经方、时方派所瞠目。

❖ 热邪内陷营血

千工巧居首，百医效为先。理论不分高低，处方不分经时，以效果观察成绩，比较公允。家父曾说，伤寒派重视钩沉，考究溯本寻源，以先知身份坐于宝帐，对温病学家认为知识无本，持批评态度，实乃药田失误、悬壶大错。在学术流派中，温病医家的特色，能与时俱进，发展较快，属其一大亮点。由于疗力突出，实现了百医效为先的社会需求，则得到了人们的津津乐道。1952年老朽遇一流行性热证，高热已退，遗有鼻衄、身发红斑，吃了黄连阿胶汤、大黄牡丹汤，未见起落，经同道马晓池兄介绍，转老朽施治，经验不足，反复考虑，决定按《温证论治》"邪入营血"理论调理，凉血又兼散血，给予鲜生地15g、赤芍10g、牡丹皮10g、蒲黄10g、紫草10g、阿胶10g、犀角6g、小蓟30g、大青叶20g、蒲公英15g，水煎分3次服，连用6天，溢血现象停止，皮肤颜色改变，2周后转愈，上班工作。通过这一案例，可以了解时方临床，确有成效，应打破既往传统界限，也要把时方体系的理、法、方、药推至成功前沿，补充经方阵地的亏缺。

❖ 阳证转阴

人体与病邪关系，相互斗争，正强邪退，邪进正衰，从《伤寒论》阳明入少阴蒸化，就能窥见这一现象。照一般而言，寒证转阳，属于吉兆。发生溜府，便秘干结；抗邪之力下降，阳落变寒，表现阴盛状态，为生命凶险，应当急救，挽回危局。老朽临床鉴于此点，学习尊阳大家黄元御，青睐温补疗法。和单独贵阳、完全贱阴，在本质上不会走向极端，踢开严冬，旗举夏天。1977年在济南诊一感冒患者，开始发现太阳、少阳、阳明证，饮寒凉药过多，脾虚、纳呆、乏力、四肢厥冷、腹内隐痛、肠道滑泻，已卧床不起，口淡、脉搏沉迟，困顿不堪。属阳病转阴，非姜附不易返春。嘱其子女，情况重笃，调理期间需要准备后事。束手无策，仍将希望寄托于四逆汤，乃即给予附子40g（先煎1小时）、人参30g、干姜30g、吴茱萸10g、肉桂6g、白术15g、茯苓10g、甘草6g，急火水煎，分4次服下。药后逐渐阳回热升，又投3剂，虚寒减退，证情向好处转化，方未更改，统共吃了12剂，患者要求停药，添加食疗，很快恢复健康。利用本案可以了解，外邪入侵三阳，滥开寒凉，既能传阴，亦易阳随阴化，及时温热大补，也有信心无论少阴、太阴，均可由寒山救回人间。

❖ 不宜否定现在所用人参的作用

关于人参作用问题，存在不同争论，以清代陈修园先贤为首，指称阴柔之品，批评较多，认为《伤寒论》口渴加人参，属养阴生津药，白虎汤加人参就是例子，温补回阳方中均不投用，如四逆汤（干姜、附子、甘草），只有汗下亡血补虚生津而予之。大益人身元气、升阳提陷、急救垂危，乃后世凭空想象之言，殊不足据。对此老朽亦有体会，是另外心得，虚弱吃药，以人参为君，或当随从辅助，皆起效果，实证阳旺服之，则头痛、呕恶、阳强、失眠、精神兴奋、血压上升，陕西所产的台党参，都无这一明显作用。应当深入研究《伤寒论》《金匮要略》组方之人参，和目前所开的大异其趣，不要以东汉末年入药之人参，否定了东北长白山人参的温补功能。不然李代桃僵，影响了人参的实际作用，死抠文献，代替临床真知，等于把秃子打扮成和尚，肉眼难辨了。

❖ 阴血不足宜平补、滋养

阴虚血亏，表现形体消瘦、口干舌燥、头晕耳鸣、腰膝酸软、咳嗽无痰、夜间盗汗、面色苍白、梦遗滑精、脉象细数，常见慢性消耗性疾病，如肺结核、神经衰弱、大病未复、贫血、慢性肾炎、糖尿病、久医不愈的患者，应予平补、滋养，不宜大温、热补，不吃火热燥食，戒发汗、利小便，防止雪上加霜。要滋润充实津液，可给予药物调治，如熟地黄、白芍、当归、阿胶、桂圆、桑椹、玉竹、枸杞子、石斛、女贞子、稆豆、酸枣仁、五味子、山药、麦冬、山茱萸、何首乌、红糖、动物血。据以往报刊载，一天津巨商患有神经衰弱兼胃内出血，体重下降，失去丰满，乃聘外地岐黄家诊之，授以酸枣仁 15g、桂圆 15g、白芍 10g、生地黄 15g、胎盘粉（冲）10g、阿胶 10g、山药 15g、冬虫夏草 3g，名保生延命汤，每日 1 剂，水煎分 2 次服，饮了 30 天即霍然而愈。老朽将其投向临床，对舌质红绛、失眠多梦、精神倦怠、手足心灼热、夜间口乏唾液、小便短少，有很好的补力作用。

❖ 身形赢瘦补血为上

《济寿堂藏方配本》谓先天不足、营养不良、久病之后身体赢弱，消瘦、面色苍白、精神不振，是以血虚为主的气血双亏，扶正补血为前提，除配合食物增强营养，仍应取药物调治，投黄芪补血汤加味。同道左宝珍告诉，他用黄芪 30g、当归 15g、熟地黄 15g、白芍 10g、川芎 10g、鸡血藤 40g 组方，每日 1 剂，水煎分 2 次服，连饮 1 个月，均有不同程度改善，血压、红细胞、血红蛋白上升，症状递减，临床表现明显转观。其心得体会，当归虽为养血要药，因能滑肠不宜多开；黄芪利尿，大量久服身重下降；熟地黄腻胃，影响食欲，关系不大；鸡血藤活血力小，补血占绝对优势，既属副手、龙套，亦可坐一把交椅，居君主地位。当归、熟地二味结合使颜面红润，改变皮肤干枯，起重要作用，乃方中主药，好似比目鱼、联翼鸟类，切勿分割。老朽经验，若再加入紫河车（胎盘）10g 或坎炁（脐带）粉 6g 吞下，收效更佳。1990 年遇一缺铁性贫血男子，情况如上，懒于活动，走路困难，遂书此汤授之，凡 40 剂，病机向好的方向转化，嘱咐吃动物肝脏，炊具用铁制品，将量减半，继续 2 个月，已完全复原。坎炁、紫河车，大补元气，含有多种激素，运用得当，血肉有情，乃理想圣品，不可以弃物视之。

❖ 小恙锅沸症

山东常用地方验方调理民间病，鲁西对上中焦火盛口干、舌红、烦躁、心中懊恼、入睡困难，认为内热"怫郁"，既不外越亦不下行，蕴积胸、腹中，谓"锅沸"症，常投竹叶 30g、黄连 15g、石膏 30g、黄芩 15g、山栀子 15g，即栀子金花丸加减，每日 1 剂，水煎分 2 次服，连用 5~8 天，普遍有效。老朽曾见数例，临床表现大都体温不高，以懊恼、烦躁、感觉胸内灼热似火为主，喜饮冷水。通过观察，并非流行性、感染性、地方性疾病，也不是肺、胃炎症，现已少见。

❖ 表里双解分二方

老朽青年时代为了学文、习医，遵父命拜访许多学者、大家，主要是有真才实学的前辈，向其虚心求教、聆听训言。其中一位满族良师，家世业医，两次乡试落第，专攻刀圭术，卓有成就。他性格豪爽、奇特，人生观与众不同。认为名人大多弄虚作假，哗众取宠，考上状元亦乏学术价值，乃无用的花瓶，只有刻苦力学，方可获得知识真谛。先生临床对病情复杂者，运用车轮战术，如素有胃病、脾阳不振，纳呆，恶心，稍食辄饱，又外感风寒，发热无汗，开两首处方，先让患者解除表邪，饮麻黄汤，过 12 小时再吃 1 剂理中汤，按时应用，各服 2 剂，均可获愈。既治外也疗里，称表里双调法，在当时曾轰动各界，推为民国医圣、"张机心传"、慈航渡手。

❖ 药肆竞争有奇策

老朽开始门诊，在药店坐堂时，听经理说，同业之间竞争激烈，为了销售药品增加收入，利用特殊手段"地道战"，暗中扰断。让医生开小量处方，司药人员提升 1/3~1/2 准确量，如开人参 5g、当归 5g，兑药时给予人参 10g、当归 10g，目的防止处方外流。若从他店购买，量少不起作用，必须仍回就诊之处取之，价格虽然昂贵，但效果良好。因此生意兴隆，营业额旭日东升，医生报酬亦提高了。这种现象非普遍性，仅系个别商户所为，老朽曾见一医家书写石膏 10g，打开药包称之，则为 30g。因社会舆论干预，此风逐渐消失，留下历史陈迹，说明商战不法的贸易竞争，在医药界也客观存在，城门失火殃及池鱼，记录小事，留作奇闻当笑料观之。

❖ 药开别名不宜传习

据民国初文献所记，药店与医生协商，为了控制处方外流，防止从他处购药，在方内将单味改用别名，如柴胡写此木、大黄写中吉、桃仁写小红、代赭石写下气、半夏写痰见消，该风流传很广，从清代沿袭直到抗战时期，个别商家仍有继续，造成恶劣影响，不仅囤积居奇，内含暴利，给患者增加经济负担，暗箱操作，能使伪品、劣质药物进入市场，冲击了优选性，目前是市场经济，还应注意这种现象东山再起、卷土重来。

❖ 攻补寒热合用有特殊作用

老朽学医时侍诊医林前辈，观察辨证与施治方法，约分三个类型，对正邪纠结，一是先攻后补，二是先补后攻，三是攻补合用，在祛邪、扶正时间上程序不一。攻补合用来源于《伤寒论》《金匮要略》，是一种综合疗法，这种形式，在经方派多见，时方医家则指称"方杂"，背离了《内经》"寒者热之、热者寒之、虚者补之、实者泻之"，一方中寒热、攻补混投，使寒者不寒、热者不热、攻者不攻、补者不补，成了一碗大杂烩，肉无肉味，鱼无鱼味，山珍海鲜皆不存在。比喻虽有说理性，但药物和烧菜不同，除单味任何处方都由数种组成，有共性亦有异能，汇集一起，可产生另外作用，如黄连、干姜配伍治疗胸痞；枳壳、白术配伍驱利水饮；大黄、附子配伍开降寒邪；麻黄、石膏配伍清热平喘；黄连、附子配伍解散寒热互结，都属异药共开合组之方，发挥特殊功效，盲目批评，非实践客观良言。

❖ 补阳温里二者不同

补阳药有温里作用，温里药未必壮阳，有的药物学文献将乌头、附子、肉桂列入温里同类，和吴茱萸、蜀椒、荜茇、丁香放在一起，殊不适宜，虽都有祛寒之力，但所医病情各异，乌、附、桂大热纯阳，治阳虚厥冷、肌肉筋骨痛，如汗出亡阳，风湿性、类风湿、尿酸性关节炎，振发阳气，驱逐阴邪；而吴、蜀、荜、丁辛温健胃，偏重止痛，缺乏回阳之力，属地道的温里药，调理呕恶、泛酸。二者不应混为一家，否则便是鸡兔同笼、油盐不分了。老朽经验，若把补阳降至温里，大汗后恶寒的现象就成为内寒了，吴、蜀、荜、丁四员无此解除本能，反会贻误病机，故提出以备参考研究。

❖ 阴血同治属妙招

常用养阴药有西洋参、麦冬、玉竹、百合、女贞子、石斛、功劳叶、旱莲草、鸡子黄、芦根、穞豆；补血者有熟地黄、当归、白芍、何首乌、枸杞子、阿胶、龙眼、桑椹子、鸡血藤、酸枣仁。山亭老人将二类组合，调治患者身体消瘦、口干舌红、皮肤枯燥、面无华色、心烦易怒、尿短黄赤、须发早白、脉象细数，很见功力。他曾创制一首处方，专门授予表现以上症状的神经衰弱患者，每日1剂，水煎分2次服，连饮15~30天。计白芍10g、当归10g、熟地黄15g、女贞子10g、酸枣仁10g、龙眼30g、西洋参6g、麦冬10g。其中熟地黄为君，龙眼称臣，居重点位置。龙眼投量占诸药之冠，目的有四，一是补心疗悸；二是健脑安神；三是养肝益血；四是滋阴催眠。老朽临床运用，效果可观，属于不倒翁方。

❖ 水饮调治法

中医临床探本寻源，主要是通过症状表现追求致病之因，称辨证施治。"施治"二字改为"论治"比较恰切，符合实际。老朽调理水饮掌握这一要点，无论痰饮、溢饮、悬饮、支饮，若吐涎沫、喘咳胁痛、气短不能卧、眩晕、胸内闷满、身体沉重、背寒冷如掌大、水走肠间沥沥有声，按着《金匮要略》要求，利水化饮以温药和之，常于对症处方中加入白术、麻黄、茯苓、半夏、杏仁、泽泻、细辛、厚朴、干姜等味，一般不开十枣汤。泽泻、白术、细辛、干姜，能起核心作用。1958年在山东省中医进修学校诊一60岁男子，气喘咳嗽，日吐大量痰涎，卧床感觉窒息，呼吸更加困难，脉弦，舌苔白腻，倚墙坐着，疲劳不堪，即从水饮疗之，给予半夏6g、白芥子6g、白术10g、茯苓30g、泽泻10g、厚朴10g、杏仁10g、细辛6g、干姜10g、泽漆6g，每日1剂，水煎分3次服，连用7天，已下床行走、仰卧入睡，转危为安。

❖ 杂方派的特色

医界既往流传口头禅，从开业盛况讲，经方不如时方，时方不如杂方，由经方施治范围较小考虑该说，有一定道理，然时方、杂方亦含有经方药物，且脱胎于经方则无质疑。清末杂方大家沈荷仙投药很广，民间草品亦收入囊中，临床应用以经带杂，层次分明，治愈率高于他方。如痢疾常开白头翁15g、黄连10g、槟榔10g、木香10g、荠菜30g；风寒感冒头痛用麻黄6g、细辛6g、羌活10g、白芷10g、红糖（冲）20g、葱叶20g；邪入少阳往来寒热，投柴胡15g、黄芩10g、荆芥6g、香薷10g、白菜根30g、芫荽10g。每日1剂，水煎分2次服，巧妙处小方数味组成，均不过八，故被送绰号沈八仙、六药爷。对此老朽也甚推崇，值得效法。

❖ 杂方亦有优点

山左杂方派医家，开药较猛，品味亦多，和江南相比，投量超过半倍，能达到需要指标，乃一大优点，但处方配伍却显得"杂"，如阴虚血热用生熟二地（生地黄、熟地黄），清上焦热用酒炒三黄（黄芩、黄连、大黄），息风潜阳用三甲（龟甲、鳖甲、玳瑁甲），四介（牡蛎、珍珠母、石决明、紫贝齿），芳香化浊用五花（桂花、丁香花、腊梅花、栀子花、玫瑰花）。新中国成立后逐渐减少。正因多而杂，施治成绩随之上升，缩短了疗程，很受患者欢迎。老朽注意观察，他们遣使熟地黄时，往往每剂开至30~90g，极少发生胸闷、厌食、胃内不舒，不加砂仁、白豆蔻，几乎都添入炒红曲 10~15g，被呼为秘诀，确属一种技巧。

❖ 杂方含有奥义须深入研究

《松山医集》谓补泻、寒热、气血、表里同治的杂方，不宜否定一笔抹杀，往往有特殊功能、意想不到的作用，如侯氏黑散、风引汤、五积散。它的组成超出规范疗法，被讥为"杂烩菜"，人们见之望而却走，斥曰错订方。因此"杂烩菜"的起伏跌宕沿袭至今仍无结论。老朽业医七十年，对此持两面态度，一是肯定对症情况下富有临床价值，二是方义难释存以待考，暂时敬而远之。由于这样，不易总结疗效，就冷落等诸异日。前不久，曾诊一癫痫男子，表现热象，发作猝然昏倒，口吐黏沫，咬破舌头，抽搐，日发 2 次，或数天一发，无规律性，屡医寡效，已有 5 年史，即取《金匮要略》风引汤予之，计干姜 6g、大黄 3g、石膏 10g、龙骨 10g、牡蛎 10g、桂枝 3g、寒水石 10g、滑石 6g、赤石脂 6g、白石脂 6g、紫石英 10g、甘草 3g，每日 1 剂，水煎分 3 次服，连用 10 天，颇见效果，嘱其饮之勿停，凡 2 个月，未来复查，据云发作休止，说明功力可观。

❖ 卢氏阴火探讨

民国初时期，医界理论家卢订洲，知识渊博，精通古籍，以鉴别宋、元、明代版本学驰名。据其弟子讲，他认为云雾中有霾，即人身上存在阴火。该火东垣已有发挥，非一般热邪，不能湿伏、水灭，只有丽日当空才可消弭，最怕阳光，故加阴字，呼为阴火。治疗除升阳散火、补中降火，无第二法门。虽头面烘烘，身如火燎，体温在正常范围之内，升高者极少，应突出补气兴阳，加一二味升发药物便能化解，误开寒凉，不啻风寒凝水，摧残元阳，人体蒙受大害，命门之火也会熄灭了。老人曾组建处方，叫退阴还阳汤，由柴胡 6g、熟附子 10g、人参 10g、黄芪 15g、白术 10g、陈皮 6g、甘草 6g、生姜 6 片、牡蛎 15g 合成，每日 1 剂，水煎分 2 次服，连用 6~10 天。目的是扶阳抑阴、助气散火。柴胡量小，起升散作用，促使补药抵制阴火；牡蛎一味，收敛潜降，令阴火沉藏海底不再上腾。老朽师此法授予病友，反馈有效，不过还要深入研究，进一步总结，才可转为正式经验。

❖ 苏派医家内含

多年来社会上所言苏派医家，均指姑苏岐黄先驱，然吴门经方、时方、杂方学派林立，如张路玉、柯琴、马元仪、叶桂、王洪绪、薛雪、徐大椿、尤怡、缪宜亭、陆九芝等，似雨后春笋层出不穷。从叶氏开始时方家高屋建瓴占据优势，脱颖而出形成温病学派。苏派医家有广狭二义，广义指苏州经方、时方、杂方各家，狭义则为叶桂系统一系列人物。从原则上讲徐大椿、尤在泾皆不在此范围之内，陆九芝乃典型经方派，著作等身，状元儿子声震朝野，都不代表苏州医家。因此外界倾向的就是吴地之温病学派，简称叶天士体系为苏派医家。大瓢老人曾说，叶氏活动在康熙、雍正、乾隆三代，执业超过一个甲子，名闻全国，就连当时达官贵宦纪昀、梁章钜都记述他的事迹，风华正茂，被捧为天医星下凡人间，为何没有延请到京师给皇室服务，或入太医院工作；亦未闻及诊疗内阁大臣；在两江地区也无头衔戴过官帽，后世提出三疑。不论怎样评价，天士翁是民间医人，与官府很少瓜葛，有一定距离。家父从清史文献中查到叶氏临床对肺属娇脏难耐燥火刑金、干咳无痰，缺乏肾水上布，滋润喉头常开杏仁、麦冬、玉竹、五味子、枇杷叶，命曰五福汤。

❖ 结胸的形成

《伤寒论》谓外感吃泻药过早形成结胸，该说值得商榷，老朽临床所见大都为气郁、食滞、湿凝、痰积、热聚而致，很少从误下转归，投予小、大陷胸汤和丸有效，但要加入他药才能妥善解决。以小陷胸汤（半夏、黄连、瓜蒌）为例，因气加香附、柴胡；因食加神曲、山楂；因湿加苍术、石菖蒲；因痰加桔梗、枇杷叶；因热加黄芩、山栀子。痰湿热三邪混合加大黄、甘遂、葶苈子，开提气机加杏仁、厚朴、枳壳。针对证候有五，胸闷、痞满、堵塞、纳少、按之疼痛。严重者气喘，胸、腹胀、硬、痛手不可近。此病约半数因胃肠有关，且莫误为胸膜炎、腹膜炎、消化道穿孔乱开三方。

❖ 论风药

经方、时方、杂方派对风药应用比较广泛，外感开表、宣发、提陷、升阳均喜投之，惟温热学家大多回避，恐其出汗、动阳、伤阴耗津、增化内热，叶、吴、王系统持有如是论点，视荆、防、羌、柴、麻、芷、升、细、葛、苏为虎狼，能引火烧身。友人马铁铸说，误开该药不仅加重火热，使头昏、耳鸣、呕恶、体液亏损，尚可领邪入血、速陷心包，得不偿失，故叶门传人对其抱着子不语的态度，暗含怪力乱神。老朽起初亦不敢尝风药，临床日久发现存在若干特殊作用，非一般之品所能代替，如头痛、肌肉痛、关节疼痛，或病邪入络四肢麻木、屈伸不利，它既解除风、寒、湿，配合活血散瘀队中，通畅经络、驱逐气阻郁积，也放卫星，所以未被众口溶金，仍举这面旗子，未见闪失。

❖ 台湾中医现状

台湾中医界数十年，由于当局不够重视，无外力推动，发展比较缓慢，常吸引大陆成就充实新的内容。目前存在五种情况，一是强调药理研究，所含成分，施治对象；二是突出西医病名，中药调理，长此以往有废医存药倾向；三是辨证论治特色逐渐淡化，转入对号入座；四是发掘地方草药，提倡单方、验方、缺乏理法方药系统性概念；五是受日本汉医影响，有七分西医化、三分中药化的趋势，独特传统的面貌有丢失的危险。老朽于台湾报纸杂志发表100余篇论文，作为交流嚆矢，均蒙刊出，看来对大陆中医的发展、临床概况、经验介绍感到需要，最好通过学术探讨，有所互补，促进岐黄事业长足发展，双方都获裨益，患者幸甚。

❖ 惊人医案

江西新建喻嘉言，聪明绝人，知识广泛，才华横溢。明亡剃度为僧，清初返俗以医济世，客居苏州一带，常熟钱谦益邀至拂水山庄家内小住较久，谈医论文消遣岁月。据云叶紫帆、张路玉均尊之如师，殁后被称"医国藏高手，蒌蜕成疑仙"。徐肇彬、罗子尚、舒驰远继承其业，他治春温坏证，灵活运用经方启人智慧，开心豁目，患者身蜷足冷、壮热无汗、舌卷唇焦、颜面色泽变黑，先按阴盛疗之，投麻黄附子细辛汤（麻黄、附子、细辛），药下汗出热退，改服附子泻心汤（大黄、黄芩、黄连、附子），扶阳清除积热内邪，胸中舒适，已晓人事，思喝米粥，逐渐得愈。只开两剂不同药物，竟能起死回生，实属佳案。老朽反复诵读，深有所思，若非先生功底遽厚，豹胆狮眼，一般则望而却步不敢为之。《寓意草》一书可观。

❖ 养阴益寿

百岁老人石桂岩，曾告诉访问者，长寿密码并非皆由遗传基因决定，主要依靠自身保健，才能享期颐盛福。如清心寡欲、不较名利、多吃蔬菜、少纳肉食、夜卧熄灯、早起打拳、晚间踱月、晨沐柳风、远离市缠、不戴官帽、谨言慎行、不道人是非，参禅反省，常做善事，适应周围环境，喝杯淡茶，诵一声佛号，万念俱寂。他说，年逾七十，摆脱家务，与儿孙相聚皆大欢喜，心情不舒一笑了之。每日吃桃子 1 个、葡萄酒 10ml。感觉火气上升阴虚阳旺，吞六味地黄丸 10g。失眠易醒不宜泻火，忌投《伤寒论》黄连阿胶汤，可服《金匮要略》酸枣仁 20g、甘草 3g，加龙眼 15g，日饮 1 剂，滋养心血、益水护阴，极有功效。

❖ 厌食宜养胃

调治胃病纳呆，食欲不振，饭后停留，常规疗法往往给予鸡内金、山楂、麦芽、神曲、槟榔、健脾助运，投之不效，则束手无策。《临证指南医案》载叶天士老人则从纠正脾虚胃弱着手，利用清补解除消化不良，认为土不生金，表现纳少、音低、气馁，乃开麦冬、扁豆、玉竹、桑叶、沙参、甘草滋养助阴，堪称妙法。老朽处理此证，常师这一经验，数剂便可见效。其量甘草 6g，他药皆用 10g，加人参 6g、砂仁 6g，每日 1 剂，水煎分 3 次服，15 天为施治疗程，患者都易获瘳。1995 年于东营诊一萎缩性胃炎，突显厌食，无疼痛、胀满感，久医未愈，遂以本方授之，连饮 10 剂，即能吃饭，该病若失。

❖ 表里双治非特殊疗法

调理外感风寒，体虚可投补药，不影响治表，反能充实汗源助开腠理，忌补学说殊属片面。《程杏轩医案续录》诊一老翁头痛、恶寒、无汗，投景岳方理阴煎（熟地黄、当归、干姜、甘草）加附子未效，添入人参、麻黄，患者恐宣散亡阳、大汗暴脱，拒不敢服。告以云腾致雨，有人参、熟地黄监之，起保护作用，万无一失，勉强饮下，汗出而解。老朽临床从不坚守先外后内，主张先急后缓，或表里同医，刘河间经验就是师范，《伤寒论》麻黄附子细辛汤、小青龙汤都属双向处方。1982 年青岛疗养院一同道造访，其颜面水肿、怕冷、手足发凉，初步印象为亚急性肾炎，喜吃热食，血压正常。即给予麻黄汤加人参、附子，计麻黄 15g、杏仁 6g、桂枝 15g、甘草 6g、人参 15g、附子 30g（先煎 90 分钟），每日 1 剂，水煎分 3 次服，连用 7 天，症状大减，水肿消失，改以桂枝人参汤（桂枝、白术、人参、干姜、甘草）加附子，继续饮之，竟然痊愈。此说明综合疗法值得探讨。

❖ 慢病缓治例举

从历代先贤临床观察，调治慢性疾病利用钝功，以安全为主，不投虎狼之药，首推温补家薛立斋，次则力主保健的费伯雄，每个疗程饮药数十剂，甚至达百余剂。这一缓医法，虽受社会与同业批评，因药善、量小、有持续性，也有一定意义。老朽曾见民国时期一满族前辈，人呼"慢马旗"，处理内科杂症，就采如是手段，诊一胃溃疡兼肝脾肿大患者，医院感觉不易开方，劝其转求老人援手。他反复研究，告诉患者 3 个月为第一验证期，乃写人参 6g、扁豆 6g、牡蛎 10g、鳖甲 10g、丹参 3g、三七参 3g、炒神曲 6g、柴胡 3g、红花 3g，每日 1 剂，水煎分 2 次服，连用 15 天。复诊出入不大，仅损益一二味。2 个月进行检查，溃疡好转，肝脾回缩，体重增加，健康状况改善。继续给药未辍，据云已全部获愈。

❖ 丸散药材应用熟品

老朽继承家父遗教，对配制丸散药料，主张改为熟品，一律不开生服，将所需药物洗净，除去杂质、虫蛀，放笼上蒸熟，晾干，碾末，加工合成。生品未经消毒，恐对人体产生不良反应，或导致由药而病。汤剂水煎已解决这一问题，但丸散之投生药积习未改。有人担心因高温关系，会破坏、丧失有效成分，煮沸半小时的药汤如此同样，不惧东山猛虎反怕西坡小豹，闻者捧腹大笑。既往老朽临床即要求药店、医院按法制成的丸散，均能保持临床疗效。

❖ 中风忌汗

《伤寒论》所言中风，俗名伤风，常发生于春季，头痛、流涕、身上出汗。伴有轻度咳嗽。同道姜佐景《经方实验录》谓上下左右局部有汗，非全身见汗，然临床表现并不尽皆如此。因气候转暖，阳气上升，外感风邪与冬天伤寒各异，属季节性普通感冒，汗出津津，遍及全体，无恶寒现象，调理时不宜大开鬼门，只可投桂枝、白芍、生姜、大枣和解营卫，若妄用麻黄、荆芥、紫苏启腠发表，等于误治，导致伤阴亡阳。大论遣药规律，凡服麻黄汤汗出过多均取桂枝汤或加附子救之。事实证明，中风一证，绝对不要再开玄府。

❖ 张山雷理肝处方

人们常言，教育界有南北二陈，指北京陈垣、广州陈寅恪；岐黄家有南北二张，指天津张锡纯、兰溪张山雷。二张先驱学识、经验丰富，擅长写作，著书立说。张锡纯文章朴实无华，信手拈来，模仿曾国藩平白如话；张山雷注意修辞，精雕细刻，丽句、典源丛多。老朽从中获得教益，愧非传人，山雷翁名寿颐，以字行，上海嘉定人，应孔明之后诸葛少廉相邀到浙江兰溪医校执教，善于化裁古方而为今用。调理肝气横逆口苦、胁肋胀痛、脉弦、易怒、头目眩晕，喜投逍遥散加减，开柴胡 3g、白芍 10g、白蒺藜 10g、薄荷 3g、当归 6g、香附 6g、川楝子 10g、羚羊角 2g、石决明 30g、仙半夏 6g、紫贝齿 15g。每日 1 剂，水煎分 2 次服，药淡量小，颇有作用，乃其特色。

❖ 辛氏老医经验

大千世界群芳竞妍，民国时期一外地老医来鲁执业，皆呼辛爷，仿照《伤寒论》方小量大，药价低廉，功力颇佳，很受欢迎，门庭若市。据内部、患者透露，凡精神不振、思睡乏力、四肢疲软，用黄芪、人参；面失红润、体重日减、腰膝酸痛，用当归、熟地黄；自汗频仍、活动加剧，用附子、五味子；噩梦惊恐，用龙骨、牡蛎；心慌、悸动不宁，用茯神、酸枣仁；胃脘持续胀痛，用延胡索、大腹皮；慢性肠炎久泻，用猪苓、罂粟壳；纳呆、厌食，用神曲、山楂；胸胁苦满，用柴胡、瓜蒌；意识恍惚、丢三落四，用百合、远志；心绪烦乱、不能控制，用山栀子、黄连；小便灼热、短赤，用海金沙、蒲公英；狂证发作、毁物伤人，用大黄、元明粉。这些经验，虽有局限性，却富实践价值，可在辨证的基础上师法研究。

❖ 幻觉、幻视与痰有关

药物在人体发挥作用，产生疗效，但有若干记述与民间传说，须要澄清，言人参还魂，实为补气救脱回苏；桔梗舟楫载药上浮，为使肺痈排脓、支气管扩张祛痰；徐长卿辟邪祟，为治炎发身痛、皮肤过敏瘙痒；朱砂、琥珀驱鬼魅，为疗恐惧镇静安神；大黄制狂，为泻火由大便驱出；附子壮魂魄，为助元阳退阴翳。1955 年诊一精神分裂症患者，幻视、幻觉、幻想，夜间不敢独卧，感到室内有黑影对其冷笑，怀疑妻子下毒、胞弟磨刀杀他，惊惶不可终日，吃药、打针功力不显，乃转中医。患者 50 岁，脉沉滑，饮食、二便无变化，睡眠欠佳。按痰蔽神明、瘀血蒙窍处理，给予天竺黄 6g、石菖蒲 10g、郁金 15g、胆南星 10g、半夏 10g、礞石滚痰丸（冲）10g、朱砂（冲）1g，每日 1 剂，水煎分 3 次服，连用 7 天，症状递减，继饮 10 剂，基本治愈。

❖ 勇于负责的岐黄大师

吴七先生临床勇于负责，在严重关头能挺身而出救死扶伤、担保画押。据其弟子讲，每遇疑难病症常彻夜思考，查文献，想尽一切办法调治，患者感激莫名。曾接诊二十岁高热青年，精神昏糊，出现谵妄，打针、吃药、放血、灌肠、物理降温，仍然不退，病家六神无主，欲弃而不治。他大声疾呼不为乱云遮望眼，还要抢回这条生命，胜造七级浮屠。令门生监护，亲付药资，改投《伤寒论》白虎汤加味，开石膏 60g、知母 20g、甘草 6g、粳米 60g、西洋参 15g、柴胡 20g、青蒿 30g、黄芩 20g、大青叶 30g、大黄 2g，水煎分 4 次服，四个半小时 1 次，日夜齐进，连用 3 天，体温降下，热减身凉。类似精神值得学习，为刀圭界树立了医德丰碑，方中小量大黄，一是清火降气，防止柴胡、青蒿、大青叶发生呕恶；二为引热下行，由二便泻出。

❖ 调治软瘫

软瘫和瘖痱不同，被怀疑脊髓痨、神经元病，比较少见，一般药物不见功效。开始腿足疲软，行走无力，逐渐双手拿物困难，遂即四肢变痿，失去运动功能，表现瘫痪状态。精神、血压、睡眠、语言均正常，亦无痛感。2001 年诊一男子，发病 10 个月，住院 60 天，吃补阳还五汤 40 剂，依然如故，因少良法，以地黄饮子壮肾补阳试之，给予生地黄 20g、山茱萸 15g、巴戟天 15g、肉苁蓉 15g、石斛 10g、麦冬 10g、肉桂 6g、熟附子 15g、茯苓 10g、石菖蒲 10g、远志 10g、生姜 6 片、大枣（劈开）6 枚，加活血药红花 10g、丹参 15g、鸡血藤 30g。每日 1 剂，水煎分 3 次服，连用 15 天，病况有所好转，嘱其继续勿停，尔后未再来济，过了 5 年，其子到大学读书，求治头痛。方知已能从事家务劳动，生活自理了，但没恢复既往的健康。

❖ 亡阳案兼症

老朽学医时由家父启蒙，指导默诵《伤寒论》《金匮要略》重点药物，如发汗用麻黄、胸闷用干姜、黄连、瓜蒌、枳壳，腹胀用厚朴，咳嗽用干姜、细辛、五味子，胁下苦满用柴胡，项背强直用葛根，疟疾用蜀漆，赤痢用白头翁、秦皮，内热烦躁用石膏，止痛用白芍，噫气用代赭石，便秘用大黄、元明粉，调合营卫用生姜、大枣，放于临床过程中，常在脑海展现往来盘旋，形成先入为主，携带终身。经验告诉，先圣遗产运用得当，能去伤解困、挽救沉疴。1978 年遇一大汗亡阳男子，胸痛如刺，手足逆冷，舌苔白腻，脉象虚弱无力鼓指，30 岁余，家贫未有住院，开了四逆汤加味，计人参 20g、附子 50g（先煎 90 分钟）、薤白 30g、干姜 15g、甘草 10g、白芍 15g，水煎分 4 次服，5 小时 1 次，日夜连饮不停，3 天病减欲食、精神转佳，可下床活动，又吃 4 剂，治愈回家。疗刺痛之药，依靠薤白，在药中起了主导作用，白芍护阴敛汗不占先锋。

❖ 发展学术吸收新知

《杂云杂记》谓时方继承了《伤寒论》《金匮要略》学说，又加以发展，形成自己的特色，尤其温病学派调理热性病应用清热解毒，含有抗菌、抑制病毒的药物，起了重要作用。不仅发掘了这些草本植物的临床价值，亦促进中医治疗的现代化。对此老朽深有感触，以流行性感冒发热为例，无论细菌性或病毒型，单纯依靠知母、石膏收效不佳，若配合连翘、金银花、青蒿、大青叶、贯众、板蓝根、七叶一枝花、黄芩，则缩短疗程，症状迅速消退。所以在古今结合过程中，也要注意今要超古，掌握全面。不然限制了与时俱进，会裹足不前。

❖ 寒热组方可法

同道崔惠轩，为乡村医家，读书极多，功底深厚，经验丰富，乃杏林良才。对仲景先师处方十分娴熟，能运用自如。曾告诉老朽，《伤寒论》有六经界线，区别阴阳；药物结合无寒热严格之分，如桂枝与石膏、干姜与黄连、大黄与附子，同时遣用，代表古代的施治特色，后人强调寒以治热、热以疗寒，已经失去了原来面貌，降低了临床效果，举甘草泻心、生姜泻心、半夏泻心为例，其中核心药干姜、黄连，辛开苦降、利痞散结，减去一味，就背离了组方意义，输掉全局。因此应用经方要掌握这一规律，不然转成有方无药或丢药失方。老朽注意此项说教，确能成绩丰硕。

❖ 治病开药求本

《千岁堂方药录》，言调理疾病要从本源着手，防止反弹、扬汤止沸取快一时，不能保证预后复发。其认为《伤寒论》小青龙汤（麻黄、桂枝、白芍、半夏、细辛、干姜、五味子、甘草）医外感风寒所致咳嗽、哮喘，对素有之支气管炎、支气管哮喘缺乏适应性，功力不足。改投《金匮要略》泽漆汤、射干麻黄汤，重点起用半夏、茯苓、甘草、杏仁、紫菀、泽漆、款冬花、白前、射干、五味子，易见效果。张锡纯先生临床，吃小青龙汤无有回响，或又行发作，就再换从龙汤，作为疗本施治，反馈良好。老朽于1995年诊一支气管炎患者，咳嗽、哮喘、痰多三证，均表现典型，曾给予小青龙汤，饮后咳减、喘平，数日旧戏重演，情况转剧，即授予此方，计龙骨30g、牡蛎30g、白芍15g、半夏10g、苏子10g、牛蒡子10g，加紫菀10g、白前10g、款冬花10g、杏仁10g、茯苓30g、泽漆15g，水煎分3次服，每日1剂，连用5天，症状逐渐消退，继续未停，共12剂，邪去而愈。这些传承经验，最宜记取。

❖ 空白疗法

《千岁堂方药录》指出《伤寒论》《金匮要略》投附子温里助阳，乌头疗关节疼痛，在经方中几乎无乌头回阳学说，后世因二药同种互用，失去原始意义。附子壮阳由温里而起作用，是热来寒退、非抽象的阳到阴走；乌头照样如此，通过温化、强健功能，风寒湿稽留便可转变直至解除，乃人体借助外力的推动，不探讨类似情况，就等于没了解中药临床作用。对此老朽深有体会，药物驱逐病邪，要靠体内机制的转化，不像瓮中捉鳖手到即擢，须破译该谜，否则就误为孙大圣打白骨精了。1999年医一新闻记者，50岁，身体虚弱，乏力，浅睡易醒，无食欲感，诊为神经衰弱，抱悲观情绪，当时开了归脾汤（白术、茯神、黄芪、龙眼、酸枣仁、人参、木香、当归、远志、甘草、生姜、大枣）加减，有人参 10g、龙眼 15g、酸枣仁 15g、茯神 10g、远志 10g、当归 10g、神曲 6g、鸡内金 10g、炒谷芽 10g，水煎分 3 次服，连用 1 周，嘱其停饮 5 天，观察变化，出乎预料，逐渐转佳。方未更改，又继用 7 剂，再歇 5 天，蝉联 4 个时辰，症状均明显缓解。这说明慢性疾患，连环给药，不一定获益，让内在功能自我恢复，堪称上策，这种方式吻合《千岁堂方药录》思想，应列入空白治程，即阶段、待期疗法。

❖ 毒性药物不应抛弃

木刻一卷本《九龄医案》指出，从事岐黄工作注意三戒，一忌依附权势，媚上骄下，抬高自己；二忌开大方卖贵药，借机敛财；三忌见死不救，推脱责任，坐视病亡，属于罪恶。曾说有毒药物，能救危扶伤，切勿敬而远之，往往在阴阳界之间把生命挽回，如大黄、附子、草乌、甘遂、巴豆、番木鳖，通过炮制则可转化为"神品"，根据适应证，掌握投量，就应立竿见影。如肝硬化腹水给予小量甘遂一日便下半盆；肺痈、痰饮结胸吃巴豆霜很快通开；番木鳖治风寒湿三痹疼痛，功力显著，超过乌头、天雄，加工后用同样发挥作用。由于惧其毒性不敢问津，今良药入土长埋令人叹惜。对此老朽有深刻体会，举草乌为例，1952 年于吴桥诊一搬运工人，全身疼痛，关节尤甚，医院诊为风湿性肌肉痛、关节炎，打针、吃药多次反弹。开始授予制乌头 30g、细辛 10g、独活 20g、防风 15g、汉防己 10g、威灵仙 15g 未见回响；又加通络活血药桂枝 15g、乳香 10g、没药 10g，虽收小效，仍然不能起床。将乌头改为生的，先煎 40 分钟，还是不很理想。第四次处方，添入制草乌 10g，随乌头先煮，再投他品都提高了疗效。这充分说明这些药物尽管毒性较强，人为破坏后，尚可服务临床，不宜被油质、生物碱束住，视如蛇蝎，医家之言，值得介绍深化探讨。每剂分 3 次饮下，最为稳妥。

❖ 水火药物

《千岁堂方药录》谈到自然界水善火恶，联系起中药凉善、热恶，将具有温热功能者，视为凶煞，如附子、肉桂、吴茱萸、干姜，推称火焰，丙丁品、朱雀药，呼寻用之医家为火神爷，代表人物乃王好古、黄元御。既然举此，又为何不把喜投寒凉的郎中叫做玄武、壬癸、水仙大公？其实水的所为比火更甚，溺亡之人超过烧死者。寒凉药物运用不当，对人体气机升降、出入、三力（免疫、抵抗、修复力）降低、损害反居首位，取快一时，遗患无穷，如石膏、黄连、大黄、朴硝，都应中病即止。吴七先生有言"久服缩短寿命"。老朽特意提出，供作参考，选入课题研究。

❖ 医僧单方可疗多症

老朽少时见一禅院医僧，依照《伤寒论》《金匮要略》遣药规律，常投桂枝。风寒袭表无汗与麻黄、苏叶配伍；腹内隐隐作痛与白芍、吴茱萸配伍；失眠易梦与黄连、阿胶配伍；手足厥冷与附子、干姜配伍；四肢麻木与黄芪、独活配伍；汗少烦躁与石膏配伍；气冲咳嗽与半夏、五味子配伍；哮喘与杏仁、厚朴配伍；心悸与茯苓、甘草配伍；恐惧不宁与龙骨、牡蛎配伍；阴囊坠痛与荔枝核、乳香、没药配伍；妇女脊背胀痛与柴胡、川楝子配伍；月经延期量少与三棱、莪术、益母草配伍；腿足水肿与泽泻、汉防己配伍；气血双亏身体乏力与人参、当归配伍，均每日 1 剂，水煎分 2 次服。方小药少，物美价廉，利于寻觅，很受欢迎，广大患者尊为法门"圣惠和尚"。老朽从中得到不少经验，如用桂枝、黄连、阿胶治一夕数醒；逆气上行咳嗽给桂枝、半夏、五味子；脊背胀痛捶打则舒开桂枝、柴胡、川楝子，都有疗效，堪称验方。

❖ 宫廷方突出保健可治小病

为内府服务的医家，处方遣药十分谨慎，一旦发生问题或被呵责粗枝大叶，便有掉头的危险，因而常开果子药，所谓宫廷秘方亦是如此。除御医被邀请之外地专家如徐大椿、马培之、陈莲舫为皇室诊疗也是走的统一道路，防止引火烧身，不求有功，但愿无过，已成口头禅语。虽然这样，但保健之品仍有参考价值。老朽曾收藏一首调理厌食、消化不良、感觉胀满的小方，由砂仁 6g、炒神曲 6g、炒山楂 6g、山药 6g、苍术 3g、厚朴 3g、人参 3g、鸡内金 3g、炒槟榔 3g 组成，每日 1 剂，水煎分 2 次服。就目前来讲，给予慢性胃炎、停食、纳呆、亚健康之虚弱人或小儿，都有疗效，还应认真对待，不可一笔抹杀宫廷方乃养生药，不起治病作用的观念。

❖ 对攻邪观点要一分为二

"攻邪说"从《伤寒论》《金匮要略》开始，已投向临床，非导源于张子和先贤，它与西医调理方法不谋而合，认为病不是人所应有，救死扶伤首先祛邪，疾去则身得安，这一思维逻辑性较强，证诸实践，很有意义。民国初南北医家刘、王二大刀，均擅长应用麻、桂、枳、朴、芩、连、膏、蒌、硝、黄，就属典型代表。老朽对此学说，虽表示推崇也持慎重态度，尽管邪客人体劫夺生命，但毕竟不是附在树木上，若盲目祛邪，不考虑人体，结果病消人随亡了。有经验的执业者，都人疾兼顾，或先人后邪，最为稳妥。另言补人增病，等于将肉送给饿虎，邪气更加猖獗，难以抵制，岂知反能提高患者免疫、抵抗、修复三力，如肿瘤晚期运用大补阴阳、气血会延长生存时间，是一个道理，故不敢举手完全赞同。逐邪药物中，须重视麻黄、石膏、猪苓、大黄、瓜蒌、甘遂、独活、葶苈子、瓜蒂、元明粉，可起立竿见影作用。

❖ 学经典要化裁符合今用

医林尊经人物喻昌、徐大椿、黄元御、陈修园，强调研习《内经》、熟读《伤寒论》，深入探讨古方，称经典派。他们虽信奉前贤学说，亦有个人思想见解，由于带有纵横家色彩，喜批评学术变革，曾遭到人讽议非。老朽上承其经验，对仲景先师著作反复诵读，认为发呈圣义，要古今结合，不应亦步亦趋、食而不化，因时代、环境、思想、客观条件所限，也存在"先天不足"与缺点，予以化裁，才能促进发展。死于局下的束缚，须自动解脱，打开框子推陈出新。老朽调理阳虚内寒，身体羸弱，经常夜睡蜷卧、怕冷、手足发凉，投四逆汤时均加副药，计附子 15g、干姜 10g、甘草 6g、当归 10g、川芎 10g、葱白 3 段、吴茱萸 6g。若单用附子、干姜、甘草三味，则效果不显。还可给予虚寒型亚健康人，慢性胃炎、肠炎、肠系膜淋巴结炎、肠易激综合征，功力良好。这充分说明上下施治的结合，是科学宜走之路。

❖ 何氏谈医治哮喘

写诗言志，抒发心灵，题材、形式分两种类型，一是打油或不计规格的，吟之上口，比较务实，浮夸不超过 30%，称平民诗；二为讲求音韵，平上去入严格，对杖工切，浮夸，辞藻鲜丽，有吸引力，空话达 50%。老朽所作五言七律，亦是如此。友人何桂轩知识渊博，诊病时善于方笺附诗句，患者见后爱不忍释，他将辛弃疾、陆游风格汇合一起，文韵并茂，堪称大腕。其诚恳告诉，只可当作游戏、娱乐，切勿占用过多时间，以免影响岐黄研究，荒芜正业，甚至招祸，打成文字狱，得不偿失。因而老朽即中辍，金盆洗手了。桂轩兄擅长内科，喜投《伤寒论》方，曾开小青龙汤施治支气管哮喘，加入相应药物，用量与众不同，功力很佳，乃其巧妙处，计麻黄 10g、白芍 3g、细辛 10g、干姜 6g、桂枝 6g、半夏 6g、五味子 15g、甘草 6g、紫菀 10g、地龙 10g、鱼腥草 20g，每日 1 剂，水煎分 3 次服，连用 7 天。突出麻黄、细辛、五味子、地龙、鱼腥草的作用，乃最大的特色。

❖ 应振兴活血化瘀疗法

活血化瘀，用途广泛，适于内、外、妇、儿、伤科各个领域，能解除许多疑难疾患，是一门应当钩沉、振兴的独特疗法，清代王清任非常重视，将其推到施治奇恙、怪症，扩大了运用范围。在所创活血逐瘀汤中，突出投予川芎、当归、桃仁、红花、赤芍、没药、五灵脂、牡丹皮、肉桂、延胡索、蒲黄、牛膝，别开生面，被称为活血化瘀专家。老朽师此法，给予血运障碍、久病入络、男女不育不孕相应患者，均有疗效，并增入乳香、凌霄花、三棱、莪术、丹参、鸡血藤、益母草、泽兰、苏木、穿山甲、水蛭、王不留行、䗪虫、马鞭草、虻虫、蛴螬、鼠妇、大黄、干漆、月季花。经验总结，为了提升功力，还可加配少量行气破滞之品，如乌药、枳壳、香附、柴胡、木香、甘松、青皮、绿萼梅、川楝子，开窍的麝香、苏合香。凡寒凉、固涩、收敛、炭类、补药，都要禁止服用。

❖ 降血脂可试服七叶汤

高血压、高血脂、高血黏、高血糖，称人身四高，属病理现象，由于肥甘厚味、体重超标、活动量少，常见诸过了中年之人。和高血压有内在关系，不一定同时伴发。调理此证除节制油类，要注意少吃肥肉、动物内脏、海产鱿鱼、贝壳食物。血脂中胆固醇、甘油三酯升高，往往血黏度亦随之上升，易发生动脉硬化。血流量不足导致缺氧，引起心绞痛、心肌梗死；斑块堵住脑血管，形成栓塞、梗阻，一侧上下肢便失去活动功能，猝然偏瘫，即半身不遂。治疗时可投常规药物：虎杖、决明子、泽泻、何首乌、茵陈、大黄、郁金、石菖蒲、槐米、白蒺藜、三七参、冬葵子、黄芪、徐长卿、玉竹、黄精、菊花、桑寄生、陈皮、水牛角、昆布、小蓟、当归、银花、枸杞子，还宜授予七叶汤，计柿叶15g、山楂叶15g、荷叶15g、银杏叶15g、杜仲叶15g、三七参叶15g、梧桐叶15g，每日1剂，水煎分3次服，连用10~20天，收效颇好。

❖ 益气养阴降高血糖

高血糖属中老年人常见病之一，大都因营养过剩、饮食失调、吃喝无度引起，若小便排糖，谓之糖尿病。中医分喝多、食多、尿多3个类型，统称消渴。现在所见，这些症状并不明显，消瘦现象亦不太多；仅血糖检测超出正常值。除据临床症状进行治疗，还应考虑加入降血糖的药物，促使情况转化，有利健康恢复。老朽经验，给予益气、养阴取效较好，重点为黄芪、山药、黄精、生地黄、玄参、白芍、麦冬、苦瓜、石榴、南瓜、地骨皮、天冬、玉米须、石斛、人参、枸杞子、党参、知母、山茱萸、黄鳝、亚腰葫芦、桑叶、黄连，其次即天花粉、苍术、僵蚕、泽泻、仙鹤草、五味子、山楂。小便内有酮体，要添入黄芩、茯苓、牛角粉、桑寄生。事实告诉我们，起领军作用的要依靠大量黄芪、山药、黄精、玄参、苍术、桑叶诸药。

❖ 读书疲劳喝香茶、饮解困汤

老朽学习岐黄，由家父开蒙，先后求教、聆听之医林前辈约百位名家，尔后拜耕读山人为师。是时先生已闭门休养，经家父"怂恿"破格收归弟子。老人培育后生，做人第一，艺术居次，突出品德，淡泊名利，要站在平民一边，不同权贵结缘。浏览多方面书籍，增广见闻，提高分析、判断力，丰富腹笥，掌握刀圭，精益求精，牢记"学无止境，永不停息"，如此才使知识不断更新，走上成功之路。曾制定一方，称解困汤，专疗精神疲劳、记忆下降、头目昏沉、好打瞌睡，俗呼"秀才症"，有远志6g、人参6g、石菖蒲6g、砂仁6g，每日1剂，水煎分2次服，依据实际情况，一二三天1剂均可，反复应用无不良反应。若日饮香茶3杯配合辅助，则效果更佳。

❖ 温补提高性功能

男子不育因素很多，除生理缺陷大都可以通过药物解决，然时间较长。老朽调理常在辨证强肾的基础上加入现状对症药，易提高疗效。如阳痿、勃起无力，影响交合，投鹿茸、熟附子、仙灵脾、胎盘、蛇床子、仙茅、菟丝子、肉苁蓉、杜仲、巴戟天、人参、锁阳、黄芪、蛤蚧、啤酒花、肉桂、蜂乳、羊肉、当归。精子量少，活动力不足，就地打转，则开喜乐汤，计人参 10g、枸杞子 15g、熟地黄 15g、仙灵脾 20g、鹿茸 3g、胎盘（冲）6g、肉苁蓉 15g，每日 1 剂，水煎分 3 次用，亦可加量，水泛为丸，每次 6~9g，日 2~3 次服。友人赵海山善于研究，经验丰富，告诉老朽，在施治本病过程中，最好也给予韭子，能起理想作用。

❖ 口干要增加唾液分泌

口干与口渴不同，以阴虚津液不能上承为主要原因，老年人易见。笔者除滋阴抑火，重点壮水生津助化腾液。同时也配合投予促进唾液分泌药，如槟榔、肉苁蓉、射干、玄参、天花粉、葛根、诃子、生姜、青果、五味子，其次川椒、桂枝。起抑制作用的像红花、益智仁、山豆根、天仙子、洋金花、浙贝母，一律忌服。从辨证实践而论，宜给予育阴汤，计生地黄 10g、麦冬 10g、石斛 10g、玄参 10g、天花粉 10g、五味子 10g、青果 10g，每日 1 剂，水煎分 3 次服，长时饮之，无不良反应。

❖ 脱敏治痒

凡对气候、环境、食物变化所致身体瘙痒，谓之过敏，除脱离过敏原还要注意躲开花粉、灰尘、羽毛、海鲜。临床以荨麻疹为多见，应服止痒脱敏药，如凌霄花、苦参、浮萍、夜交藤、人参、麻黄、白蒺藜、蝉蜕、苍术、柴胡、鬼箭羽、地龙、牡丹皮、乌梅、黄芪、防己、胎盘、丝瓜藤、石韦、秦艽、徐长卿、甘草，也可外用浸泡、洗涤。老朽临床曾给患者组成一方，计夜交藤 100g、苦参 50g、浮萍 50g、蛇床子 50g、萹草 50g、徐长卿 50g、凌霄花 50g、狼毒 30g、仙鹤草 50g、硼砂 30g、大枫子 30g、百部 50g、川椒 30g，大锅煮水泡浴，宜于全身性，十分有效。

❖ 镇痛非疗本之药

外界认为中医临床无镇痛药物，实际是通过调理气血、寒热、虚实来解除的，止痛属于手段，而非治疗目的，乃权宜之计。老朽发现活络、散瘀、通滞、破结止痛作用较强的，以白屈菜、延胡索、罂粟壳、附子、乌头、草乌、洋金花、秦皮、郁金、雪上一枝蒿、香附、独活、天雄、羌活、白芷、威灵仙、王不留行、牛膝、乳香、青风藤、没药、甘松、豨莶草、秦艽、防风、薄荷、藁本、徐长卿、蔓荆子、白芍、吴茱萸、当归、川芎、丹参、蟾酥、防己、桂枝、两面针、细辛、七叶莲、老鹳草、鬼箭羽、两头尖、雷公藤、五加皮、三七参、血竭、川椒、海风藤、羊踯躅、茉莉花根为佳。其中搜风祛湿者也起一定效果。

❖ 中药抗癌有疗效可助一臂之力

恶性肿瘤，是危害人体最大的疾患，除外科手术、放疗、化疗，无有较好的施治方法，现在人们主张利用中药抗癌，可缓解病情，延长生存时间，且改善全身症状。目前常用者，有大黄、农吉利、肿节风、蟾皮、蜈蚣、长春花、全蝎、山豆根、墓头回、胡黄连、石打穿、苏铁、仙人头、黄药子、秋水仙、山慈菇、喜树果、莪术、白花蛇舌草、天花粉、蚤休、薏苡仁、猪苓、射干、土茯苓、瓜蒌、夏枯草、猕猴桃根、防己、蒲公英、䗪虫、鱼腥草、壁虎、水蛭、半枝莲、白英、龙葵、八月札、羊蹄、麝香、丹参、大戟、三七参、赤芍、鸦胆子、紫草、石菖蒲、孩儿茶、冬凌草、蛇莓、天南星、威灵仙、急性子、补骨脂、女贞子、雄黄、山茱萸、了哥王、半夏、仙灵脾、昆布、海藻。老朽经验，最好加入相应处方内，本标结合，不仅能提高功力，也不会脱离原发病出现异常反应。

❖ 解除炎症注意双规性

调理虚热、慢性炎症，应按传统辨证论治，不宜盲目清热解毒，不仅无益，反而增重病情，此乃多年的经验教训，现在有不少医家仿照抗生素疗法，大量投予寒凉药物，病邪未去，患者却处于衰弱状态，改服补养之剂，则逐渐转愈，因此要掌握针对性，才能恰如其分，顺水推舟，获得好的效果。但也不应忽视广谱抗菌药的临床作用，如银花、连翘、大青叶、板蓝根、瓜蒌、牛黄、秦艽、夏枯草、白芍、牡丹皮、山栀子、知母、山豆根、龙胆草、败酱草、重楼、穿心莲、蒲公英、黄柏、紫花地丁、青黛、黄芩、虎杖、黄连，可根据实际情况加入，防止投鼠忌器或因噎废食的双向弊端。

❖ 发汗与泄热降温

调节体温，在表证方面前人重视发汗解热，常投麻黄、香薷、荆芥、防风、木贼草、紫苏、秦艽、薄荷、桂枝、葱白、浮萍、青蒿、柴胡、牛蒡子、葛根、升麻、生姜、西河柳、菊花、连翘、银花、威灵仙；内火退热开石膏、知母、重楼、寒水石、竹叶、紫草、地龙、水牛角、石斛、羚羊角、胡黄连、银柴胡、牡丹皮、山栀子、茵陈、地骨皮、黄连、大青叶、黄芩、板蓝根、黄柏、鸭跖草、蔓荆子。除此老朽发现细辛、前胡、马鞭草、冰片、防己、白鲜皮、醉浆草，也有较好的清热降温作用，应当列入这一范围之中。大黄泻下，能釜底抽薪，但不属解热品。

❖ 补虚要有区别

凡身体虚弱，表现阴阳失调、气血不足，要注意内在亏损，应通过客观检查了解其血象情况，于对症处方中配入升提药物，如白细胞低下加石韦、虎杖、鸡血藤、乳香、没药、麝香、五灵脂、蟾酥、人参、炮山甲、丹参。红细胞、血红蛋白减少，加巴戟天、陈皮、锁阳、桂圆、补骨脂、熟地黄、白术、茯苓、当归、枸杞子、何首乌、党参、夜交藤、黄芪、鹿茸、阿胶、鸡血藤、胎盘。血小板下降加狗脊、水牛角、白芍、生地黄、当归、山茱萸、大枣、肉苁蓉、仙鹤草、三七参、藕节、白及、连翘、花生衣、赤小豆、胎盘。以上3种，都宜吃灵芝菌、蘑菇、鱼、肉、蛋类，补充营养，提高免疫、抵抗、修复人身三力。

❖ 化饮祛痰须利水

痰饮病表现咯吐大量稀痰者，应利水、祛饮、降痰，按照《金匮要略》则给予苓桂术甘汤、甘遂半夏汤、十枣汤，老朽临床调治常突出应用桑白皮、茯苓、远志、桔梗、葶苈子、半夏、紫菀、前胡、皂荚、沙参、瓜蒌皮、天南星、艾叶、白花杜鹃、车前子、矮地茶、薄菜、旋覆花。曾组建一方，名荡饮汤，兼疗咳嗽，很宜于支气管炎、支气管扩张患者，有半夏 10g、川贝母 10g、桔梗 10g、旋覆花 10g、细辛 10g、桑白皮 15g、茯苓 15g、紫菀 10g、麻黄 6g、葶苈子 15g、远志 10g，每日 1 剂，水煎分 3 次服，连用 7~10 天，易见效果。

❖ 论左右归丸

同道丁野森，喜评论医林人物与作品，常恰中肯綮令人叫绝。他认为先贤张介宾学识丰富，下笔千言行云流水，著述等身，精于分析舌辨，看问题入木三分，是高格的岐黄才子，却非临床家。张介宾开创许多理论性名方，恐属纸上谈兵，不一定吻合实践，且存在自我矛盾，缺乏逻辑，如补益肾阴肾阳，否定了六味丸、八味丸，但重制代替者仍依样画葫芦，像右归丸内有熟地黄、山茱萸；左归丸中有菟丝子、鹿角胶，欲明反晦，留下笑柄，不可思议。前人曾言聪颖过了则愚钝，难道景岳翁也走上了这条歧路？老朽写出该论，归于见解不同的争鸣，学术研究依靠磋商，谁也无权一锤定音，然通一子大师确实模糊了黑白界限，无法运用其方为病家服务。

❖ 子宫腺肌症

妇女痛经分为 3 种，以腹内疼痛为临床表现，凡经前发生常见于气滞血瘀排除障碍；行经时多属瘀血阻塞难下，伴有块状物；经后出现除气血两虚，若痛感剧烈，无法忍受，则与子宫内膜异位，习名子宫腺肌症有莫大关系。子宫腺肌症由于子宫内膜外移植入卵巢、输卵管或腹腔中，每月充血破裂，刺激邻近组织，引起疼痛，吸收后方止，下月随着来潮再次发作，形成周期性，很有规律。如明确所植部位，手术解决，否则改用中药。老朽照瘀血内结处理，给予活化汤，计三棱 10g、莪术 10g、马鞭草 10g、丹参 10g、制乳香 10g、炒没药 10g、红花 10g、桂枝 10g、䗪虫 10g、桃仁 10g、大黄 2g，每日 1 剂，水煎分 3 次服。月经来潮前 5 天饮药，连用 10 剂，蝉联了 3~6 个行经周期，都可逐渐缓解，但根治需要较长时间。

❖ 古方寒热配伍不宜否定

《伤寒论》《金匮要略》组方遣药，无绝对寒热界线，根据症状相互配伍，展现物理综合，如麻黄与白芍、干姜与黄连、桂枝与石膏、大黄与附子，《千金方》《外台秘要》亦是如此。随着社会发展，逐步分化，以寒医热、以热疗寒，形成主体，黑白类聚，各有领域。老朽除用原方，大都照后来投药规律，一防止其杂，二吻合辨证操作，化古从今，转向时方派的临床思想，属于施治进步；同时也因条分缕析去掉了经验继承、特异疗法，又是一大损失。活的事例，抛弃前人实践，自己无有创见，能困守牢笼。1953 年诊一精索静脉曲张、前列腺炎患者，小腹、阴囊胀痛，按疝气、淋病、绣球风、下焦湿热调理，如水掷石，毫无反响，改换大黄附子汤加减，计大黄 5g、附子 10g、丹参 10g、乌药 10g、川楝子 15g，每日 1 剂，水煎分 3 次服，连用 7 天，见效明显，将大黄减为 2g、附子 6g，病情反弹，不适症状出现，仍给予上方，继续好转，吃了 30 剂，基本痊愈。

❖ 人参加附子

人参为补气的领头雁，配入少量附子利用热的催化，能提高功能，这是石寿山先生的经验。认为人体以气为主，好似蒸汽机，附子是燃料，人参为水，通过燃料产生气化，形成动力，表现生命活动，擅长温补乃其特色。批评《景岳全书》重视人参，却和熟地黄组方，降低了气化作用。老朽少时获见调理山西巨商身患虚劳，胃呆、疲惫、卧床不起、稍动即汗，所开处方有鸡内金 10g、炒麦芽 15g、人参 20g、附子 3g、黄芪 15g、麦冬 6g、五味子 6g，每日 1 剂，水煎分 3 次服，连用 1 周，病情好转，已能下床大小便了。益气学说由来很久，并非源于石氏，主张人参与附子二药结合，则十分罕见，不言而喻，也是出自实践。

❖ 古方配伍注意相反方向

民国初期石陶庵医案，久于临床，技术精湛，喜研究分析古方，有特殊见解，认为《伤寒论》《金匮要略》药品配伍，有的寒热、攻补、通塞、敛散不合应用逻辑，如竹叶与附子、干姜与黄连、桂枝与石膏、麻黄与白芍、大黄与甘草、猪苓与阿胶同开，不只杂而无序，还相互抵消性能，使热者不热、寒者不寒、攻者不攻、补者不补、通者不通、塞者不塞、散者不散、敛者不敛，形成混沌状态，脱离了八纲辨证。尤其甘草与甘遂、半夏与乌头的反药组方，更令人无法师从，一旦发生医疗事故，百口难辩。建议要推广时方，将这些名牌置于空中楼阁，拜而远之。对此老朽深有感触，最好进一步开展研究，听取实践者多方面意见，然后考虑科学处理，一家之言不足定谳。历代前辈的观点，也很有现实意义。

❖ 五行投药法

虽然水能生木，若肝火过旺消耗肾阴，习称子盗母气，应补肾壮水增强濡养，才会降下火邪，且防止伤脾，此方法称作躲开土败木贼，是运用五行生克说理，解释人体内在相互依存、制约的关系，属病理链锁反应，为岐黄医术特色之一。满庭芳先生根据这种现象，调治妇女异常状态，胸不容物，暴躁易怒、浅睡多梦、小事大吵，无法自我监控，则给予养阴、清热、添水、抑火、保土免克的药物，谓之助母训子阻止侵害法，取生地黄 15g、麦冬 15g、白芍 15g、扁豆 10g、山药 10g。加疏泄本身的柴胡 10g、青黛（冲）3g、龙胆草 6g；其子心阳萌动反助母火，再加黄连 10g、山栀子 15g。每日 1 剂，水煎分 2 次服，连用 7~15 天。老朽曾投向临床，有一定作用，无不良反应，但须坚持，方见效果。

❖ 赵氏诊疗特点

岐黄界先贤临床施治各有春秋，民国初赵秋江前辈对初诊者先开小量药物，投石问路，防止过敏或发生异常反应，如调理流行性热病高热，从来不用知母、石膏，据自己擅长给予柴胡 10g、白蚤休（又称重楼、七叶一枝花）7g、半夏 5g、大青叶 15g、贯众 10g、浮萍 7g、板蓝根 10g，只吃 1 剂，无呕恶不舒现象，加量 1 倍，水煎分 3 次服，6 小时 1 次，连饮不停，大都不超过 4 剂便热退身凉，症状解除。老朽曾见其所遗方笺，十分精巧，堪称一绝。因而类似优点，应认真研究，发扬学派特色，留驻人间。

❖ 随病饮药法

临床遣药，老朽秉承家教，凡慢性疾患每日 1 剂，分 3 次服；急症或高热患者，则按时间应用，每剂分 4 次服，4~6 小时 1 次，日夜不停，病情缓解再转为日饮 1 剂。这是根据慢者缓治、急恙速疗的要求而采取的灵活方案。对药物缺乏耐受力，喝了呕恶，亦可分 4~6 次用，但不遵守时间顺序。1951 年诊一虚脱老翁，口淡、舌苔白滑、汗出恶寒、手足冰冷、脉象沉弱、精神恍惚、闭目懒言，发生亡阳现象，处方大热退阴，给予《伤寒论》四逆汤，计附子（先煎1小时）30g、干姜20g、人参20g、黄芪50g、五味子10g，煎成3次服，吃后未见转机，第3剂改为时间性，4小时1次，昼夜连接，竟然减轻，症状逐渐消失，精神变佳，能食半碗米饭了。这可以说明这种服药措施，具有一定意义，值得推广。

❖ 发药大忌格言

张冠李戴，错与帽子，和李代桃僵不同，业务繁忙，将王氏之方给了马君。写本《孤翁聊谈》介绍一例，权作警铃，言荆门医家治春温所遣桑叶、菊花、连翘、白芷、石膏、柴胡、牛蒡子汤剂，司药授予另一头痛妇女，连饮三剂，病情大减，呼为神方。徐灵胎曾说，非此病而服其药，反获效益，应追寻得愈之故。类似情况固然少见，不可心存侥幸，轻视草根、树皮，须防止发生。1959年于济南遇一骇人医案，同道诊疗大学女生，投予熟大黄制成的青宁丸，医院错发了含有马钱子的青麟丸，服后抽搐，全身强直性痉挛，通过洗胃挽回了生命。富有临床经验的大家，发现药不对症，出现异常反应，要考虑张冠李戴问题，既往杏林前辈一再叮咛患者药渣缓抛，保存7天，很有意义。膏、丹、丸、散也是如此，留下包装，剩余，以利检查。这些传统的法规，已近湮没，最好重拾，温故知新。

❖ 抗菌抑毒不要脱离辨证施治

老友沈孟今，与老朽为忘年交，虽精研岐黄经典，有怀古思想，对时方亦情有独钟，认为温病学派所用药物，大都属于广谱抗菌、抑制病毒者，感受外邪高热不退，单纯依赖白虎汤知母、石膏，往往力不从心，拖延施治时间，小柴胡汤均不例外。若投大量银花、连翘、青蒿、大青叶、贯众、重楼、板蓝根，却效似桴鼓，服下即应。因此要打破经方、时方界限，把两家有机结合起来，取古又有创新，组成综合一体，是当务之急，乃主建方向。老朽欣赏此说，乃化古为新之举，但也需看到草根、树皮传统名品，经过化验、检测并不含有抗菌、抑制病毒成分，而能祛邪外出、解除疾病、减去痛苦，令症状消失，同样应予重视，且勿被贝叶障目，离开西天别处无经，最好这些见地皆存，合十共拜。

❖ 要活读经典善用其药

医界同道曾言《伤寒论》简明扼要，很易照症投药，如鱼得水，利于掌握，熟读之后发现并不尽然，其中错简、衍文非规律性者，亦客观存在，应予鉴别，如小青龙汤后附言喘去麻黄、便溏加荛花；大青龙汤亡阳恶风、烦躁、不得眠，脱离实际，与临床无法吻合。因此要分析、研究，切勿盲从。清末知医学者亢海昌说，他举孝廉时，于客栈诊一考生，风寒感冒饮麻黄汤加荆芥、防风两剂，已见小汗，却夜难入睡、烦躁不安，同年怂恿按亡阳论治，开姜附四逆汤，缘脉滑数，未敢遣用，面色红润表现阴虚火旺，考虑了邪陷阳明。旅店主人精通岐黄，富有经验，指出绝非阴证，莫为大青龙汤加法所误，可授予小量白虎汤试之，计石膏15g、知母10g、甘草6g、粳米60g，加黄连10g、白芍10g，药后精神稳定、能眠数小时，乃加倍用之，每日1剂，连饮3天，病情递减，症状逐渐消失。通过本例告诫人们，死书宜活读、善用，株守章句，就会自误，不辨错字，则又伤人。

❖《伤寒论》三个看点

孔夫子集思想、教育、政治家于一身，号万世师表，对人的言行观察，亦存在问题，批评曾参性鲁、反应迟钝、研究事物缺乏敏感，然传播其学说，却由此人继承大统，授予子思、孟轲，世袭孔学，和孔子最得意的大弟子颜回列为四圣，成为孔子之下的儒门开山。因此了解一个人的真实情况，特别是大智若愚，十分困难。医林前辈大瓢先生收有许多弟子，有一杨君，功底深厚，知识渊博，在同道行列中极为罕见，开始未得人知，由于才华凸显，众皆不及，才大露头角，被大瓢先生点名，获誉临床专家。他指出《伤寒论》三大特观，一首推外感风寒，以桂枝、麻黄二汤开篇；二挽救误治，标明淋家、衄家、疮家、亡血家、咽喉干燥不可发汗，汗吐下法授予不当，引起哮喘、下利、水气不行、痞满、结胸、亡阳、坏证、阳病转阴、热入阳明；三遣药以麻桂、芩连、姜附、柴葛、膏知、硝黄、苓术、龙牡、枳朴、茵栀、芍草组织处方，具确切性，亦有局限性，宜灵活运用，打开这一藩篱，方属高手。他强调治疗心下痞满、结胸，按之硬痛，给予小陷胸汤：半夏10~15g、黄连10~15g、瓜蒌30~60g，加枳壳15~20g、九节菖蒲10~15g、大黄2~4g，水煎分3次服，每日1剂，也可照时间取用，6小时1次，分3次饮下，日夜同进，药效甚佳，比泻心汤、单吃小陷胸汤功效提高 1 倍。老朽观棋炮竹一溜烟，乃一首覆杯即瘥的良方。

❖ 铃医秘方

铃医治病，为了保密方不外传，例如外感风寒哮喘发作，开麻黄汤加川贝母，却暗中给予小青龙汤，谓之腾笼换鸟，虽属诽议之招，但疗效良好，所以患者均不究向。1945 年遇一举竿郎中，70 余岁，弟子随从牵着毛驴寻诊四方，适值贸易集市，广大群众赶场，见一老妇气喘吁吁拄杖而来，求其援手，言医院断为慢性支气管炎、支气管哮喘。他说肺气肿转入晚期，情况严重，可吃大补养阴汤（药味不详），授予 5 包散剂，嘱咐纱布包煎，分 2 次服。饮后症状大减，复去购药又吃 1 周，竟然痊愈。过了数月，有人透露，所售药物只有 6 种，就是细辛、麻黄、白芥子、五味子、半夏、少量洋金花（山茄花、曼陀罗花）。其中洋金花有剧毒，切勿盲投，否则祸不旋踵。

❖ 积累知识传于后昆

《鸡声茅店纪闻》为一游方医所写，文笔流畅，内容翔实，引人入胜，作者起码出生孝廉，一般秀才无力著之。谓岐黄家成才学识充盈、临床娴熟，达到执业标准，须超过 50 岁，最好的医龄订在七十华年。否则谈不到技术精良、阅历宏富。曾举一新手调理耳鸣，按肝郁火旺施治，给予龙胆草、柴胡、白芍、磁石，反而引起头眩、蝉叫声不断，添入生地黄、山茱萸，病情加重。患者转求另位在药店坐堂的白发老翁接诊，指出处方无误，因柴胡升发导致，嘱其删掉继服，共 15 天豁然得愈。说明一药之差决定进退、影响全局，非饱经风霜者不能察出，年龄问题蕴含着成就，涉及效果，身体康复。对此论说老朽亦有同感，医疗技术的提高是循序渐进、精益求精，均随时间发展，也是从小到大、由弱至强，习称"增长过程"。老年同道积累的时间经验居多，比较成熟，于生命代谢之前，要把遗产传于后人，完善交接任务，乃一项壮举，留下所学，轻装驾鹤再归道山。

❖ 消除伤寒、温病门户之见

先哲王孟英留有《归砚录》，大瓢老人写了《返乡集》，记入旅外业居过程中见闻、诊疗、追访、反馈、心得，石印三卷。其中言及南派经方伤寒家处方投量太轻，陆九芝比较典型，北方温病系统叶桂流派，亦仿效三吴，遣药之量均少达标，脱离了关东、燕赵体重质强耐受力高的特点。二者缺乏考虑地区、环境、患者身躯状况，同样对待，治疗成绩难以满意，探骊未有得珠。曾说经方伤寒和温病内的叶、吴、王三家门庭虽异，但在岐黄领域皆宗张机为师，实乃一脉相承。仲景所用的白虎汤、猪苓汤、竹叶石膏汤、小陷胸汤、黄连阿胶汤、白头翁汤、茵陈蒿汤、栀子豉汤、麦门冬汤、百合知母汤、酸枣仁汤、瓜蒌薤白半夏汤、当归生姜羊肉汤、橘皮竹茹汤、胶艾汤、当归乌药散、苓甘姜味辛夏仁汤、三承气汤，都乐于应用。从这些方面看来，仍属太极图阴阳一体，非冰火分途。老朽推崇如是思维，引申此说，理顺医学脉络，解除人为屏障，面向前瞻，丹凤朝阳，论点可法。

❖ 洄溪治肺气不降

徐大椿老人仿照元曲、杂剧喜写道情长短句，无词牌限制，脍炙人口，抒发心志，消遣闲来逸兴。杂病学家庄稼翁在《洄溪道情》眉评附言，谓其研医观点明确、论述如话，重视实际，不尚空谈，虽属崇古思想体系，并不墨守前人所定规格，能灵活对待，尽管曾批叶氏处方有意附庸风雅内含玄虚，然仍认为不愧时代名家。晚年在吴江执业，诊一退休官僚，胸闷、气短、纳呆、呼吸不畅，同道均按胸痹、痞气、结胸调治，日益转重，直至卧床难起。他的印象为肺失肃降，给予《金匮要略》厚朴七物汤，医界强调小鞋大脚、虚从实治，属于诊误，他指出人虚病实妄补助邪，乃火上浇油资寇送粮，因先生年迈且为皇室征君，未再复议，即开了厚朴6g、枳壳6g、桂枝3g、大黄1g、甘草3g、生姜6片、大枣（劈开）10枚，每日1剂，连用3天，略有好转，痰阻娇脏，逆气仍不下行，无显著改观。突然忆及天士巧投枇杷叶事，遂于汤中加入枇杷叶30g、代赭石10g，继饮5剂，症状递减，起来活动，惟不思进食，最后更方又吃山楂、神曲、谷芽、鸡内金、陈皮，彻底得愈。

❖ 清凉降气止呕用鲜药

据说先哲陆九芝所辑三续《名医类案》草稿，搜集不少经方病历，可惜未有出版。由于陆氏治学观点有倾向性，伤寒派的临床处方占优选地位。其子润庠入阁拜相，遣药谨慎，不断亦投时方，摆脱了《伤寒论》《金匮要略》的范围束缚。民国初文艺刊物载他发热、呕吐，津液大伤，自开之药功力淡然，委叶桂系统传人调理，从口干喜饮、脉象滑数诊为内热阴亏，胃火上炎，应滋水降逆、导邪下行，吃甘寒益液生津养胃汤，润庠拒而谢之，事过 2 日病情加重，接受了这位高手的施治，连用 3 剂，开始好转，又继续 4 天，即起床而愈。从此消除门户之见，对多种学派表示青睐，改变了思想看法。该方有麦冬 10g、竹茹 15g、大黄 2g、甘草 6g、西洋参 10g、石膏 15g、代赭石 10g、鲜活水芦根 60g，水煎分 2 次服。本篇医案，很富启发性，提醒人们要放眼四海，纠正偏颇，才能做一个全面刀圭家。

❖ 伤温二派遣药同方

清代苏州温病学派，以善投寒凉著称，同时亦重视辨证，并非囊中只携银翘、芩连、膏知。《续名医类案》载，一青年久吐不止，请叶桂老人诊之，因脉沉细授以附子理中汤，人参、干姜、附子皆 10g，药后头重目眩，扑倒于地；改求薛雪求助，主诉经过，给予六君子汤，仍无效果，乃转手魏玉璜，令服肉桂、黄连各 2g，呕吐稍止，缘二便难解，又取田螺、大蒜捣烂，外敷丹田，下黑粪而愈。这说明他们也用温热药物。伤寒派和其相同，不是麻桂、姜附、乌萸专家，抗菌、抑病毒之品却广用不穷。民国时期经方巨擘谢冬樵施治春温、暑热，常开桑叶、银花、大青叶、青蒿、连翘、板蓝根、牛蒡子 15~30g，基本不存在派别之分，形成了胡汉一家。目前银芩、桑麻、柴翘、膏楼、紫贝、阿鹿、桂羌、瓜菖、香芎、防荆、半橘合用，即属典型例子。尽管还有强调传承关系，想把二者拉开距离，支持此举极少，老朽表态不太赞成。

❖ 少阳阳明合治范例

据稷门医界传说，写鬼狐传的蒲松龄客居外地，任家庭教师，感冒数日不愈，自拟小柴胡汤，饮后无效，馆主毕氏邀一经方家诊之，谓病在太阳，应吃麻黄、桂枝，提前照少阳施治，邪气入里，转为二阳合一，既不宜单开柴胡，亦不能投白虎汤，虽然仍有寒热现象，从其口渴、三日未见大便推断，已归属阳明，要用白虎汤加减，增入柴胡、黄芩、少量大黄，尽管尚携有残余表证，大黄小剂并不禁忌，刘河间防风通圣丸就是例子。若再延误时间，转化入腑，即成大承气汤对象了。留仙翁聆听此论，感慨万千，指出学习岐黄术，非久战疆场、经验丰富，方可临床，一知半解，仓促执业，则易偾事。乃按其所写处方石膏20g、知母10g、柴胡10g、黄芩10g、大黄3g服之，4天而愈。本案医话，颇有价值，供作业余参考，甚得裨益。

❖ 错判答卷埋没人才

民国时期中医考试，曾命题《伤寒论》白虎汤所治对象与适应范围，答者有的过简或十分繁琐跑到圈外。一中年考生除写了邪入阳明之经、温病气分阶段，掌握大汗、大热、大渴、大脉四大症状，尚补充了凡外感、内伤无论何病，只要壮热高热不退、脉洪滑、烦躁不宁、大便未有秘结、无恶寒现象，皆可服之，水净沙明一针见血，都被考官认为缺乏文气，竟然没有录取，名落孙山。而后被报刊揭出，指责太不公平，但没纠正，不了了之。主考"瞎眼"，葬送人才。

❖ 中央车轮汤

重视脾胃学说，东垣之后代不乏人，绰号黄带子、戊己派。民间医家霍小卉，指出土为万物之母，调理内科杂证，以升降阴阳二土为主，得土则生，失土则亡，脾湿宜化，胃燥润降转安，防止内伤脾胃，百病由生。他以《伤寒论》理中汤作依据，参考李杲老人补中益气、升阳散火，自拟中央车轮汤，投予纳呆、头眩、疲劳、嗜卧、腿软、便溏、持续低热患者。有人参10g、黄芪10g、白术10g、甘草6g、苍术3g、陈皮3g、柴胡3g、神曲6g、山楂6g。呕恶加半夏6g，口干加麦冬6g，消化不良加谷芽6g，噫气不已加代赭石10g。每日1剂，水煎分2次服，连饮10~15天，均见效果。老朽照方运用，对身体虚弱、营养不良、慢性肠炎、亚健康患者，很起作用，有临床意义。

❖ 《伤寒论》急下证商榷

民国初医林巨匠谷自咎独立门户，无学派色彩，对经方、时方持有不同看法，批评思想保守固步自封，但亦赞扬继承者是一大贡献。指出《伤寒论》急下内容有的不切合实际，与一般给予大承气汤（大黄、枳壳、厚朴、元明粉）者混淆。如发热汗多，发汗不解、腹满痛，目中不了了、睛不和、大便难，得之二三日口燥咽干，六七日腹胀不大便，都用急下法，目的是泻火、通肠、存阴。然自利清水、色纯青、心下痛，谵语、潮热、腹有燥屎、影响进食，都不急下，似此处理措施，脱离实践，不太符合逻辑，注解人左右回护，欲明反晦。不利学术发展，还会导致每况愈下，圣经受到冷落，叶、吴、王、费学说占了上风。语重心长，很有意思。

治病方法心传

❖ 风水要发汗解表

治疗风水病，一般皆投《金匮要略》越婢汤（麻黄、石膏、甘草、生姜、大枣）。《往事闲谈》记载杭州侣山堂张隐庵调治颜面、身体水肿患者，用发汗利尿法，给予麻黄 9g、防风 9g、苏叶 9g、杏仁 9g，水煎分 2 次服，同样生效。老朽曾师习此意，授予急性肾炎者，6~9 剂，能将症状解除。小便少加泽泻 10g，高血压加益母草 15g，药力均衡无副作用。人们评论他是经方家，重视气化学说，应在汤内加桂枝或肉桂，通过蒸化利于排泄水邪，本方缺如令杏林遗憾。实则杏仁入肺，开启水的上源，即提壶揭盖，已代替了这一办法，也使汗、尿分流，水行下注。广西门生梁少卿，提出再添桑白皮 15g，使组方更趋完善。

❖ 疗疮宜大量清热解毒

皮肤所生疖子，属毛囊炎；深层毛囊炎、毛囊周围炎，谓之疗疮，发于头面严重者，易出现走黄。老朽年轻时学过外科，治疗重点清热解毒，虽然发热，一般不开石膏，常投家传创制的扫毒汤，计银花 30~60g、蒲公英 30~60g、紫花地丁 30~60g、败酱草 15~30g、连翘 15~20g、白蚤休 10~20g、天花粉 10~15g、大黄 3~6g，每日 1 剂，水煎分 3 次服。持续高热加黄芩 15~25g、柴胡 15~25g，毒邪较重加野菊花 20~30g。红、肿、痛内消，防止化脓。感染迅速，神识不清，转为败血证者，加入紫雪、至宝、安宫牛黄丸，放药中溶化饮下，即可除险得安。

❖ 抑肝双向疗法

老朽临床对肝火旺盛、内风易动之人，表现心烦、好怒、口苦舌红、头目昏眩、眼肌痉挛、大便不爽，按时方派调理方法，突出轻柔治法，给予滋肝、清火、潜阳升降双向药物，重点投白芍 9g、龙胆草 6g、菊花 9g、生地黄 6g、枸杞子 9g、女贞子 9g、白蒺藜 9g、天麻 6g、石决明 15g，名镇龙合剂，每日 1 剂，水煎分 3 次服，连饮不辍，15~30 天为 1 个疗程，症状逐渐消失，与龙胆泻肝汤、当归龙荟丸相比，在功效上毫无逊色，门生称为抑肝三方。

❖ 产褥热要清火凉血

妇女产后，外阴或阴道感染，局部红肿、溃烂，上行宫腔内膜发炎，头痛、恶寒、发热，持续不退，恶露增多，味臭，混有脓液，腹中疼痛，谓之产褥热。炎变蔓延至输卵管与其他组织，病原菌侵入血液，便出现寒战，体温极度升高，情况更加严重。本证若施行无菌接生，不做无故阴道检查，注意产后护理，可以避免发生。老朽常用清热凉血法，投柴胡 20g、黄芩 20g、牡丹皮 9g、赤芍 9g、山栀子 15g、银花 30g、连翘 15g、桃仁 9g、甘草 6g，水煎分 3 次服，6 小时 1 次，4 天热退，症状缓解，改为每日 1 剂，直到痊愈。

❖ 脑震荡、挫伤要重视活血化瘀

外界暴力损伤导致的脑震荡、脑挫伤后遗症，如恶心、头痛、眩晕、耳鸣、健忘、精神疲劳，投中药调理，以活血化瘀为治比较有效，老朽常据活络效灵丹、血府逐瘀汤、柴胡细辛汤化裁，用当归 9g、桃仁 9g、红花 9g、柴胡 9g、川芎 9g、没药 9g、丹参 9g、桂枝 9g、炮山甲 9g、大黄 3g、䗪虫 9g、细辛 3g、参三七（冲）3g、泽兰 9g，名苏脑汤，每日 1 剂，水煎分 3 次服，10~20 天为 1 个疗程，收效颇好，比山黎峒丸、复元活血汤的功效，能超出 1 倍。

❖ 升阳散火治疗头痛

袁亭《山庄论事》谓清初喻昌客居江苏常熟钱谦益家，二房夫人柳如是患头痛，发作剧烈，嘉言翁针刺无功，改投汤药，按风寒入脑、肝风上扬治之，亦乏疗效。他不赞成东垣阴火学说，但于捉襟见肘的情况下，只有试用此法，给予升阳散火汤，开柴胡 6g、升麻 3g、防风 3g、葛根 6g、独活 6g、羌活 6g、人参 3g、当归 3g、白芍 15g、甘草 3g，每日 1 剂，水煎分 2 次服，连饮 7 天，未有更方，竟然得愈。从病机与量上观看，白芍、柴胡、羌活、葛根起重要作用，通过疏泄、养阴抑肝、升发清阳，同气相求，使阴火下降回归洞窟，乃灵活应用前贤经验的典范，是一例佳案。

❖ 调理心律不齐

心律不齐，包括过速、过缓、过早搏动，排除器质性病变则为功能性，若过速心率每分钟超 150 次，即应治疗，可投抑速汤：石斛 10g、菟丝子 10g、玉竹 10g、徐长卿 10g、当归 10g、柏子仁 10g；过缓不及 50 次，开纠缓汤：麻黄 6g、鹿茸 6g、附子 10g、细辛 6g、麝香（冲）0.1g；期前收缩脉搏间歇呈结代状，用回正汤：人参 7g、桂枝 7g、炙甘草 10g、柴胡 7g、麦冬 7g、生地黄 7g、苦参 15g、茵陈 7g、鹿衔草 10g，均每日 1 剂，水煎分 3 次服，连续不停，恢复正常中止。老朽所拟协定方，颇见疗效。要抓住其发病特点，突然发作，又突然转好，呈阵发性。

❖ 胃病温补防止寒凉

裘启源为民国时期大家，精内科，喜投附子、乌头、天雄，认为胃炎多由饮食不洁、寒邪引起，日久发生溃疡，使身体日衰转入抗病力低下。应以温补调治，防止寒凉药物会导致雪上加霜，遗害一生。通过大补元阳自发产生疗效，改变颓弱状态，令类证解除、溃疡愈合，属女娲炼石补天之举，是根治大法，创立温中汤，有附子 15g、干姜 10g、甘草 6g、吴茱萸 10g、制乳香 6g、炒没药 6g、厚朴 10g、大腹皮 6g、炒神曲 6g，每日 1 剂，水煎分 2 次服，连饮 10~15 天便能得到改善。若痛重去附子换乌头，阳虚明显去附子换天雄，长时应用，其效如响。老朽临床，试过此方，确起一定作用，打开了"炎"字束缚，功不可没，值得称赞，然脱离辨证则走向误区，只要灵活掌握，不搞千篇一律，就易恰到好处。

❖ 口干舌燥重在促进唾液分泌

口干舌燥，除内热、火邪伤耗津液引起阴虚，须投增液汤（生地黄、麦冬、玄参)、白虎汤(石膏、知母、甘草、粳米)、大承气汤(枳壳、厚朴、大黄、元明粉);若口腔唾液腺分泌不足,则应促进大量分泌,可用肉苁蓉 15g、射干 10g、葛根 15g、玄参 15g、石斛 15g、诃子 10g、五味子 15g、乌梅 10g、天花粉 15g、青菜 15g、槟榔 10g,每日 1 剂,水煎分 3 次服,就会得到改善,尤其对老年人调治,更为有益。胃肠道消化液分泌过少,则宜给予石菖蒲、郁金、白豆蔻、丁香、吴茱萸、葱白、藿香、陈皮、山楂、砂仁、高良姜、麦芽、大黄、黄连、神曲、鸡内金,各 6~10g,亦每日 1 剂,水煎分 3 次服,能纠正纳呆、停食、消化不良,忌用白芍、延胡索、罂粟壳、洋金花。

❖ 温病分期治疗

清末吴奉周,学承叶、吴、费、王四家,为北方时方派权威人物,经验丰富,提出时令疾患中外感温病,初起发热无汗或微汗,宜投薄荷 10g、浮萍 10g、银花 15g、连翘 15g、大青叶 30g,先散表邪;有汗、口渴、高热、脉象滑数,投黄芩 15g、石膏 30g、知母 15g、重楼 15g、板蓝根 40g,清里解毒;体温转为潮热、大便干燥数日不行、舌苔黄厚,投黄连 15g、山栀子 15g、金荞麦 30g、大黄 10g、元明粉 10g,苦寒泻下;舌绛、低热、暮热早凉(正常)、更衣困难,阴虚津液耗伤,投生地黄 15g、玄参 15g、麦冬 15g、青蒿 15g、白芍 15g、五味子 10g,壮水以制阳光。这一规范疗法,均乏汤名,老朽也常仿用,简便易行,有利掌握,可参照此谱面向临床,是一路福星。

❖ 参黄通便法

大瓢老人怀抱奇才,见解独树一帜。认为人体无实,病邪少虚,否则大风苛毒亦不易害。受张子和论点影响,又发展了先贤学说,强调医病首先祛邪,然后再给予药补、食补,将虚弱之躯转为健康。若先补人体再泻邪气之实,亦不相悖,但恐怕稽留太久毒害全身。因此仍宜先攻病邪后议补虚。如人虚较重,补居第一位,绝不可由于祛邪而殃及身体,人随邪亡,属临床大忌,前人采取的表里双解、攻补同治,即是很好的举措。他常开人参 9g、大黄 6g,水煎分 2 次服,调理肠道蠕动无力便秘难下,数日不能更衣,提高功能,促其排出,很有效果,是一首良方。

❖ 解表治里可以分合

民国初期一尼姑从外地来鲁，据云曾为清末王府替僧，人老珠黄，知识超群，工岐黄术，人脉很好，有口皆碑。处方遣药不多，层次分明，医风寒感冒投麻黄汤加羌活、荆芥；温病有汗高热开白虎汤加金银花、连翘、板蓝根。曾说风寒外感通过麻、桂、荆、羌温散，一汗能解；体温升高汗出不退，须清火驱毒，吃青、膏、芩、连，一般药物无能为力。大便干燥则予瓜、玄、硝、黄，净化肠道，乃调理时令疾患的基础疗法。反之表证兼有内邪秘结，更衣困难，不宜株守先表后里，要内外并治，添入麻子仁、肉苁蓉即可解决。这一论述比较简单，对初学而言，富有参考意义。

❖ 调理湿热，重点治湿

湿热为病比较缠绵，应分化其邪，瓦解二者交织，薛生白先贤着重清除黏腻之湿，令热孤立无有依附，利于施治。清热投黄芩、黄连，祛湿用藿香、荷叶、苍术皮、薏苡仁；淡渗给予茯苓、滑石。老朽据此组建一方，名化湿汤，适于舌质苔白、口干不渴、身体沉重、发热不扬，体温在38℃之内，如雾蒙笼罩，脉象濡数，功力良好。纳呆、消化不良，加神曲、鸡内金；胸膈胀满，加枳壳、白豆蔻、大腹皮；大便胶黏不成形状，加黄柏、泽泻。1965年在山东省中医院接一患者，起初诊为伤寒感染，后来印象为流行性热病，客观检查无重大变化，打针、吃药效果不显，转归老朽调理。临床表现上述症状，即以所列之药授之，计黄芩10g、黄连10g、苍术10g、薏苡仁20g、茯苓10g、白豆蔻10g、滑石15g、炒神曲10g，水煎分3次服，连用7天，病情递减。因尚有恶心，加入半夏10g、芦根30g；肌肉酸痛，又添大豆黄卷60g，继饮5剂，停药而愈。

❖ 手足心烦热

外感发热，身上无汗，体温上升。内伤阴虚发热与汗无关，常表现手足心燔灼，虽在冬天夜睡亦伸出衾具之外，体温不高，处正常范围。这一现象，和结核病低热也不相同，肺结核骨蒸、潮热、颜面发红，体温在37~38℃之间浮沉，很少达到像外感发热状况直上40℃。老朽所见阴虚发热，多为妇女，手足心似火一般烧、烫，体温无明显变化，就诊者较少。传统用药，习投六味地黄丸（熟地黄、山药、山茱萸、茯苓、牡丹皮、泽泻），收效并不理想。老朽承接业师耕读山人经验，改开《千金》三物黄芩汤，计黄芩 10g、苦参 20g、生地黄40g，加牡丹皮 10g，清火凉血，很见功力，在给予量上，要突出生地黄的作用，苦参第二，黄芩第三，切勿倒置。

❖ 治胃病要注意幽门螺杆菌

胃炎、十二指肠炎日久不愈，要检查幽门螺杆菌，该菌由口、粪便通过接吻、饮水、被污染的食物进入人体，患者表现口苦、口臭、恶心、嗳气、腹胀、疼痛、胃酸减少，炎变能转化成溃疡、肿瘤。就目前所知，尚无理想的抑制、杀灭药物，中医方面除辨证论治亦研究针对性有效之品，临床发现蒲公英、紫花地丁、败酱草三味，有明显的抗幽门螺杆菌的作用，但应大量投予，少则似石击水难见功影，因此老朽曾拟具一方，名试制幽门螺汤，又加入其他行气、止痛起辅助疗能者，合奏小效。计蒲公英 30g、紫花地丁 30g、败酱草 15g、半夏曲 10g、香附 10g、制乳香 6g、炒没药 6g、高良姜 10g、木香 6g，每日 1 剂，水煎分 3 次服，连用 15~30 天，解除症状也比较可观。

❖ 改善老年性痴呆

老朽嗜好读书，从岐黄文献中发现调理脑萎缩，功能退化，细胞代谢新生减少，供血不足，长期处于缺氧状态，记忆大降，反应迟钝，辨识力丧失，出现老年性痴呆，给予活血、醒神、开窍、催化药，能见功力。经过筛选集中于人参、石菖蒲、远志、丹参、胎盘、水蛭、当归、川芎、藏红花上，乃组织一方，名老年返神汤，计人参 10g、远志 10g、胎盘（冲）10g、水蛭 3g、丹参10g、石菖蒲 10g、当归 10g、川芎 10g、藏红花（冲）3g，每日 1 剂，水煎分 3 次服。病情转佳，将量减半，继用不停，2~4 个月有明显改观，比吃肉桂、附子、仙草（紫灵芝）、雀脑、绿蜻蜓促使所谓脑细胞再生为优，宜临床试之研究论证。

❖ 预防偏瘫

脑血管意外留下的后遗症，偏瘫现象，近年来日渐增多，与生活条件改善、营养过剩、活动量减少有一定关系，控制高血压、高血脂、高血黏度，低糖、低盐、低脂肪，戒烟、酒，增加身体锻炼下降重量，有首要预防意义，根据历史文献所记，此症常见左侧半身不遂，右边较少，左撇子人发病率很低。因而建议年龄过了四十岁者，改用左手持箸、拿物、拄杖、提东西，大量活动左腿，一切都靠左侧，可以避免发生。古代以左手滚弄核桃，用左脚蹴鞠（球），既含有预防之义。或云大商、政客患者不多，适得其反，他们曲运神机日夜劳脑，痴呆症少，属于事实，但酒山肉海脑满肠肥，三高居上不下，动脉硬化占领先地位，却比普通病友超出一倍。

❖ 发热类型不一

发热症包括多个方面，外感疾患体温迅速上升，能达 40℃，属于实热。阴虚发热五心烦热，一般不超过 37.5℃。原因不明性发热，与夏季热不同，体温很少升高，处于低热状态，习称阳虚、阴火散发证，应用补益药，其热便消。老朽调理阴虚型，常投生地黄、山茱萸、麦冬、女贞子、白芍、稽豆、知母、黄柏、龟甲、十大功劳，加白薇、牡丹皮凉血，少量青蒿、胡黄连、银柴胡提高疗效。这一治法亦宜于肺结核，白血病不入此列。1956 年在山东省中医院诊一阴虚发热女子，40 岁左右，颜面潮红，口干，手足心灼热，下午转重，无结核和慢性消耗病史，被认为围绝经期自主神经功能紊乱，久医未见起色，老朽即给予养阴清热之品，计生地黄 20g、山茱萸 10g、女贞子 10g、麦冬 10g、知母 10g、黄柏 6g、牡丹皮 10g、五味子 10g、青蒿 10g、鳖甲 15g、地骨皮 10g，每日 1 剂，水煎分 3 次服，连饮 10 天，情况转佳，症状大减，发热现象未再重来，善后改为水丸，继续 1 个月，权作巩固期，已邪退人愈。

❖ 感冒与温病分治

外感风寒头痛、鼻塞、流涕、咳嗽，多属普通感冒，一般体温不高或轻度低热，宜用荆芥、防风、羌活、白芷、紫苏开表。风热感冒常为流行性，与细菌、病毒有关，传染性很强，除伴普通感冒的症状，体温上升出现高烧，应迅速清热透解，投予银花、连翘、桑叶、浮萍、青蒿、柴胡、贯众、牛蒡子、大青叶之类。若初起就发热、口渴、无恶寒现象，则属温病，不可再行宣散，要用《伤寒论》竹叶石膏汤，计竹叶 20~30g、石膏 30~60g、半夏 6~10g、麦冬

15~20g、人参 6~10g、甘草 3~6g、粳米 30~60g，加重楼 10~15g、板蓝根 20~30g、黄芩 10~15g、知母 10~15g、芦根 30~60g、山栀子 10~15g，水煎分 4 次服，5 小时 1 次，日夜不休，4 天能愈。老朽经验，兴奋汗腺退烧药物麻黄、香薷、荆芥、紫苏、秦艽、薄荷、牛蒡子、升麻、葛根、柴胡、葱白、浮萍、桂枝均居领先地位；调节体温中枢降下热度，则以黄芩、重楼、知母、大青叶、青蒿、石膏、板蓝根、水牛角、银柴胡、菊花、鸭跖草、地骨皮、茵陈蒿、山栀子、黄连、牡丹皮、羚羊角、紫草为首选良品。

❖ 咳嗽组方谏言

老朽临床调理风寒咳嗽，喜投小青龙、射干麻黄汤；肺失和降开苓甘姜味辛夏仁汤，乃一般规律。兼有他症，另行施治。时方家吕步桥提出所举皆为刚药，对身躯虚弱缺乏耐受力者都不适宜，应用柔性药物润养"华盖"，消退炎变、缓解支气管痉挛，方为安全疗法。肺属金，乃人体娇中刚脏，性爱濡润，以刚制刚，等于以火灭火，非保本举措，能遗留后患，《金匮要略》麦门冬汤加味可以运用。温病学派接受此类疾患，很少给予完整经方，非厌其温热之性，而回避刚燥，防止助火劫津，导致灼金伤肺，暗转阴亏。桑叶、玉竹、沙参、知母、杏仁、贝母、麦冬、瓜蒌、枇杷叶、紫菀、款冬花、竹沥、桔梗、旋覆花、苏子、天冬、百合、白果、甘草、蜂蜜则少是弊，仍坚持拙人经验，一分为二，双规并存，奉良友之见为座右铭。

❖ 心血亏虚精神失常

1953 年一老者携其女来德州求医，病发三个月，阵发性哭泣，如邪祟所凭，梦中远行遇水火凶杀，呼救声大作，认为魂魄出窍，阖家惊惶不安，礼神拜佛、女巫跳祷、打针吃药均无效验。当时考虑暗合《金匮要略》癫狂，书内缺乏处方，乃按精神分裂调治，从脉较虚沉取弦滑结合前贤经验，宜投养心、安神、祛痰药物，师半痴先生法，开石菖蒲 10g、酸枣仁 30g、人参 6g、龙骨 30g、牡蛎 30g、茯苓 15g、半夏曲 10g、百合 30g、每日 1 剂，水煎分 3 次服，7 天后情况好转，嘱咐继饮勿停，方未更改，共 20 剂，已基本得愈。通过此案，可以了解神志疾患与心有关，着重补益心血，即能安神，潜阳易于下降虚火，开窍有利于祛痰，加一味百合，疗意识恍惚，打破迷信"神灵"依附。因非脏躁故未加甘麦大枣汤。

❖ 胆怯温阳

宋效民先生出身寒门，少从名儒管乐山游，兼习医业，学识鸿博，笔走龙蛇，乃杏林文学巨子，为民国初乡村医学家。所写《忆语》记入数十则个人验案，读后甚有启迪。提出胆怯、感觉恐惧一证，往往和阳虚、气亏有关，并非皆属阴虚，心血不足，如盲目给予镇静、滋养阴血药，如茯神、酸枣仁、当归、龙眼、远志、柏子仁、龙骨、牡蛎、紫石英，无理想可言，反而贻误病情，影响施治。介绍其师传承经验，提倡兴奋，不主张抑制措施，强调温补壮阳佐以益气健脑疗法，惟此才能改变胆怯、恐惧，"如人将捕之"的精神状态。曾制定一首处方，有熟附子 30g、白术 10g、人参 15g、桂枝 20g、炙甘草 15g、称阳旺气足祛阴，是钟馗打鬼法，仿照山东黄元御先贤天魂、地魄，命名升阳汤。1980 年老朽于新汶诊一矿工，男子，37 岁，由家庭失和引起，胆小怕事，怯于见人，心慌，恐惧不宁，听到大声呼喊，身体震颤，脉搏沉弱，目光直视，面色晦暗，处处表露发怵现象。体温偏低，即给予本方加干姜 10g，熟附子增至40g，每日 1 剂，水煎分 3 次服，连用 10 天，功效很佳，把量减半，嘱咐家属继续饮之，凡 1 个月基本治愈，亦未复发，说明其助阳之见，是自实践而来。

❖ 活血治疗脑震荡、挫伤

医家董友韩临床半个世纪，积有丰富经验，善于调治脑病，对外界暴力打击、碰撞导致的脑震荡、脑挫伤后遗症，经常头痛、眩晕、耳鸣、意识模糊、反应迟钝、记忆力下降，表现多种精神障碍，认为气机损害、瘀血停留，应投疏利经络、活血散瘀药，以通为主，切忌妄补，创制了唤脑汤，有丹参 10g、川芎 10g、柴胡 6g、藏红花（冲）2g、䗪虫 6g、泽兰 10g、桃仁 6g、枳壳 6g、桂枝6g、没药 6g、大黄 2g，每日 1 剂，水煎分 2 次服，连用 15 天为 1 观察期，收效较慢，要继续转入第 2 疗程。老朽不断授予患者，增加苏木 10g，可令功力提高。

❖ 偏瘫益气扩脉促流

脑梗死，常见于中、老年，体型肥胖，有高血压、高血黏、高血脂史，开始无明显症状，逐渐出现头痛、眩晕、打哈欠、流口水、视物不清、阵发性迷糊、坐着嗜睡、看人眼呆、反应迟钝、语言障碍，最后血管栓塞，转为上下单肢偏瘫，发生半身不遂，此时若干患者反而血压下降，处于稳定状态。老朽临床处理本病，重点扩张血管、降血脂，改善脑动脉血流量，投予活血化瘀药，参考《医林改错》补阳还五汤组成重塑起居汤，计黄芪100g、川芎15g、葛根15g、丹参15g、银杏叶20g、地龙10g、当归10g、山楂15g、虎杖10g、藏红花2g冲、大黄2g、茵陈10g，每日1剂，水煎分3次服，连用1个月。尔后将量减去一半，继续不停。配合功能锻炼，在180天内，即有显著的改观。如手足、躯干兼有痛感，加独活10~20g，很起作用。

❖ 精神分裂以气血痰火论治

精神狂躁者，属精神运动过度兴奋，易转成精神分裂症，开始行动异常，语言支离破碎，工作无目的，表现刻板、幼稚、被幻听、妄想支配，自己说话，仰空骂詈，感觉有人暗害他，盛怒之下可能伤人、毁物，登高上屋，到处乱跑，无法控制。老朽调治除进行心理疏导，利用说教、启发、旅游、改善环境、转移思想，主要给予泻火、祛痰、降气、活血、解郁药，如桃仁承气汤、控涎丹、当归龙荟丸、定狂散、礞石滚痰丸，并组成一方，名加味大承气汤，有枳壳6~15g、厚朴6~15g、大黄6~15g、元明粉6~15g、龙胆草6~10g、黄连6~10g、山栀子6~15g、丹参6~15g、制甘遂（冲）0.2~0.5g，每日1剂，水煎分3次服，连用7~10天。观察期过后，功效明显，将量减半，继续不停，病情解除，再考虑中止。

❖ 支气管哮喘突出肃肺利气

哮喘常突然发生，与接触花粉、灰尘、羽毛，吃海鲜、鱼、虾、蟹、蛋有关，患者呼吸困难，胸内有压抑感，延长数小时至一周，痰涎不多，鼻翼煽动，出汗，端坐，不能卧床，日久不愈，可转成肺气肿、肺源性心脏病。调理时先解除过敏源，躲开风寒、异味、烟雾刺激，注意室内空气流通，给予肃降肺气、宣散郁滞、清利痰涎药物，投新组支气管哮喘汤：麻黄6~10g、杏仁6~10g、厚朴6~10g、苏子6~10g、地龙6~10g、葶苈子6~10g、半夏6~10g、细辛3~10g、石韦6~10g、蝉蜕6~10g、鱼腥草10~15g、甘草3~6g、每日1剂，水煎分3次服，效果良好。

❖ 营养不良水肿首先补气养血

营养不良性水肿，以补为主，利水居次，常由慢性出血、腹泻、消耗性疾患、蛋白缺乏、热量不足而引起，病者颜面萎黄、虚浮，逐渐发展为全身性水肿，按之凹陷成坑。精神不振、身体乏力、脉微沉细，呈现疲惫状态。老朽临床，除增强营养，吃瘦肉、肝脏、鱼虾，改变偏食习惯，要配合药物调治，给予加味当归芍药散，通过补血益气解除衰弱、扭转健康低下、提升蛋白，水肿便会消退。计当归 10g、白芍 10g、川芎 10g、白术 15g、茯苓 30g、泽泻 10g、人参 10g、黄芪 30g、阿胶（烊化）15g，每日 1 剂，水煎分 3 次服，连用 15~25 天，即明显见好。把量减半，继续不停，2 个月左右可以获愈。其中黄芪补气利水有双关性，切勿少于 30g，否则影响处方功力。经验告诉，若单开黄芪 120g、茯苓 30g，日饮 1 剂，也易生效，但疗程较长。峻泻之品如甘遂、芫花、大戟、商陆、牵牛子，都绝对禁忌应用。

❖ 饮邪上泛发生眩晕

眩晕为症状表现，感觉周围物体旋转，站立不稳如坐小舟，常伴有恶心、呕吐、出汗、眼球震颤，意识、思维无明显变化，排除血压（高低）、药物中毒、肿瘤压迫、梅尼埃病，即神经功能失调所致，呈阵发性，习称神经性眩晕，和水饮内停上凌头部有密切关系。老朽利用健脾、涤饮促进运化，投《伤寒论》苓桂术甘汤加味，取得较好的成绩。计茯苓 40g、白术 15g、桂枝 15g、甘草 6g，添入半夏 10g、泽泻 10g、冬葵子 15g，每日 1 剂，水煎分 3 次服，连用 10~15 天，能逐步转愈，如再复发，继续不辍，便可自止。方中茯苓为君，要固定在 30~50g 之间，放心与之，无毒副作用。

❖ 膀胱热淋着重清火解毒

泌尿系细菌感染，主要为膀胱炎，习称热淋，常由尿道炎、前列腺炎从尿道上行传入，或自肾经输尿管下行到达膀胱，以尿急、尿频、尿热、尿痛、尿脓、尿血为主症。应大量饮水，戒酒，不吃辛辣胡椒、芥末、红尖椒刺激性食物。中医则按热邪下注调理，投予泻火解毒、通利二阴为目标，顺下焦驱之外出。老朽喜开除淋汤，有蒲公英 30g、败酱草 15g、紫花地丁 30g、瞿麦 15g、鸭跖草 30g、半边莲 15g、白花蛇舌草 20g、柴胡 10g、黄芩 10g、海金沙 10g、萹蓄 10g、大黄 4g、土茯苓 30g，每日 1 剂，水煎分 3 次服，连用 7~10 天即可治愈。方内柴胡，要给北柴胡，又名大柴胡，不会助邪上升引发头眩、耳鸣、口舌生疮，相反，却对此种感染起较好的消炎作用。

❖ 心悸发生也要潜阳

心悸发生具有多种因素，如甲状腺功能亢进，心房颤动、期前收缩、阵发性心动过速、心力衰竭。现在只谈由于精神焦虑、思考过度、异常兴奋、长时失眠所致的神经官能症，又名神经性心悸。本病临床易见，客观检查无器质变化，屡发不已，以心跳不宁伴有恐惧感为诊断依据。老朽除补血安神尚运用温通潜阳法调理，师承《伤寒论》桂枝甘草龙骨牡蛎汤加味，颇收效验，计桂枝 10g、茯苓 10g、甘草 10g、龙骨 20g、牡蛎 20g、酸枣仁 10g、龙眼 20g、柏子仁 10g，每日 1 剂，水煎分 3 次服，连用 10~20 天。既往同道喜加朱砂、琥珀，如割爱不投，能同样治愈，说明功力不太明显，可放弃暂不入方。

❖ 疗头痛、低热升发清阳

风药临床非常广泛，从外到内皆有用途，能发汗解表、宣通经络、疏利脏腑、升阳举陷、破滞散结。张洁古和弟子东垣别开生面，主要取升提阳气改变下陷，给予元气、中气不足，清阳不升之症，如头痛、眩晕、耳鸣、低热，使阳气上腾充满髓海，制约阴火令之散降。他们师生二人强调高山顶峰"惟风可到"，此药似箭，好像捉鸟"射而取之"。喜投升麻、柴胡，次则羌活、白芷、葛根、细辛、藁本、防风、蔓荆子，均见功效。老朽亦步后尘，凡血压不高，头痛、脑空、视力下降，吃滋阴药加剧，伴有低热、疲倦、心慌、乏力表现气虚、清阳不升、处于亏损状态者，即加入这些良品来解除之。并组建一方，名举陷汤，计人参 6g、黄芪 15g、当归 6g、白术 3g、柴胡 2g、升麻 2g、川芎 3g、羌活 3g、白芷 3g、甘草 6g、防风 2g，每日 1 剂，水煎分 3 次服，宜于神经衰弱、功能性低热、神经性头痛、一过性脑缺血缺氧，都有不同作用，又称散火汤。

❖ 缺乳以疏通障碍为主

妇女产后乳汁短少，习名缺乳，除营养不良、气血两亏，即因乳源郁滞分泌障碍，属虚中夹实证，应通利催其下行，老朽主张多饮汤水，按疏、达、泄三字调之，选用穿山甲、无花果、橘红、王不留行、牛鼻、猪蹄、漏芦、路路通、鲫鱼、猪皮、通草、白芷、冬葵子、桔梗、莴苣子、土瓜根、麦冬、天花粉、皂刺、川贝母、瓜蒌仁、海蜇、丝瓜络、玉米须、芝麻、木瓜、鲜虾、鲤鱼、地龙、南瓜子、赤小豆、牡蛎、茭白、蒲公英、芫荽、茯苓、鹿角粉、白蒺藜、黄花菜。当归、胎盘促进乳腺发育，也可下乳，乃补益药，不入此类。老朽所定之催乳汤，由麦冬 10g、漏芦 10g、山甲粉 6g 冲、王不留行 30g、丝瓜子 15g、皂刺 6g、当归 10g、桔梗 10g、通草 6g、小茴香 3g、瞿麦 6g 组成，每日 1 剂，水煎分 3 次服，连饮 7~10 天，很见效果。若身体较虚，再配合吃鲜虾仁、猪蹄、猪皮、牛鼻、猪肘子、羊头肉。禁忌大黄攻下。

❖ 调理慢性胃病要有连续性

中医胃脘痛，包括胃炎、十二指肠炎与溃疡病，临床表现常伴有嗳气、胀满、泛酸、嘈杂、灼心，属消化系统多见疾患之一，发展缓慢，易被忽视，最后可转化为癌肿恶变。早期防治至关重要。老朽应用时方蒲黄汤消炎，保护胃、肠黏膜，抑制幽门螺杆菌，改善局部血液循环，修复创伤，作用较佳。有蒲公英 30g、黄芩 10g、代赭石 15g、浙贝母 10g、大腹皮 10g、延胡索 15g、制乳香 10g、香附 10g、甘草 6g、丁香 3g，每日 1 剂，水煎分 3 次服，连用 15~30 天，功力彰著，亦可给予反流性食管炎、胃神经官能症。老朽业医数十年，调理这一"痛恙"，要掌握连续性，否则复发率高，很难彻底根除。

❖ 血失故道子宫出血宜活血化瘀

妇女月经崩漏不止，有两种原因，除气虚不固摄纳无权，即血失故道异途流出。前者通过大补、提升、收敛，便可得愈；后之类型情况完全相反，比较复杂，由于子宫内膜增生或非一次性脱落，所以长时流血淋漓不停，调理这一病机，须投活血化瘀药，促进子宫收缩，令血管窦闭合，方能彻底解决，和子宫黏膜下肌瘤采用同一疗法，人们习开《金匮要略》桂枝茯苓丸。老朽施治方案，常在对症汤剂内加入兴奋子宫平滑肌药，如皂刺、常山、大黄、麝香、红花、五味子、山楂、白头翁、急性子、薏苡仁、马齿苋、蒲黄、贯众、王不留行、枳壳、益母草、茺蔚子。抑制子宫收缩的苏梗、陈皮、木香、当归、黄芩、白术、杜仲、秦艽、香附、川芎，都要禁用。

❖ 肝硬化要软肝缩脾

肝硬化，中医名单腹胀、气鼓，由多种原因引起，主要为炎症、慢性酒精中毒，常伴有脾大、胃和食管静脉曲张，吐血、牙龈溢血，严重者发生腹水，转为恶变，危及生命。老朽调理此病，因早期临床表现不太明显，仅有肝硬、脾大，故重点软缩肝脾，利用活血散瘀、消癥破结，使之恢复正常，但须很长时间才可得到转化，一般要持续 4~8 个月。家传处方即夺命丹，由丹参 100g、炙鳖甲 500g、王不留行 100g、泽兰 200g 煮水入药、牡蛎 200g 煮水入药、地龙 100g、鸡内金 200g、三棱 100g、莪术 100g、䗪虫 100g、炮山甲 200g、三七参 100g、人参 100g 组成，碾末，水泛为丸，每次 6~10g，日 2~3 服。还配合戒烟酒、低盐，避免精神刺激、防怒，收效良好。

❖ 调治肺结核加抗痨药

肺结核俗名痨瘵，属内科传染病，开始无明显症状，逐渐发展为咳嗽、乏力、盗汗、骨蒸、潮热、两颊绯红、痰中带血、感觉身上烧灼，典型阴虚表现。老朽调理壮水增液，清肺泄火，补土生金，以凉润、滋养为主，重点给予桑叶、玄参、龟甲、阿胶、麦冬、天花粉、玳瑁、生地黄、玉竹、百合、贝母、西洋参、五味子、地骨皮、银柴胡、牡丹皮、胡黄连、青蒿、鳖甲、知母、牡蛎、女贞子、枇杷叶，同时亦配入抗结核杆菌药物，如升麻、枳壳、柴胡、白芷、地榆、麝香、丁香、海浮石、两面针、蜈蚣、款冬花、全蝎、白及、紫菀、远志、黄精、茵陈、连翘、银花、冬虫夏草、苦参、猫爪草、黄连、夏枯草、黄柏、百部、紫花地丁。使病原、辨证结合起来，令疗效提高，十分有利。

❖ 痹证选取抗风湿药

中医将风湿侵害人体肌肉、关节，发生疼痛、屈伸不利，列为痹证范围，又加了一个寒邪，临床治疗以搜风、散寒、祛湿解除之，常突出风药，和现代所讲抗风湿的方法不谋而合，目前习遣药物，经过选择，约有数十种。老朽经验，其中老鹳草、羌活、防风、独活、苍术、透骨草、天麻、白花蛇、石楠叶、千年健、牛膝、杜仲、鹿衔草、续断、细辛、生地黄、五加皮、伸筋草、秦艽、丁公藤、海风藤、徐长卿、络石藤、海桐皮、草乌、僵蚕、麝香、附子、乌头、三七参、露蜂房、青风藤、白芷、人参叶、防己、穿山龙、寻骨风很有功效，无明显副作用，值得参考为患者服务。若尿酸性关节炎，即痛风，要给予土茯苓、车前子、菝葜、威灵仙、秦皮、豨莶草，排泄尿酸盐。

❖ 胃肠消化不良忌用攻下

若是饭后腹内胀满，消化不良，经常停积，与胃、肠消化液减少有关，排除炎症，要调理障碍、促进分泌、改善功能，在辨证的前提下，应投厚朴、槟榔、肉苁蓉、大腹皮、鸡内金、山楂、神曲、麦芽、石斛、白术、石菖蒲、郁金、太子参、乌药、肉桂、熟大黄、龙胆草、黄连、砂仁、白豆蔻、生姜、木香、陈皮、藿香、葱白、川椒、高良姜、丁香、吴茱萸、胡椒、荜茇、炒谷芽、苏叶、枳壳、莱菔子、元明粉、瓜蒌仁。不可开刺激性泻下药，如芦荟、芒硝、甘遂、牵牛子、巴豆、续随子、大戟、芫花、商陆、番泻叶，不只无功，反会转重，甚至产生厌食、卧床不起。

❖ 调理肝功能用药

肝炎、肝硬化，要注意保健，增强营养护理，向恢复健康转化。老朽临床，促使肝细胞再生喜投人参、黄芪、太子参、生地黄、西洋参、枸杞子、当归、丹参、柴胡、白术、灵芝菌、虎杖、甘草、党参、红景天。降谷丙、谷草转氨酶，开五味子、垂盆草、水飞蓟、野菊花、龙胆草、水牛角、豨莶草、连翘、败酱草、大青叶、板蓝根、小蓟、鸡内金、升麻、龙葵、蒲公英、乌梅、山楂、牛胆汁、黄连、瓜蒌。降血清胆红素用茵陈、田基黄、山栀子。升提白蛋白给予郁金、白术、胡桃、肉桂、大枣、山药、红砂糖。此类患者，宜常吃蘑菇、蜂蜜、瘦肉、新鲜蔬菜，戒烟、酒、烦恼、精神刺激、过度疲劳。

❖ 尿路疗法

老朽对泌尿系疾患，依据传统疗法辨证处理，亦配合专科用药，二者同施，收效较佳，利小便投茯苓、泽泻、猪苓、滑石、苍术、车前草、白术、益母草、桑寄生、山茱萸、茶叶、牵牛子、防己、甘遂、大腹皮、黄芩、苦参、地肤子、茵陈、鸭跖草、麻黄、香薷、夏枯草、淡竹叶、浮萍、冬瓜子、半边莲、瞿麦、萹蓄、海金沙、萆薢、石韦、琥珀、白茅根、玉米须、芦根、葶苈子。回缩小便用鸡内金、浮小麦、益智仁、补骨脂、覆盆子、菟丝子、洋金花、桑螵蛸、沙苑子、人参、金樱子、陈皮。排下结石用金钱草、石韦、冬葵子、海金沙、猫须草、萹蓄、瞿麦。恢复肾功能、清除尿蛋白则服黄芪、白术、人参、山药、莲须、杜仲、土茯苓、当归、枸杞子、白茅根、银花、生地黄、玄参、蝉蜕、鳖甲、麦冬、茯苓、益母草、金樱子、桑螵蛸。

❖ 胸痹以通论治

胸痹为气机障碍，与心痹之冠心病缺血乏氧不同，调理各异，客观检查既非胸膜症亦不是外伤或软骨炎。主要表现为胸部疼痛，按之则剧。中医以行气通结、活血化瘀、散郁破滞疗之，很有针对性。老朽师法清贤王孟英经验，投《伤寒论》小陷胸汤加减，患者大便畅利，日下 2 次，上部症状迅速渐退，感觉轻松，疼痛逐渐消失。计瓜蒌 40g、枳壳 10g、丹参 10g、薤白 10g、柴胡 10g、川芎 10g、王不留行 15g、制乳香 9g、炒没药 9g、三七参粉 9g 冲，每日 1 剂，水煎分 3 次服，连用 5~10 天，命名荡胸汤。古人所言痹字，指闭而不通、疼痛、麻木，以通药施治，痛即清除，邪随痹去，人便转安。

❖ 胃炎随症状调治

慢性胃炎，类型较多，分浅表性、萎缩性、糜烂性、反流性、出血性、增生性，仍应按寒、热、虚、实辨证论治，在临床表现上要有所区别，能提高显效率。若嗳气加半夏、代赭石、小量大黄、旋覆花；灼心加黄连、山栀子、小茴香、浙贝母；泛酸加吴茱萸、牡蛎、乌贼骨、瓦楞子、钟乳石、珍珠母；胀满加槟榔、神曲、炒山楂、大腹皮、谷芽、砂仁、枳壳、厚朴；疼痛加丁香、延胡索、肉桂、九香虫、乳香、没药、香附、乌药、高良姜、荔枝核、白芷、川楝子、甘松、沉香；吐血、黑便加三七参、瓦松、槐米、旱莲草、小蓟、仙鹤草、白及、灶心土；胆汁反流加郁金、白芍、威灵仙、木香、佛手、柴胡、鸡骨草、小量元明粉。检出幽门螺杆菌，加抑制药，用蒲公英、紫花地丁、一见喜，每剂达到 20~40g。

❖ 慢性盆腔炎重点活血化瘀

妇科盆腔炎，包括子宫内膜炎、卵巢炎、输卵管炎、盆腔结缔组织炎。子宫内膜每月脱落，炎症不能长期存在，临床所见者约百分之八十为输卵管炎，能导致宫腔狭窄，积液、粘连，阻塞不通，经常少腹部坠胀、疼痛，影响受孕，日久不愈，转为威胁女性严重的慢性疾患。诊疗此病，非急性发作，切勿被"炎"字套住，滥投清热解毒，通过辨证打开盲点，给予行气、活血、化瘀药，促使炎变逐步消退，习用之品有桃仁、红花、香附、丹参、乳香、没药、三棱、莪术、延胡索、桂枝、赤芍、川芎、苏木、三七参、马鞭草、血竭。输卵管积液加细辛、泽兰、大腹皮、泽泻、益母草；全堵加水蛭、穿山甲、路路通、小量大黄、王不留行。健康恢复求子加补养品胎盘、坎炁、当归、熟地黄、枸杞子，配入小茴香、沉香、罗勒、紫豆蔻。经验告诉，调理盆腔炎，除兼治卵泡发育、成熟、排出，一般都不宜给予热补，固涩禁用，始终要抓住通、利、消三招，身体稍虚也不可强温壮阳，开的方法，是"有故无殒亦无殒也"。老朽从事专业多年，深知此害。

❖ 崩漏不宜盲目止血

中医界人员比较复杂，除正规学校培养者，尚有家传、师授、自学成才、西学中的，近年来科班出身之人已占半数。对壮大岐黄事业增添力量，作了不少贡献。同时也被一些为了开展业务过度自我夸张，利用诊脉、察言、观色、看手相等，搞荒唐、迷信，被社会讥笑，影响这门科学技术的发展，推上了毁灭道路。值得深思熟虑，整顿医疗队伍，划分鱼龙界线。具有传统特色的中医，要进入世界行列，得到长足发展，应借助现代多种手段，予以实验、整理、分析研究，逐步升华全球都能了解、学习、师法，丰富国际医学内容，形成共同追求的方向，单枪匹马，行程太慢，距离拉大，不属上策，反会状况趋下。1957 年，老朽于山东中医进修学校诊一黏膜下子宫肌瘤，每次月经来潮流血不绝，患者严重贫血，吃止血药无效，经慎重考虑，与其丈夫协商，以治肌瘤为主，用活血祛瘀法，同意后遂开桃仁、红花、三棱、丹参、蒲黄、山楂、莪术、牡丹皮、益母草试之，每日 1 剂，凡 5 天血下减少，继饮 4 剂，完全停流。此例虽是一般，但在古为今用、改革征途中可算一个举措。

❖ 治子宫、卵巢发育不良兼通月经

妇女子宫、卵巢发育不良，体形较小、激素分泌低下，不能正常排卵，除实质性子宫还能试投药物调治，临床表现营养状况较差，大多月经量少、延期，或数月、半年来潮，久不怀孕，B超检查，有利确诊。老朽处理，常在温阳、补养气血的基础上加小量行气、活血药物，单纯破血通经非求本疗法，否则注定失败。老朽习开人参、熟附子、枸杞子、熟地黄、淫羊藿、冬虫夏草、白术、肉桂、龙眼、阿胶、杜仲、菟丝子、蛇床子、当归、续断，吃羊肉、胎盘。加入少量丹参、桃仁、三棱、没药、莪术、川芎、小茴香、赤芍、香附、苏梗、木香、藏红花。并组建一方，名强化女子胞汤，计熟附子10g、人参10g、续断10g、当归10g、肉桂6g、蛇床子10g、胎盘粉（冲）10g、桃仁6g、川芎6g、没药4g、小茴香4g、罗勒6g、藏红花（冲）1g，每日1剂，水煎分3次服，长时应用无不良反映，易见效果。

❖ 治胃肠积气

腹内胀满症，除胃肠停积、消化吸收不良，亦与水液潴留、气体充塞、便秘有关，应寻因论治。若气体过多，宜调理气机、利滞开散，慎重遵照《金匮要略》投厚朴七物汤（厚朴、枳壳、大黄、桂枝、甘草、生姜、大枣），虽有一定功力，多侧重通导大便，尽管气能随屎而下，还会再次聚结，根疗较难。老朽临床嘱咐患者少吃高蛋白食物，增加体育活动，配合饮大利气汤，计厚朴15g、枳壳15g、大腹皮15g、槟榔15g、木香10g、乌药10g、炒莱菔子15g、大黄2g，每日1剂，水煎分3次服，连用6~10天。1954年一50岁男子来诊，纳呆、腹大、感觉胀满，击之空空然，二便尚可，放屁则快。客观检查肝脾正常，无积液现象，肠道气体特多，劝转中医。当时即以上方授之，频频排出秽气，共20剂，病情消除，告诉已愈。尔后习以此汤应用，均言有效。大黄量小不起净化肠道，目的降气，引邪下行，由肛门驱逐体外。沉香之力不太显著，故割爱未取。

❖ 肝风内动宜潜阳、滋水涵木

头痛、眩晕、目胀、耳鸣、脉弦、烦闷躁扰、睡眠梦多、走路足下无根，

如踏棉絮，与肝风内动有关，此时要检查血压、化验血脂、黏稠度，预防脑血管梗阻、栓塞，甚至破裂出血。避免发生这些现象，应长时饮用滋水养木柔肝息风汤，有白芍10g、牡蛎15g、玄参10g、夏枯草10g、天麻10g、石决明15g、钩藤10g、菊花10g、苦丁茶5g、茺蔚子15g，每日或2日1剂，水煎分3次服。个别同道主张加祛痰药，如胆南星、茯苓、天竺黄、远志、竹沥、猴枣，毫无必要，固非痰邪为患，还会喧宾夺主造成姊妹易嫁。1985年曾赠给医院，作为协议处方，得到广泛应用，反响较好。从而定型，又转为投三高（血压、血黏血脂）汤，传播所及，均言效果可观。

❖ 少阴病应服四逆汤

医家徐迎夏，擅长《伤寒论》六经辨证，调理阴寒疾患颇有研究，认为少阴病属于心肾阳虚、命门火衰，应当温补，除个别发生热化，基本不存在寒化说法，既为阴证，焉能再会寒化，注释者自相矛盾，令人困惑难解。兼有表邪虽可发汗，给予少量麻黄，仍应以救里为主，否则人随汗脱、阳去而亡。麻黄细辛附子、麻黄附子甘草汤，乃临时权宜处方，非治本之药，事实告诉，还是四逆汤的对象，要突出附子、干姜，离开这一核心，则少阴病就失去正规疗法了，语重心长，恰中肯綮。1958年诊一此型男子，病史5周，嗜睡、怕冷、脉微、便溏、手足发凉，医院检查心功能低下，怀疑再生障碍性贫血，打针、吃药未见好转，改中医论议，即按少阴授予四逆汤，计附子30g（先煎1小时）、干姜20g、甘草10g，加当归10g、人参15g、吴茱萸6g、白术15g，水煎分3次服，6小时1次，日夜不休，连用4剂，已现稍佳迹象，嘱其坚持勿停，共30剂始化危得安，终于获愈。

❖ 呕哕可服济生橘皮竹茹汤

济生橘皮竹茹汤，调理阴虚内热胸膈郁闷、恶心呕吐、干哕、呃逆、打嗝，凡逆气上冲皆宜应用，常投予胃炎、食管炎、上消化道反流症，妇女妊娠早期中毒恶阻，均有功效。老朽所定之量：陈皮15g、竹茹30g、人参6g、茯苓6g、半夏15g、麦冬10g、枇杷叶30g、甘草3g、生姜10片、大枣（劈开）6枚，每日1剂，水煎分3次服，连用6~10天。老朽于夏季火炎流行，伤暑纳呆、呕恶、乏力、精神疲惫，增西洋参10g、黄连6g、山楂20g，更名消食镇呕汤，给予许多患者，反馈强烈，群呼良方。为了解除夏季热，也可加入六一散 3g 冲服之。汤内竹茹、枇杷叶性味平和，非大量莫办，要超过 20g，否则清热、降气、止呕之力难显，等于缚住勇士双手推出战斗，能令全军败北，贻误大局。

❖ 生化汤不宜滥用

生化汤原来自浙江，为调理妇女产后恶露不下儿枕痛的处方，用途广泛，家喻户晓，由当归 15g、川芎 10g、桃仁 10g、炮姜 3g、甘草 3g、黄酒（冲）30ml，六味组成，医分娩之后恶露下行不畅，夹有血块，腹内疼痛。通过子宫回缩排出瘀血，防止感染发生盆腔炎，同时尚能促进乳汁分泌，预防乳腺阻塞。认为属必备之品，普遍投向临床，也导致盲目滥开，影响了健康的恢复，发生气虚血亏，免疫、抵抗、修复三力下降，引起他病。清代先哲王孟英就曾指出这个问题，无疾吃药是抱虎同眠，十分危险，等于开门揖盗，反受其害，方不误人而人误生化汤了。剂中还有童便一味，虽然所含多种激素可以利用，因系排泄的秽物，故删去之。此方在妇科领域，给予月经延期、量少、来潮时间无定，亦有效验。

❖ 龙胆泻肝汤去木通广泛应用

龙胆泻肝汤为调理湿热弥漫三焦的良方，由于汤中木通引起肾功衰竭，多弃而不用，将其删去，仍不失临床作用。老朽把药量定为龙胆草 15g、黄芩 10g、山栀子 10g、泽泻 6g、车前子 6g、柴胡 10g、生地黄 6g、当归 2g、甘草 2g，加穿心莲 10g、海金沙 10g，给予肝火旺盛、湿热上蒸，口苦、耳聋、胁痛、目赤、咽喉红肿、口腔溃疡；或下部湿热互结，尿急、频、热、痛、出血、黄带、阴道肿痒，阴囊疼痛，如尿道炎、外阴炎、睾丸炎、膀胱炎、肾盂肾炎、腹股沟淋巴结炎、反复发作的阴道炎，都有功效。实践时应重点掌握施治神经性耳鸣、耳聋，中耳炎，泌尿系感染膀胱炎、肾盂肾炎，妇女外阴炎、阴道炎、子宫颈炎，也可授予牙龈炎、带状疱疹、耳内堵塞感，加大量蒲公英、板蓝根、紫花地丁能疗头面丹毒症。

❖ 地黄饮子治痿证

痿证主要表现痿弱无力，手足逐渐软瘫，活动困难，甚至不知痛痒，与颈椎、腰椎间盘突出，压迫神经供血不足各异，常见于脊髓炎或久医不愈的神经元病，临床调治"独取阳明"并不理想，就目前而言，尚乏奇丹妙药，比较棘手。老朽所遇案例很少，开始投予的大量黄芪为主的补阳还五汤，功力极微不足言，在摸着石头过河当中，发现给予温补肝肾法开地黄饮子却见转机，计生地黄 10g、肉苁蓉 10g、巴戟天 10g、山茱萸 6g、石斛 6g、麦冬 10g、茯苓 10g、远志 6g、肉桂 3g、炮附子 3g、石菖蒲 3g、薄荷 1g、生姜 3 片、大枣（劈开）6 枚，每日 1 剂，水煎分 3 次服，连用不辍，3 个月为期，进步明显，继续第 2 疗程，否则停止，另觅他方。

❖ 敛汗方选用牡蛎汤

一般常说气虚自汗、阴亏盗汗，往往二者互见，因此可以一方二治，在补气护阴的基础上加入固涩药，老朽喜投杂方牡蛎汤，有黄芪 30g、浮小麦 60g、牡蛎 30g、麻黄根 15g，加龙骨 30g、山茱萸 15g、五味子 15g，每日 1 剂，水煎分 3 次服，连用 15 天。对气短、乏力、心悸、多汗、夜睡时亦濡湿衾衣，坚持饮之，疗效确切。同样也适于内分泌失调，自主神经功能紊乱，围绝经期综合征。

❖ 秦艽扶羸汤加味治肺结核

老朽调理慢性消耗性疾患肺结核病，骨蒸、潮热、盗汗、长期低热或阵发性寒热往来，脉象细数，常开秦艽扶羸汤加味，投半夏 6g、柴胡 6g、人参 6g、秦艽 6g、当归 6g、鳖甲 15g、地骨皮 10g、牡丹皮 10g、胡黄连 6g、紫菀 10g、浙贝母 10g、青蒿 6g，每日 1 剂，水煎分 3 次服，连用 15~30 天。同时还要考虑加入抗结核杆菌药，能提高疗效，增强治愈率，如升麻、枳壳、白芷、麝香、两面针、牡蛎、地榆、百部、黄柏、夏枯草、苦参、猫爪草、银花、连翘、黄精、紫花地丁、茵陈、玉竹、冬虫夏草、蜈蚣、丁香、款冬花、全蝎、远志、白及，在辨证的情况下区别遣用。经验告诉，耐心坚持，都可从大海中登上法船。

❖ 阳和汤的两项用途

凤梧楼林屋山人阳和汤，属外科阴疽名方，冀南医家将其移置投予他症，亦显功力。一是调理慢性支气管炎，肺寒咳嗽，遇风冷加剧，冬日发作频繁，开麻黄 6g、熟地黄 20g、鹿角胶 15g、白芥子 12g、肉桂 3g、炮姜 3g、甘草 6g，加紫菀 15g、款冬花 15g；二为施治腰椎间盘突出，腰痛腿麻，转侧俯仰困难，开麻黄 3g、熟地黄 60g、白芥子 10g、鹿角胶 30g、肉桂 6g、炮姜 6g、甘草 3g，加杜仲 15g、续断 15g、狗脊 15g。均每日 1 剂，水煎分 3 次服。老朽临床体会，二方皆以熟地黄、鹿角胶、白芥子居主，说明全方温补、散寒、利气、化痰，落脚点就是抓根，充实益火之源，增强应激力，抑制病机，解除症状。这一疗法虽然令人莫测高深，但其导向成果，却可获效，使刀圭界瞩目，故特写出提供参考以资研究。

❖ 安神用平脑汤

外界有人调侃，谓中医无真正镇静安神之品，其实这类药物都屡用不鲜，主要适于潜阳、制妄、定惊、催眠，如琥珀、酸枣仁、龙骨、牡蛎、朱砂、磁石、百合、夜交藤、合欢花、远志、柏子仁、珍珠母、秫米、石决明、天麻、紫贝齿、全蝎、玳瑁、茯神，平与凉性者多，辛热燥补的少。执业人员吐槽，若不了解如是情况，等于主观武断。老朽临床常开酸枣仁 20g、远志 15g、磁石 20g、龙骨 20g、珍珠母 20g、柏子仁 15g、茯神 15g，名平脑汤，调理因精神刺激、经商亏损、恋爱分手、考学落榜、官场失意、亲人离去而致的精神恍惚、茶饭懒进、入睡困难、不知所措、坐卧不安，每日 1 剂，水煎分 3 次服，连用10 天均有疗效。

❖ 胃热用竹叶石膏汤

家父言清末叶派时方家汪姓老人善调感染性温热疾患，喜投《伤寒论》竹叶石膏汤，且移植施治胃病，清凉、润降大有可为。凡胸内烦闷、纳呆、恶心、烧灼、嘈杂、虚火郁结，便能应用，对伤暑、宿热、久病恢复期饮食不节发生的胃炎、十二指肠炎，都宜服之。开竹叶 15g、石膏 15g、半夏 10g、麦冬 10g、人参 10g、粳米 100g、甘草 6g，每日 1 剂，水煎分 3 次饮下。所遣竹叶，为竹的绿叶，非箸与淡竹之叶；无石膏以寒水石代替，作用不减；半夏取姜制或仙半夏；麦冬用鲜品；人参开石柱移山参；粳米用秋季晚稻，富含金水清凉性，利尿泄下伏火。方义平热生津、健运养胃，适于身体羸弱、白领阶层、活动较少、养尊处优者。他曾以本汤为红顶、花翎官僚服务，治愈了许多胃热之人，据说南皮探花张香涛吃过先生亲手开的这首古方。

❖ 人参败毒散减味仍能解表

山东医家临床谨慎，一般不投"虎狼之药"，对风寒感冒头痛、鼻塞、发热无汗、咳嗽、身痛，很少给予麻黄汤，认为该方药少，功力有限，不能面面俱到，兼顾多个症状，因此常开人参败毒散，用柴胡10g、前胡10g、川芎6g、枳壳6g、羌活10g、独活10g、茯苓10g、人参10g、桔梗10g、甘草3g、生姜3片，减去薄荷，每日1剂，水煎分3次服，连用3~5天可愈。以人参扶正益气，当底牌应用，二胡、二活为君，桔梗、枳壳居于臣位，发表安里，内外调节，起双解之效。老朽临床将川芎、茯苓、枳壳三味删掉，其力不减，仍然发挥原方的作用，节约药材，降低经济负担，把它推上医疗第一线，为广大患者服务。江苏同道比较关心，曾警告说，这是一首杂方，不值得宣传提倡，和经方、时方投向有所距离，甚至相悖，最好不要打棍出箱，老朽拱手未敢领受。

❖ 保元汤加味治心动过缓

保元汤为小型处方，专医虚弱、劳损、元气不足、疮疡破溃久不收口。老朽临床常用于身体乏力、精神不振、劳力过度、再生障碍性贫血、大病待复之症。投量人参10~15g、黄芪15~30g、甘草3~6g、肉桂1~3g、生姜3~6片，水煎分3次服。近年来亦给予心动过缓，脉象沉迟，加细辛6g、鹿茸3g、熟附子15g，通脉、温里、壮阳，每日1剂，连用10~15天，均有明显好转。切勿添入当归，是缘木求鱼，反而减慢心率，得不偿失。吃麝香、喝茶水则有益无损。

❖ 心脑血管病开黄赤山汤

黄芪升阳补气、固表止汗、托里排脓、利水消肿，能扩张血管、增强免疫、促进代谢、消除自由基，在降血压、血糖、抗疲劳方面，比较突出，清代王清任先哲抓住大补元气，调理偏瘫，很富远见，配合赤芍活血化瘀，改善微循环，更有意义。目前临床医家投黄芪50g、赤芍10g，加山楂10g，减去血脂、黏稠度，将三味合在一起，每日1剂，水煎分2次服，专题调治高血压、高血糖、高血脂，预防心脑血管梗阻、栓塞引起的心肌缺血绞痛，脑血管意外半身不遂，极有作用。老朽之见应根据需要授予吃药人，不宜随便饮之，以免盲人摸象，触到局部放弃整体。这样可令此方运用不倒，保持其水木年华。

❖ 香苏散与麻黄汤

南方同道在山东执业，虽非时方派，对风寒感冒亦极少投予麻黄汤，常开香苏散（香附、苏叶、陈皮、甘草），对头痛、恶寒、无汗、胸闷不舒，颇有作用。老朽加荆芥少许调理虚弱患者功力更佳。如胃呆不思饮食，再增神曲、麦芽，一般 3 剂转愈。这个小方物美价廉，很受欢迎，然在冰天雪地的严寒冬天，收效甚微。老朽因地制宜，在天津诊疗还要添入麻黄、桂枝，否则表邪难解，症状不易消退，出汗宣散为客观标准，反之邪未外泄易传向少阳、阳明，就比较棘手了。

❖ 清营汤的运用

时方清营汤，原医温邪入营，发热、口渴、烦躁、身发斑疹，清热、解毒、滋阴、凉血，配合紫雪、至宝、安宫牛黄丸治神昏谵语。因犀角禁用，已经删掉。老朽临床对平素阴虚内有伏火，又遭受风热外感者，常给予此方，计生地黄 15g、玄参 10g、银花 15g、连翘 10g、丹参 6g、黄连 6g、麦冬 10g、竹叶 10g，每日 1 剂，水煎分 3 次服，连用 3~6 天，很见其功。遵照天士翁经验，丹参凉血，防止热邪动血，不宜多开，否则促进血行引起鼻衄；黄连属燥湿药，伤阴化火，投量勿过 10g，还会导致肠道干结；竹叶和淡竹叶不同，清热较强，利尿力低，可放心应用，无消伤津液之弊，是一首不倒翁方。1958 年于山东省中医进修学校诊一农民，患暑温 1 周，口干、舌苔光红、身有微汗、尿液黄赤、脉象细数、体温升高、烦躁不宁，以本汤予之，共饮 3 剂，未予加减，即霍然而愈。